Enfermagem do Trabalho

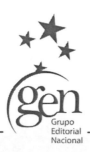

O GEN | Grupo Editorial Nacional – maior plataforma editorial brasileira no segmento científico, técnico e profissional – publica conteúdos nas áreas de ciências da saúde, exatas, humanas, jurídicas e sociais aplicadas, além de prover serviços direcionados à educação continuada e à preparação para concursos.

As editoras que integram o GEN, das mais respeitadas no mercado editorial, construíram catálogos inigualáveis, com obras decisivas para a formação acadêmica e o aperfeiçoamento de várias gerações de profissionais e estudantes, tendo se tornado sinônimo de qualidade e seriedade.

A missão do GEN e dos núcleos de conteúdo que o compõem é prover a melhor informação científica e distribuí-la de maneira flexível e conveniente, a preços justos, gerando benefícios e servindo a autores, docentes, livreiros, funcionários, colaboradores e acionistas.

Nosso comportamento ético incondicional e nossa responsabilidade social e ambiental são reforçados pela natureza educacional de nossa atividade e dão sustentabilidade ao crescimento contínuo e à rentabilidade do grupo.

Enfermagem do Trabalho

Geraldo Mota de Carvalho

Especialista em Enfermagem do Trabalho e Enfermagem Obstétrica.
Mestre em Enfermagem pela Universidade Federal de São Paulo.
Doutor em Enfermagem pela Universidade de São Paulo.
Experiência como Docente e Coordenador de curso de pós-graduação,
nível *lato sensu*, em Enfermagem do Trabalho e Enfermagem Obstétrica.
Autor e coautor de vários livros sobre diversos temas de Enfermagem.

Segunda edição

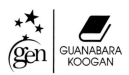

- O autor deste livro e a EDITORA GUANABARA KOOGAN empenharam seus melhores esforços para assegurar que as informações e os procedimentos apresentados no texto estejam em acordo com os padrões aceitos à época da publicação, *e todos os dados foram atualizados pelo autor até a data da entrega dos originais à editora.* Entretanto, tendo em conta a evolução das ciências da saúde, as mudanças regulamentares governamentais e o constante fluxo de novas informações sobre terapêutica medicamentosa e reações adversas a fármacos, recomendamos enfaticamente que os leitores consultem sempre outras fontes fidedignas, de modo a se certificarem de que as informações contidas neste livro estão corretas e de que não houve alterações nas dosagens recomendadas ou na legislação regulamentadora.

- O autor e a editora se empenharam para citar adequadamente e dar o devido crédito a todos os detentores de direitos autorais de qualquer material utilizado neste livro, dispondo-se a possíveis acertos posteriores caso, inadvertida e involuntariamente, a identificação de algum deles tenha sido omitida.

- **Atendimento ao cliente:** (11) 5080-0751 | faleconosco@grupogen.com.br

- Direitos exclusivos para a língua portuguesa
  Copyright © 2014, 2020 (3ª impressão) by
  EDITORA GUANABARA KOOGAN LTDA.
  Uma editora integrante do GEN | Grupo Editorial Nacional
  Travessa do Ouvidor, 11
  Rio de Janeiro – RJ – CEP 20040-040
  www.grupogen.com.br

- Reservados todos os direitos. É proibida a duplicação ou reprodução deste volume, no todo ou em parte, em quaisquer formas ou por quaisquer meios (eletrônico, mecânico, gravação, fotocópia, distribuição pela Internet ou outros), sem permissão, por escrito, da EDITORA GUANABARA KOOGAN LTDA.

- Capa: Bruno Sales
  Editoração eletrônica: Edel
  Projeto gráfico: Editora Guanabara Koogan

- Ficha catalográfica

C323e
2. ed.

Carvalho, Geraldo Mota de
Enfermagem do trabalho/Geraldo Mota de Carvalho. – 2. ed. – [Reimpr.] – Rio de Janeiro: Guanabara Koogan, 2020.
il.

ISBN 978-85-277-2364-0

1. Enfermagem do trabalho. 2. Trabalhadores. I. Título.

13-07000   CDD: 610.9803
                CDU: 616-057

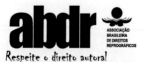

Colaboradores

Andréa Rodrigues Passos
Graduada em Enfermagem pela Universidade Estadual de Feira de Santana. Especialista em Administração Hospitalar e em Educação Profissional na área de Saúde. Mestre em Enfermagem pela Universidade Federal da Bahia. Doutora em Gerenciamento em Enfermagem da Escola de Enfermagem da Universidade de São Paulo.
Endereço eletrônico: passosandrea@yahoo.com.br

Bettina Gerken Brasil
Graduada em Nutrição pela Universidade de São Paulo. Mestre e Doutora em Saúde Pública pela Faculdade de Saúde Pública da Universidade de São Paulo. Professora Titular da Universidade Paulista. Coordenadora Auxiliar do curso de Nutrição da Universidade Paulista.
Endereço eletrônico: brasilbe@usp.br

Carlos Kazuo Taguchi
Fonoaudiólogo. Doutor em Distúrbios da Comunicação Humana pela Universidade Federal de São Paulo. Docente da Universidade Federal do Sergipe. Experiência em Coordenação de curso de especialização em Audiologia.
Endereço eletrônico: carlostaguchi@hotmail.com

Carlos Roberto de Castro e Silva
Graduado em Psicologia pela Pontifícia Universitária Católica de São Paulo e Filosofia pela Universidade de São Paulo. Especialista em Saúde Coletiva pela Faculdade de Medicina da Universidade de São Paulo. Doutor em Psicologia Social pela Universidade de São Paulo. Docente da Universidade Federal de São Paulo.
Endereço eletrônico: carobert@usp.com.br

César Augusto Rolim
Graduado em Educação Física pela Universidade Ibirapuera. Professor e Coordenador da academia de ginástica Body Company no município de São Paulo.
Endereço eletrônico: www.cesarrolim@ig.com.br

Elma Lourdes Campos Pavone Zoboli
Graduada em Enfermagem pela Universidade Federal de São Paulo. Professora Associada II da Escola de Enfermagem da Universidade de São Paulo. Mestre em Bioética pela Universidade do Chile. Mestre e Doutora em Saúde Pública pela Faculdade de Saúde Pública da Universidade de São Paulo. Livre-docente da Escola de Enfermagem da Universidade de São Paulo. Membro do Comitê de Ética em Pesquisa e da Comissão de Bioética do Hospital das Clínicas da Faculdade de Medicina da Universidade de São Paulo. Integra a Câmara Técnica de Bioética do Conselho Regional de Medicina de São Paulo e do Conselho Federal de Medicina. Bolsista de Produtividade II do Conselho Nacional de Pesquisa.
Endereço eletrônico: elma@usp.br

Esther Archer de Camargo
Graduada em Enfermagem e Habilitada em Enfermagem Obstétrica pela Escola de Enfermagem da Universidade de São Paulo. Especialista em Enfermagem do Trabalho pela Universidade Federal de São Paulo. Especialista em Higiene Ocupacional pela Faculdade de Ciências Médicas da Santa Casa de São Paulo. Mestre em Saúde Pública pela Universidade de São Paulo. Experiência em Coordenação de curso de especialização em Enfermagem do Trabalho. Docente das disciplinas Saúde do Trabalhador e Higiene Ocupacional.
Endereço eletrônico: archer@uol.com.br

Lúcia de L. S. L. Campinas
Graduada em Enfermagem pela Faculdade Adventista de Enfermagem. Especialista em Pediatria Social pela Universidade Federal de São Paulo e em Educação em Saúde pela Faculdade de Saúde Pública da Universidade de São Paulo. Mestre em Saúde Pública pela Faculdade de Saúde Pública da Universidade de São Paulo. Doutora em Epidemiologia pela Universidade de São Paulo. Docente dos cursos de graduação em Enfermagem e cursos de especialização do Centro Universitário São Camilo. Enfermeira do Ministério da Saúde desde 1983; atualmente trabalha no Grupo de Vigilância Epidemiológica no município de São Paulo.
Endereço eletrônico: lucycamp@usp.br

Rosana Pires Russo Bianco
Enfermeira do Trabalho pela Universidade de Santos. Especialista em Administração Hospitalar pela Universidade de Ribeirão Preto. Especialista em Enfermagem no Centro de Diagnóstico da Universidade Federal de São Paulo. Coordenadora do curso de especialização em Enfermagem do Trabalho e Enfermagem em Centro Diagnóstico do Centro Universitário São Camilo. Docente da disciplina Gestão da Assistência de Enfermagem do curso de graduação em Enfermagem e Fundamentos de Enfermagem do Centro Universitário São Camilo.
Endereço eletrônico: mugayarb@terra.com.br

Taiza Florêncio Costa
Graduada em Enfermagem pela Universidade Federal de São Paulo. Especialista em Enfermagem do Trabalho. Mestre em Administração em Serviços de Enfermagem pela Escola de Enfermagem da Universidade de São Paulo. Doutorado e Pós-doutorado em Ciências. Membro do Grupo de Pesquisa *Estudos sobre a saúde dos trabalhadores* na Escola de Enfermagem da Universidade de São Paulo. Experiência como Docente de graduação e pós-graduação em Enfermagem. Possui também sólida experiência no planejamento e na direção de serviços de saúde com ênfase no departamento de saúde ocupacional em multinacional de grande porte e indústrias que apresentam alto grau de periculosidade.
Endereço eletrônico: taizaflorencio@usp.br

Vanda Elisa Andres Felli
Professora Associada III da Escola de Enfermagem da Universidade de São Paulo. Mestre e Doutora em Enfermagem pela Universidade de São Paulo. Orienta e desenvolve projetos na área de Gerência em Enfermagem e Saúde do Trabalhador. Experiência em produção científica, projetos e ferramentas desenvolvidas nessa área, e assessoria e consultoria nessa mesma

área. É líder do grupo de pesquisa *Estudos sobre a saúde do trabalhador de enfermagem*, cadastrado no Conselho Nacional de Pesquisa, no qual estão vinculados projetos nacionais e internacionais multicêntricos. É membro do Scientific Committee on Occupational Health Nursing e do International Council of Occupational Health e Pesquisadora Associada do Centro Colaborador do Instituto Joanna Briggs no Brasil.
Endereço eletrônico: vandaeli@usp.br

Vera Lúcia Salerno
Médica Sanitarista com Especialização em Medicina do Trabalho pela Faculdade de Ciências Médicas da Universidade Estadual de Campinas. Mestre em Saúde Pública pela Faculdade de Saúde Pública da Universidade de São Paulo. Trabalha no departamento de Saúde Coletiva da Faculdade de Ciências Médicas da Universidade Estadual de Campinas. Experiência como Docente em curso de especialização em Medicina do Trabalho.
Endereço eletrônico: vera-salerno@ig.com.br

Waldomiro José Pedroso Federighi
Graduado e Mestre em Administração de Empresas. Docente do curso de pós-graduação em Administração Hospitalar, Negócios da Saúde e Auditoria. Consultor em Administração da Saúde pela NetTrustti Consultoria e Treinamento. Membro do grupo de excelência em Administração da Saúde do Conselho Regional de Administração de São Paulo.
Endereço eletrônico: waldomi@sti.com.br

Prefácio

O campo de atuação da Enfermagem Ocupacional vem abrangendo novas atribuições e responsabilidades. A prática clínica adapta-se gradualmente a leis, decretos e portarias governamentais; ao avanço científico e tecnológico; às novas substâncias introduzidas no processo industrial; ao surgimento de doenças ocupacionais e aos acidentes do trabalho.

O dinamismo e a complexidade da área de saúde laboral estimulam, diuturnamente, a equipe de enfermagem do trabalho a se atualizar e a prestar serviços e assistência de alta qualidade aos trabalhadores. Para tal, esta equipe necessitará de boa fonte técnica como apoio.

Enfermagem do trabalho foi idealizada para servir de referência à enfermagem ocupacional, proporcionando informações essenciais para auxiliar os alunos e profissionais de enfermagem a fazer escolhas certas, tomar decisões seguras e assistir ao cliente de maneira efetiva.

Publicada pela primeira vez em 2001, sustenta-se com grande aceitação no meio acadêmico, pela abrangência dos temas abordados e pela competência dos autores. Em resposta a esta aceitação e em respeito aos leitores, aprimoramos ainda mais esta edição. Assim, este livro foi totalmente reformulado e ampliado, organizado agora em 18 capítulos com informações atualizadas e de fácil consulta para os docentes, estudantes de enfermagem, profissionais da prática de enfermagem ocupacional, além dos profissionais que atuam nos Centros de Referência em Saúde do Trabalhador (CEREST).

No Capítulo 1 é realizada uma nova leitura do *Histórico da Saúde Ocupacional*, no mundo e no Brasil, das primeiras até as últimas normas regulamentadoras do Ministério do Trabalho e Emprego, incluindo aspectos gerais da assistência em saúde ocupacional.

No Capítulo 2 aborda-se a evolução histórica da *Enfermagem do Trabalho* no Brasil, caracterizam-se os profissionais da equipe de enfermagem ocupacional e descrevem-se as suas atribuições em consonância às recomendações da Associação Nacional de Enfermagem do Trabalho – ANENT. No capítulo 3 aprofundam-se as *Funções do Enfermeiro do Trabalho*.

A Resolução do Conselho Regional de Enfermagem nº 358/2009 dispõe sobre a sistematização da assistência de enfermagem e a implantação do processo de enfermagem em ambientes públicos e privados em que ocorre o cuidado ao profissional de enfermagem. Seguindo determinações desta resolução, no Capítulo 4 são descritas detalhadamente as etapas que constituem o *Processo de Enfermagem na Saúde Ocupacional*, o que contribui para a operacionalização nessa especialidade e evidencia a atuação dos enfermeiros do trabalho com relação à atenção à saúde dos trabalhadores.

No Capítulo 5 descrevem-se os recursos humanos do SESMT e o seu dimensionamento; os exames médicos ocupacionais, estabelecidos no Programa de Controle Médico Ocupacional – PCMSO, da NR 7; além das atividades e procedimentos mais frequentes no *Ambulatório de Saúde Ocupacional*.

No Capítulo 6 destacam-se as *Provas Funcionais* mais utilizadas em saúde ocupacional, às quais serão submetidos os candidatos ao trabalho para a função que pretendem exercer, exercem ou deixarão de exercer e, também, para detectar possíveis agravos à saúde dos clientes.

Na prática de enfermagem ocupacional não são raras as situações que implicam conflitos ou dilemas éticos, daí a importância de se discutir alguns temas de interesse para a enfermagem do trabalho em *Bioética e Enfermagem do Trabalho*, no Capítulo 7.

O Capítulo 8 trata da *Ergonomia*, ciência ainda pouco praticada, mas sua inclusão no ambiente de trabalho já é considerada nos meios acadêmicos e tecnológicos de vital importância para qualificar os locais de trabalho. Ela pode ser considerada, inclusive, medida básica para a manutenção da saúde do trabalhador, vez que sua aplicação tem tornado os ambientes de trabalho mais seguros e saudáveis.

No Capítulo 9, *Psicologia e Trabalho | Projeto de Vida Saudável*, explicitam-se alguns parâmetros psicológicos, mais especificamente os psicossociais, que contribuem para o melhor relacionamento dos trabalhadores entre si e com a instituição.

A alimentação adequada resulta em maior eficiência das funções do organismo e, consequentemente, em melhora na produtividade. O Programa de Alimentação do Trabalhador – PAT, do governo federal, tem por objetivo melhorar as condições nutricionais dos trabalhadores, com repercussões positivas para a qualidade de vida, a redução de acidentes de trabalho e o aumento da produtividade. Esta temática é discutida no Capítulo 10, *Nutrição do Trabalhador*.

Atualmente várias doenças podem ser prevenidas pela vacinação, e este é um dos recursos utilizados pela saúde ocupacional para proteção específica dos trabalhadores. No Capítulo 11, *Imunização do Trabalhador*, destacam-se as vacinas que constam no Programa Nacional de Imunização (PNI) e que estão disponíveis para todos os grupos de trabalhadores ou segundo os riscos ocupacionais de algumas categorias profissionais.

A higiene ocupacional e a segurança do trabalho constituem o fundamento do programa de prevenção de riscos ambientais e contribuem, na empresa, para o aumento da produtividade com diminuição da sinistralidade. Estes dois temas são abordados nos Capítulos 12 e 13, respectivamente, *Higiene Ocupacional* e *Segurança do Trabalho*.

Para trabalhar, o indivíduo necessita estar saudável. A importante tarefa do profissional da área de saúde ocupacional é zelar pela manutenção da saúde do trabalhador. Aprender a lidar com a saúde do trabalhador é, sobretudo, ter um olhar coletivo sobre a saúde, e não sobre as doenças. Nessa ótica o Capítulo 14 trata, sumariamente, das *Doenças Relacionadas com o Trabalho*, e de como são classificadas de acordo com os diversos órgãos e sistemas corporais.

Devido a sua grande incidência sobre o trabalhador, causa principal de afastamento do trabalho no Brasil, *Lesões por Esforços Repetitivos* ou *Distúrbios Osteomusculares Relacionados com o Trabalho* mereceram um capítulo à parte, o Capítulo 15.

No intuito de promover a saúde, o preparo psicossocial dos trabalhadores, contribuir para melhoria do relacionamento interpessoal, promover a redução de acidentes do trabalho e de doenças profissionais e o absenteísmo discutiu-se a *Ginástica Laboral*, no Capítulo 16. Esta atividade física não tem ligação com o condicionamento físico, mas, sim, com o preparo do corpo para o trabalho ou a compensação da sobrecarga musculoesquelética causada pela atividade laboral.

Absenteísmo e Presenteísmo, discutidos no Capítulo 17, são duas situações que representam um grande desafio para os gestores que precisam garantir as demandas de produção, sem interrupções, com qualidade e sem grandes custos.

E no Capítulo 18, *Legislação da Previdência Social na Saúde Ocupacional*, são apresentados os mais recentes dispositivos legais utilizados pela previdência e seguridade social, com o intuito de promover a reflexão sobre instrumentos que respaldam trabalhador e empresa frente aos enfrentamentos no campo do trabalho.

Ao apresentar-lhes esta nova edição de *Enfermagem do Trabalho*, aproveito para expressar minha gratidão a todos os colaboradores que, com grande empenho e *expertise*, muito enriqueceram esta obra.

Sumário

1 **Histórico da Saúde Ocupacional, 1**
   - Introdução, 1
   - Histórico no mundo, 1
   - Histórico no Brasil, 3
   - Danos à saúde dos trabalhadores na atualidade, 4
   - Resumo das normas regulamentadoras de segurança e saúde no trabalho, 5
   - Resumo das normas regulamentadoras rurais, 13

2 **Enfermagem do Trabalho, 15**
   - Introdução, 15
   - Equipe de enfermagem do trabalho, 16

3 **Funções do Enfermeiro do Trabalho, 23**
   - Introdução, 23
   - Função assistencial, 24
   - Função administrativa, 26
   - Função de educação, 28
   - Função de integração, 29
   - Função de pesquisa, 29
   - Função de consultoria, 29

4 **Processo de Enfermagem na Saúde Ocupacional, 31**
   - Introdução, 31
   - Fases do processo de enfermagem, 32

5 **Ambulatório de Saúde Ocupacional, 39**
   - Introdução, 39
   - Dimensionamento de pessoal do SESMT e do SESTR, 40
   - Atividades do ambulatório de saúde ocupacional, 41
   - Atribuições do enfermeiro do trabalho, 42
   - Equipe de enfermagem e os acidentes de trabalho, 43
   - Exames médicos ocupacionais, 53

6 **Provas Funcionais, 57**
   - Introdução, 57
   - Medida dos sinais vitais, 57
   - Avaliações antropométricas, 58
   - Biotipo e trabalho, 59
   - Avaliação da força muscular, 60
   - Provas de função pulmonar, 61
   - Avaliação audiológica, 62
   - Avaliação da visão, 66
   - Considerações finais, 69

7 **Bioética e Enfermagem do Trabalho, 71**
   - Introdução, 71
   - Moral, 71
   - Ética, 72
   - Deontologia, 72
   - Bioética, 72
   - Rastreamento dos trabalhadores, 77
   - Considerações finais, 79

8 **Ergonomia, 81**
   - Introdução, 81
   - Do pensamento à ciência, 82
   - Inter-relação com outras matérias, 83
   - Conceitos e suas evoluções, 83
   - Fatores que interferem nos postos de trabalho, 85
   - Cargas provenientes do trabalho, 86
   - Avaliação do trabalho, 87
   - Considerações sobre algumas posturas, 88
   - Medidas preventivas, 89
   - Sugestões de posturas adequadas, 89

9 **Psicologia e Trabalho | Projeto de Vida Saudável, 93**
   - Introdução, 93
   - Nível psicossocial, 94
   - Nível sociodinâmico, 95
   - Nível institucional, 96

10 **Nutrição do Trabalhador, 99**
   - Introdução, 99
   - Função dos nutrientes, 99
   - Alimentação saudável, 102
   - Influência da nutrição no trabalho, 103
   - Programa de alimentação do trabalhador, 103

11 Imunização do Trabalhador, 105
- Introdução, 105
- Antígenos, 105
- Anticorpos, 106
- Imunidades adquiridas | Ativa e passiva, 106
- Vacina, 106
- Profilaxia do tétano após ferimento, 109
- Planejamento e organização das ações de imunização, 110
- Cuidados de enfermagem específicos em imunização, 110
- Doenças de notificação compulsória, 111
- Considerações finais, 112

12 Higiene Ocupacional, 113
- Introdução, 113
- Conceito e objetivos, 113
- Fases da higiene ocupacional, 114
- Classificação dos fatores de risco, 115
- Limites de tolerância, 115
- Agentes químicos, 117
- Agentes físicos, 125
- Agentes biológicos, 139

13 Segurança do Trabalho, 143
- Introdução, 143
- Conceitos de acidente do trabalho, 144
- Causa dos acidentes do trabalho, 145
- Condições inseguras e doenças ocupacionais, 151
- Consequências dos acidentes de trabalho, 151
- Comunicação do acidente do trabalho, 152
- Estatística de acidentes do trabalho, 152
- Prevenção de acidentes, 153
- Prevenção de falhas humanas, 155
- Comissão Interna de Proteção de Acidentes, 156
- Classificação dos riscos ambientais, 156
- Considerações finais, 159

14 Doenças Relacionadas com o Trabalho, 161
- Introdução, 161
- Classificação das doenças do trabalho de acordo com os sistemas e órgãos, 162
- Trabalho em turno, 168
- Trabalho em contato com pesticidas, 169
- Veias varicosas, 169

15 Lesões por Esforços Repetitivos ou Distúrbios Osteomusculares Relacionados com o Trabalho, 173
- Introdução, 173
- Definição, 173
- Incidência, 174
- Sintomatologia, 176
- Diagnóstico, 176
- Classificação, 179
- Estágios evolutivos, 180
- Tratamento, 181
- Aspectos legais e previdenciários, 182
- Medidas ergonômicas aplicadas para prevenção da LER, 183

16 Ginástica Laboral, 185
- Introdução, 185
- Objetivos, 186
- Benefícios, 186
- Tipos de ginástica laboral, 187
- Exercícios sugeridos, 187

17 Absenteísmo e Presenteísmo, 193
- Absenteísmo, 193
- Presenteísmo, 196
- Considerações finais, 198

18 Legislação Previdenciária Social na Saúde Ocupacional, 199
- Introdução, 199
- Mecanismos legais da previdência social, 200
- Considerações finais, 205

Bibliografia, 207

Índice Alfabético, 213

Enfermagem do Trabalho

1 Histórico da Saúde Ocupacional

Geraldo Mota de Carvalho

E disse Deus a Adão: no suor do teu rosto comerás o teu pão, até que te tornes à terra, pois dela foste formado; porque tu és pó e ao pó tornarás. (Gênesis 3:19, Bíblia sagrada.)

▶ Introdução

A atividade laboral é um dos elementos que mais interferem nas condições e qualidade de vida do homem e, consequentemente, na sua saúde. Trabalhar é bom, uma bênção, não é um castigo. A ideia de castigo e sofrimento pelo trabalho talvez venha de uma interpretação errônea do texto bíblico citado na abertura deste capítulo por conta de quem acredita que Adão vivia no eterno ócio. Outros sustentam que o erro teve origem com a palavra latina *tripallium* (trabalho), que significa torturar, ou simplesmente pelos significados constantes da palavra *trabalho* nos dicionários: esforço incomum, luta, labuta, lida, labor, tarefa árdua, demorada e penosa. A questão se complica pelo fato de a maioria das pessoas não ter o prazer ou a possibilidade de escolher exatamente o que gostaria de fazer, associando a satisfação à sua atividade laboral. Somado a tudo isso está a questão de que, normalmente, o trabalhador não tem domínio sobre as condições (local, salários, horário da jornada, turnos, folgas, férias etc.) e sobre os processos e resultados de sua atividade ocupacional.

O trabalho é uma necessidade natural e um direito do indivíduo garantido pela constituição, mas para trabalhar é preciso que o indivíduo esteja saudável e que mantenha a sua saúde. Não é admissível que o indivíduo adoeça meramente por trabalhar.

A saúde é um bem do trabalhador, uma condição essencial e fundamental para o convívio social, indissociável do trabalho. Assim, saúde, segurança e qualidade de vida são requisitos à manutenção da produtividade e da qualidade do produto.

▶ Histórico no mundo

Ainda que o trabalho tenha sido estabelecido com o surgimento da humanidade, a relação entre trabalho e doença foi praticamente ignorada até algumas dezenas de anos atrás. Trabalhos pioneiros trataram anteriormente da relação trabalho-saúde (Tabela 1.1), mas só em 1700, na Itália, seria publicado, com importante repercussão mundial, o livro *De morbis artificum diatriba* ("As doenças dos trabalhadores"), do médico italiano Bernardino Ramazzini, considerado o criador da medicina do trabalho. Na

Tabela 1.1 Evolução histórica da saúde ocupacional ao longo dos séculos.

Hipócrates (460 a 375 a.C.)	Revelou a origem das doenças profissionais que acometiam os trabalhadores nas minas de estanho
Platão (428 a 348 a.C.)	Identificou enfermidades específicas do esqueleto que acometiam determinados trabalhadores no exercício de suas profissões
Aristóteles (384 a 322 a.C.)	Cuidou do atendimento e da prevenção das enfermidades dos mineradores
Galeno (129 a 201 a.C.)	Preocupou-se com o saturnismo e a intoxicação pelo chumbo (um dos principais metais utilizados pelo homem desde 4000 a.C.)
Plínio (23 a 79 d.C.)	Publicou *História natural*, no qual, pela primeira vez, foram tratados temas referentes à segurança do trabalho. Discorre sobre o chumbo, o mercúrio e as poeiras. Menciona o uso de máscaras pelos trabalhadores dessas atividades
Júlio Pólux (124 a 192 d.C.)	Narra o uso de sacos ou capas de bexigas como máscaras
Avicena (908 a 1037 d.C.)	Preocupou-se com o saturnismo e indicou-o como causa das cólicas provocadas pelo trabalho em pinturas que usavam tinta à base de chumbo
Ulrich Ellenbog (1435-1499)	Em 1472, escreveu sobre o trabalho de ourives. Em 1473, foi encarregado de instruções higiênicas para indústria na Alemanha
Paracelso (1493-1541)	Divulgou estudos relativos às infecções dos mineradores do Tirol
Georgius Agricola (1494-1555)	Escreveu, em 1556, sobre o sofrimento dos mineradores
Europa (século 16)	Foram criadas corporações de ofício que organizaram e protegeram os interesses dos artífices que representavam
Inglaterra (1601)	Lei dos Pobres. Marco na concepção de um sistema de assistência social aos necessitados. Assentava-se sobre quatro princípios: obrigação do socorro aos necessitados, assistência pelo trabalho, taxa cobrada para o socorro aos pobres, e responsabilidade das paróquias pela assistência de socorro e trabalho
Rei Carlos II da Inglaterra (1630-1685)	Em virtude do grande incêndio de Londres, proclamou que as novas casas fossem construídas com paredes de pedras ou tijolos e que a largura das ruas fosse aumentada, dificultando a propagação de fogo

Adaptada de: Segurança no ambiente hospitalar. Brasília: Ministério da Saúde. Secretaria de Assistência à Saúde, 1996. p. 24.

sua obra, Ramazzini descreve diversas doenças diretamente relacionadas com cinquenta profissões diferentes.

Mas foi a partir da Revolução Industrial, marco inicial da moderna industrialização, ocorrida entre 1760 e 1830, inicialmente na Inglaterra e estendendo-se mais tarde para Alemanha, França e demais países europeus, que começaram os problemas de saúde dos trabalhadores. A industrialização, com a introdução de máquinas no trabalho, transformou profundamente a sociedade na segunda metade do século 18.

A improvisação dos locais das fábricas nas grandes cidades e a mão de obra constituída principalmente por mulheres e crianças, sem qualquer restrição quanto ao estado de saúde, vindas de famílias numerosas e de baixo nível socioeconômico, resultaram em sérios problemas ocupacionais.

Os acidentes de trabalho eram numerosos, provocados por máquinas sem qualquer tipo de proteção, movidas por correias expostas, e cujo funcionamento era desconhecido por parte dos funcionários. O desconhecimento da toxicidade das substâncias manipuladas e a ausência de outras medidas de segurança causavam mortes frequentes, principalmente de crianças. Não existia um limite na jornada de trabalho. Os trabalhadores iniciavam suas atividades de madrugada, terminando-as somente no início da noite, e em alguns casos continuavam durante a noite, em ambientes mal iluminados por bicos de gás.

Os locais de trabalho eram pouco ventilados, e o ruído das máquinas, altíssimo, dificultando a comunicação e contribuindo para o aumento do número de acidentes.

As doenças ocupacionais aumentavam à medida que novas atividades industriais tinham início. Do mesmo modo crescia a quantidade de doenças não profissionais, principalmente as infectocontagiosas, como o tifo europeu, conhecido como "febre das fábricas" e facilmente disseminado pelas péssimas condições dos locais de trabalho, pela grande concentração de gente e pela promiscuidade dos trabalhadores.

Tal situação mobilizou a opinião pública, levando o parlamento britânico a criar uma comissão de inquérito. Em 1802, o parlamento conseguiu aprovar a primeira lei de proteção aos trabalhadores: a "Lei de Saúde e Moral dos Aprendizes", que estabelecia uma jornada de 12 h de trabalho diárias, proibia o trabalho noturno, exigia a ventilação nas fábricas e obrigava os empregados a lavar suas paredes duas vezes por ano.

Com a evolução do processo industrial, as condições de trabalho pioraram. Por isso, em 1830, o governo britânico nomeou o doutor Robert Baker como inspetor médico de fábricas, e assim surgiu o primeiro serviço médico industrial do mundo. A partir de 1833, as condições de trabalho nas fábricas começariam a melhorar, apesar da resistência dos empresários.

▶ Histórico no Brasil

Em 1919, surgiu no Brasil a primeira lei que tratava de acidentes do trabalho pelo Decreto nº 3.724. Quatro anos mais tarde, em 1923, a Lei Eloi Chaves criou uma Caixa de Aposentadoria (CAP) para empresas ferroviárias.

Em 1933, pelo Decreto nº 22.872, criou-se o Instituto de Aposentadoria (IAP) dos marítimos. Nos anos subsequentes, seguindo o mesmo modelo, foram criados IAP para categorias profissionais, como comerciários, bancários, industriários, servidores do Estado, empregados em transportes e cargas, entre outros. No entanto, as preocupações com os problemas ocupacionais surgiriam apenas em 1940, quando foi fundada a Associação de Prevenção de Acidentes do Trabalho. Em 1943, entrou em vigor a Consolidação das Leis do Trabalho (CLT), que representa um marco da proteção legal dos trabalhadores.

Na década de 1950, iniciaram-se as contribuições aos Institutos de Aposentadoria e Pensões (IAP), para os quais foi criado um regulamento único. Na década de 1960, foram criados o Fundo de Garantia por Tempo de Serviço (FGTS) e o Instituto Nacional de Previdência Social (INPS), atualmente chamado de Instituto Nacional do Seguro Social (INSS), pelo qual aquele que sofre o acidente de trabalho é assegurado. Na mesma década, surgiu a Fundação Jorge Duprat Figueiredo de Segurança e Medicina do Trabalho (Fundacentro), e em São Paulo foi criada a Associação Nacional do Trabalho.

Em 1963, o Estatuto do Trabalhador Rural (Lei nº 4.214) criou o Fundo de Assistência e Previdência do Trabalhador Rural (Funrural), que vinculava os trabalhadores rurais ao IAP dos industriários, mas que, em 1971, passou a ser uma autarquia, oferecendo igualdade de benefícios a esses trabalhadores.

Em 1972, pelas Portarias nºs 3.236 e 3.237 do Ministério do Trabalho, tornava-se obrigatória nas empresas com mais de 100 empregados a existência de um serviço de saúde composto pelos seguintes profissionais: médico do trabalho, engenheiro de segurança, técnico em segurança e auxiliar de enfermagem do trabalho. Em 1976, a Organização Internacional do Trabalho (OIT) lançou um programa de melhoria das condições de trabalho e do meio ambiente do trabalho, recomendando que o trabalho deve:

- Respeitar a vida e a saúde do trabalhador
- Possibilitar que o trabalhador disponha de tempo suficiente para suas necessidades de repouso e lazer
- Possibilitar ao trabalhador servir à sociedade e se autorrealizar, desenvolvendo aptidões pessoais.

Em 1977, houve reformulação da Previdência Social e foram criadas duas autarquias, o Instituto Nacional de Assistência Médica da Previdência Social (INAMPS) e o Instituto de Administração Financeira da Previdência e Assistência Social (IAPAS), que junto com o INPS e outras entidades constituíram o Sistema Nacional de Previdência e Assistência Social (SINPAS). O INAMPS prestava assistência médica aos trabalhadores regidos pela CLT em instituições próprias ou conveniadas. Após a Constituição Federal de 1988, a assistência à saúde tornou-se uma responsabilidade do Ministério da Saúde (MS). Em 1993, extinguiu-se o INAMPS e criou-se o Sistema Único de Saúde (SUS), deixando as funções da previdência social – aposentadorias, pensões e seguros referentes aos acidentes de trabalho – como competência do Instituto Nacional do Seguro Social.

Em 8 de junho de 1978, o Ministério do Trabalho aprovou a Portaria nº 3.214, que criou 28 normas regulamentadoras (NR) que orientam as obrigações das empresas com relação ao trabalho. Elas são modificadas periodicamente, acompanhando novos conhecimentos técnicos, e regulamentadas por meio de uma nova portaria desse ministério. Atualmente, são 36 NR (ver resumo ao final deste capítulo).

A partir de 1987, pela Portaria nº 34, tornou-se obrigatório no Brasil, para todas as empresas com empregados regidos pela Consolidação das Leis do Trabalho (CLT), ter um Serviço Especializado em Engenharia de Segurança e em Medicina do Trabalho (SESMT), obedecendo à graduação de risco da atividade desenvolvida e ao número de pessoal do estabelecimento, conforme a NR 4. Porém, somente alguns anos mais tarde, com maior fiscalização e aplicação de multas, as empresas brasileiras começaram a obedecer à legislação. E qual seria a situação atual com relação ao cumprimento da legislação ocupacional pelas empresas brasileiras? Apesar das melhorias, temos muito o que progredir, conforme relatam Haag et al. (2009):

> Algumas empresas contratam um técnico somente para cumprir a lei, dificultando o acesso a informações, tais como fatores nocivos, matérias-primas envolvidas na produção, entre outras. Tais empregadores estão muitas vezes distantes dos problemas de profissionalização deficiente, alimentação, habitação, ausência de escola para os filhos e falta de humanização nas empresas.

No campo da reabilitação profissional, segundo as mesmas autoras, a situação é ainda pior:

> São muitas as empresas que demitem os empregados em vez de reabilitá-los, e os serviços de saúde nem sempre se ocupam dos aspectos laborais, desenvolvendo dentro das empresas o mesmo modelo clínico-assistencial do restante do sistema de saúde.

Por outro lado, algumas empresas que atendem aos preceitos legais são socialmente responsáveis e têm buscado promover a saúde e o bem-estar de seus funcionários, com o objetivo de garantir a qualidade de seus produtos e serviços.

▶ Danos à saúde dos trabalhadores na atualidade

Certamente, muita coisa mudou desde a época da Revolução Industrial (1760-1830). Mas quais são os principais danos à saúde dos trabalhadores nos nossos dias? Atualmente os principais agravos à saúde dos trabalhadores estão ligados a substâncias químicas que se multiplicam no processo industrial, agentes físicos e biológicos, mecânicos, acidentais e ergonômicos.

As doenças ocupacionais e doenças relacionadas com o trabalho mais comuns são:

- Asma ocupacional
- Dermatoses ocupacionais
- Perda auditiva induzida por ruído (PAIR)
- Pneumoconioses
- Intoxicações por metais pesados
- Lesões por esforços repetitivos (LER) ou distúrbios osteomusculares relacionados com o trabalho (DORT)
- Distúrbios psicológicos.

A asma ocupacional acomete indivíduos predispostos. Os agentes que a provocam são poeira de algodão, medicamentos, fumos de solda, cromo, trabalhos em fundição e o frio que predispõe a crise de trabalhadores com diagnóstico prévio de asma. É uma doença comum entre trabalhadores de fábricas de isolantes térmicos e acústicos, de cerâmicas, pedras, telhas, plásticos etc.

A dermatose ocupacional é definida por Ali (1997, 2009) como "toda alteração de pele, mucosa e seus anexos causada, condicionada, mantida ou agravada por agentes presentes na atividade profissional ou no ambiente de trabalho". Pode ser causada por agentes físicos, químicos e biológicos decorrentes da exposição ocupacional e das condições de trabalho, sendo responsáveis por desconforto, dor, prurido, queimação, reações psicossomáticas e outras. Acomete trabalhadores nas áreas da saúde, construção civil e eletroquímica, indústria de solventes etc.

O ruído é uma onda (um risco físico) que lesa a estrutura neurossensorial da audição, chamada cóclea. A exposição continuada a altos níveis de ruído pode causar PAIR (perda auditiva induzida por ruído), doença irreversível que costuma demorar anos para se instalar. No Brasil, a exposição máxima permitida por um período de 8 h de trabalho é de até 85 decibéis, equivalente ao ruído de um motor de automóvel.

O diagnóstico da PAIR é feito mediante história ocupacional de exposição ao ruído e exame audiométrico. Acomete trabalhadores nas áreas da metalurgia, tecelagem, indústrias químicas, de plástico etc.

As pneumoconioses são doenças decorrentes do acúmulo de poeira nos pulmões e da reação tecidual à sua presença. A pneumoconiose pode ser colagênica ou fibrogênica quando provoca reação colágena ou fibrótica: sílica (cerâmicas brancas, jateamento de areia, acabamento de pedras, mineração); e não colagênica ou não fibrogênica: ferro e estanho.

Já as intoxicações por metais pesados têm afinidade pelo sistema nervoso, causando lesões irreversíveis por conta de solventes utilizados em vários processos primários e industriais. Os metais são encontrados em:

- *Baterias:* chumbo, cádmio, mercúrio
- *Fundições:* chumbo, arsênio, manganês etc.
- *Lâmpadas frias:* mercúrio e berilo
- *Garimpo:* mercúrio.

Portanto, acometem trabalhadores das áreas das indústrias químicas, de plástico, de colas, de calçados, de lâmpadas etc.

São várias as manifestações clínicas das lesões por esforços repetitivos ou dos distúrbios osteomusculares relacionados com o trabalho (LER/DORT). São afecções que acometem tendões, sinóvias, nervos, fáscias, músculos e ligamentos, atingindo sobretudo os membros superiores, a região escapular e o pescoço. LER/DORT de diagnóstico e tratamento complexos têm sido a primeira causa de afastamento de trabalhadores de suas funções e estão relacionados com as características individuais, com postos de trabalho e equipamentos inadequados, entre outras causas. Acometem trabalhadores nas indústrias mecânica e eletrônica, na informática, em bancos, supermercados, salões de beleza, profissionais de saúde (dentistas, cirurgiões, profissionais de enfermagem em geral) etc.

Os distúrbios psicológicos estão relacionados com o ritmo acelerado de trabalho, pressão para produtividade, longa jornada, pressão de chefias, trabalhos noturnos, falta de intervalos e pausas para descanso, relações interpessoais prejudicadas, assédio moral etc., podendo causar alteração de humor, fadiga, estresse, distúrbios digestivos e do sono, hipertensão arterial, depressão, síndrome do pânico e abuso moral. Afetam trabalhadores em diversas áreas, como instituições comerciais, financeiras e de saúde.

Além dessas, podemos mencionar as doenças causadas por agentes biológicos nos trabalhadores da área da saúde, e também a intoxicação por agrotóxicos na fabricação e aplicação do produto na lavoura. Quanto aos acidentes de trabalho, observa-se que o avanço tecnológico não foi capaz de eliminar ou reduzir os infortúnios laborais a números aceitáveis. Apesar de todas as normas de segurança e medicina do trabalho, o índice de acidentes ainda é altíssimo. Os acidentes ocorrem por atos inseguros e/ou condições inseguras. Os atos inseguros derivam dos indivíduos que os cometem, e as condições inseguras estão relacionadas com causas objetivas ou materiais, existentes no ambiente laboral. As partes do corpo mais atingidas nos acidentes típicos são as mãos e tronco. Nos acidentes de trajeto, as partes mais atingidas são os membros superiores e inferiores.

▶ Resumo das normas regulamentadoras de segurança e saúde no trabalho

As normas regulamentadoras de segurança e saúde no trabalho do Ministério do Trabalho e Emprego (MTE) são atualizadas e alteradas regularmente. Atualmente são 36.

▪ NR 1 | Disposições Gerais

Esta primeira norma regulamentadora (NR) refere-se à aplicação de todas as normas regulamentadoras de segurança e medicina do trabalho urbano, bem como aos direitos e obrigações do governo, dos empregadores e dos trabalhadores no tocante a este tema específico.

▶ **Publicação:** Portaria GM nº 3.214, de 8 de junho de 1978.

▶ **Atualizações/alterações:** Portaria SSMT nº 06, de 9 de março de 1983; Portaria SSMT nº 03, de 7 de fevereiro de 1988; Portaria SSST nº 13, de 17 de setembro de 1993; Portaria SIT nº 84, de 4 de março de 2009.

▪ NR 2 | Inspeção Prévia

Estabelece as situações em que as empresas deverão solicitar ao MTE a realização de inspeção prévia em seus estabelecimentos, bem como a forma de sua realização.

▶ **Publicação:** Portaria GM nº 3.214, de 8 de junho de 1978.

▶ **Atualizações/alterações:** Portaria SSMT nº 06, de 9 de março de 1983; Portaria SSMT nº 35, de 28 de dezembro de 1983.

NR 3 | Embargo ou Interdição

Estabelece os casos extremos, situações nas quais as empresas podem sofrer paralisação de serviços, máquinas ou equipamentos, bem como os procedimentos a serem observados pela fiscalização trabalhista na adoção de tais medidas punitivas no tocante à segurança e medicina do trabalho.

▶ **Publicação:** Portaria GM nº 3.214, de 8 de junho de 1978.

▶ **Atualizações/alterações:** Portaria SSMT nº 06, de 9 de março de 1983; Portaria SIT nº 199, de 17 de janeiro de 2011.

NR 4 | Serviços Especializados em Engenharia de Segurança e em Medicina do Trabalho

Estabelece a obrigatoriedade das empresas públicas e privadas, que tenham empregados regidos pela Consolidação das Leis Trabalhistas (CLT), de organizarem e manterem em funcionamento Serviços Especializados em Engenharia de Segurança e em Medicina do Trabalho (SESMT), com a finalidade de promover a saúde e proteger a integridade do trabalhador no local de trabalho. Esta NR instituiu a Classificação Nacional de Atividades Econômicas (CNAE) com seus respectivos graus de risco (Quadro I), o dimensionamento do SESMT (Quadro II) e os Quadros III, IV, V e VI, que são modelos de formulários para relatórios respectivamente de acidentes com vítimas, doenças ocupacionais, insalubridade e acidentes sem vítimas.

Das competências do SESMT apresentadas no item 4.12 da NR 4, merecem destaque as seguintes:

- Quando esgotados todos os meios conhecidos para a eliminação do risco e este persistir, mesmo reduzido, exigir a utilização, pelo trabalhador, de equipamentos de proteção individual (EPI), de acordo com o que determina a NR 6, desde que a concentração, a intensidade ou a característica do agente assim o exija
- Responsabilizar-se tecnicamente pela orientação quanto ao cumprimento do disposto nas NR aplicáveis às atividades executadas pela empresa e/ou seus estabelecimentos
- Manter permanente relacionamento com a Comissão Interna de Prevenção de Acidentes (CIPA), valendo-se ao máximo de suas observações, além de apoiá-la, treiná-la e atendê-la, conforme dispõe a NR 5
- Promover a realização de atividades de conscientização, educação e orientação dos trabalhadores para a prevenção de acidentes de trabalho e doenças ocupacionais, tanto por meio de campanhas quanto de programas de duração permanente
- Esclarecer e conscientizar os empregadores sobre acidentes do trabalho e doenças ocupacionais, estimulando-os em favor da prevenção
- Registrar mensalmente os dados atualizados de acidentes de trabalho, doenças ocupacionais e agentes de insalubridade, preenchendo, no mínimo, os quesitos descritos nos modelos de mapas constantes nos Quadros III, IV, V e VI, devendo a empresa encaminhar um mapa contendo avaliação anual dos mesmos dados à Secretaria de Segurança e Medicina do Trabalho, até o dia 31 de janeiro, por meio do órgão regional do MTE.

A fundamentação legal, ordinária e específica, que dá embasamento jurídico à existência da NR 4, é o artigo 162 da Consolidação das Leis Trabalhistas (CLT).

▶ **Publicação:** Portaria GM nº 3.214, de 8 de junho de 1978.

▶ **Atualizações/alterações:** Portaria SSMT nº 33, de 27 de outubro de 1983; Portaria SSMT nº 34, de 20 de dezembro de 1983; Portaria SSMT nº 34, de 11 de dezembro de 1987; Portaria DSST nº 11, de 17 de setembro de 1990; Portaria DSST nº 04, de 8 de outubro de 1991; Portaria SNT nº 04, de 6 de fevereiro de 1992; Portaria SSST nº 08, de 1 de junho de 1993; Portaria SSST nº 01, de 12 de maio de 1995; Portaria SIT nº 17, de 1 de agosto de 2007; Portaria SIT nº 76, de 21 de novembro de 2008; Portaria SIT nº 128, de 11 de dezembro de 2009.

NR 5 | Comissão Interna de Prevenção de Acidentes

A Comissão Interna de Prevenção de Acidentes (CIPA) estabelece a obrigatoriedade de as empresas públicas e privadas organizarem e manterem em funcionamento, por estabelecimento, uma comissão constituída exclusivamente por empregados com o objetivo de prevenir infortúnios laborais, por meio da apresentação de sugestões e recomendações ao

empregador para que melhore as condições de trabalho, eliminando as possíveis causas de acidentes do trabalho e doenças ocupacionais.
▶ **Publicação**: Portaria GM nº 3.214, de 8 de junho de 1978.
▶ **Atualizações/alterações**: Portaria SSMT nº 33, de 27 de outubro de 1983; Portaria SSST nº 25, de 29 de dezembro de 1994; Portaria SSST nº 08, de 23 de fevereiro de 1999; Portaria SSST nº 15, de 26 de fevereiro de 1999; Portaria SSST nº 24, de 27 de maio de 1999; Portaria SSST nº 25, de 27 de maio de 1999; Portaria SSST nº 16, de 10 de maio de 2001; Portaria SIT nº 14, de 21 de junho de 2007; Portaria SIT nº 247, de 12 de julho de 2011.

- **NR 6 | Equipamentos de Proteção Individual**

Esta norma estabelece e define os tipos de equipamento de proteção individual (EPI) que as empresas estão obrigadas a fornecer a seus empregados, sempre que as condições de trabalho o exigirem, a fim de resguardar a saúde e a integridade física dos trabalhadores.
▶ **Publicação**: Portaria GM nº 3.214, de 8 de junho de 1978.
▶ **Atualizações/alterações**: Portaria SSMT nº 05, de 7 de maio de 1982; Portaria SSMT nº 06, de 9 de março de 1983; Portaria DSST nº 05, de 28 de outubro de 1991; Portaria DSST nº 03, de 20 de fevereiro de 1992; Portaria DSST nº 02, de 20 de maio de 1992; Portaria DNSST nº 06, de 19 de agosto de 1992; Portaria SSST nº 26, de 29 de dezembro de 1994; Portaria SIT nº 25, de 15 de outubro de 2001; Portaria SIT nº 48, de 25 de março de 2003; Portaria SIT nº 108, de 30 de dezembro de 2004; Portaria SIT nº 191, de 4 de dezembro de 2006; Portaria SIT nº 194, de 22 de dezembro de 2006; Portaria SIT nº 107, de 25 de agosto de 2009; Portaria SIT nº 125, de 12 de novembro de 2009; Portaria SIT nº 194, de 7 de dezembro de 2010; Portaria SIT nº 292, de 8 de dezembro de 2011.

- **NR 7 | Programas de Controle Médico de Saúde Ocupacional**

Estabelece a obrigatoriedade de elaboração e implementação, por parte de todos os empregadores e instituições que admitam trabalhadores como empregados, do Programa de Controle Médico de Saúde Ocupacional (PCMSO), com o objetivo da promoção e preservação da saúde do conjunto dos seus trabalhadores.
▶ **Publicação**: Portaria GM nº 3.214, de 8 de junho de 1978.
▶ **Atualizações/alterações**: Portaria SSMT nº 12, de 6 de junho de 1983; Portaria MTPS nº 3.720, de 31 de outubro de 1990; Portaria SSST nº 24, de 29 de dezembro de 1994; Portaria SSST nº 08, de 8 de maio de 1996; Portaria SSST nº 19, de 9 de abril de 1998; Portaria SIT nº 223, de 6 de maio de 2011; Portaria SIT nº 236, de 10 de junho de 2011.

- **NR 8 | Edificações**

Dispõe sobre os requisitos técnicos mínimos que devem ser observados nas edificações para garantir segurança e conforto aos que nelas trabalham.
▶ **Publicação**: Portaria GM nº 3.214, de 8 de junho de 1978.
▶ **Atualizações/alterações**: Portaria SSMT nº 12, de 6 de outubro de 1983; Portaria SIT nº 23, de 9 de outubro de 2001; Portaria SIT nº 222, de 6 de maio de 2011.

- **NR 9 | Programa de Prevenção de Riscos Ambientais**

Estabelece a obrigatoriedade de elaboração e implementação, por parte de todos os empregadores e instituições que admitam trabalhadores como empregados, do Programa de Prevenção de Riscos Ambientais (PPRA), visando à preservação da saúde e da integridade física dos trabalhadores, por meio da antecipação, reconhecimento, avaliação e consequente controle da ocorrência de riscos ambientais existentes ou que venham a existir no ambiente de trabalho, tendo em consideração a proteção do meio ambiente e dos recursos naturais.
▶ **Publicação**: Portaria GM nº 3.214, de 8 de junho de 1978.
▶ **Atualização/alteração**: Portaria SSST nº 25, de 29 de dezembro de 1994.

- **NR 10 | Segurança em Instalações e Serviços em Eletricidade**

Trata das condições mínimas exigidas para garantir a segurança dos empregados que trabalham em instalações elétricas, em suas diversas etapas, assim como a segurança dos usuários e de terceiros, em qualquer fase da geração, transmissão, distribuição e consumo de energia elétrica.

▸ **Publicação:** Portaria GM nº 3.214, de 8 de junho de 1978.

▸ **Atualizações/alterações:** Portaria SSMT nº 12, de 6 de junho de 1983; Portaria GM nº 598, de 7 de dezembro de 2004.

- **NR 11 | Transporte, Movimentação, Armazenagem e Manuseio de Materiais**

Estabelece os requisitos de segurança a serem observados nos locais de trabalho no que se refere ao transporte, à movimentação, à armazenagem e ao manuseio de materiais, tanto de maneira mecânica quanto manual, objetivando a prevenção de infortúnios laborais.

▸ **Publicação:** Portaria GM nº 3.214, de 8 de junho de 1978.

▸ **Atualizações/alterações:** Portaria SIT nº 56, de 17 de julho de 2003; Portaria SIT nº 82, de 1 de junho de 2004.

- **NR 12 | Segurança no Trabalho em Máquinas e Equipamentos**

Esta NR e seus anexos definem referências técnicas, princípios fundamentais e medidas de proteção para garantir a saúde e a integridade física dos trabalhadores, além de estabelecer requisitos mínimos para a prevenção de acidentes e doenças do trabalho nas fases de projeto e de utilização de máquinas e equipamentos de todos os tipos, e ainda durante sua fabricação, importação, comercialização, exposição e cessão a qualquer título, em todas as atividades econômicas, sem prejuízo da observância do disposto nas demais normas regulamentadoras aprovadas pela Portaria nº 3.214, de 8 de junho de 1978, nas normas técnicas oficiais e, na ausência ou omissão destas, nas normas internacionais aplicáveis.

▸ **Publicação:** Portaria GM nº 3.214, de 8 de junho de 1978.

▸ **Atualizações/alterações:** Portaria SSST nº 12, de 6 de junho de 1983; Portaria SSST nº 13, de 24 de outubro de 1994; Portaria SSST nº 25, de 28 de janeiro de 1996; Portaria SSST nº 04, de 28 de janeiro de 1997; Portaria SIT nº 197, de 17 de dezembro de 2010; Portaria SIT nº 293, de 8 de dezembro de 2011.

- **NR 13 | Caldeiras e Vasos de Pressão**

Estabelece todos os requisitos técnico-legais relativos à instalação, operação e manutenção de caldeiras e vasos de pressão, de modo a prevenir a ocorrência de acidentes do trabalho.

▸ **Publicação:** Portaria GM nº 3.214, de 8 de junho de 1978.

▸ **Atualizações/alterações:** Portaria SSMT nº 12, de 6 de junho de 1983; Portaria SSMT nº 02, de 8 de maio de 1984; Portaria SSST nº 23, de 27 de dezembro de 1994; Portaria SIT nº 57, de 19 de junho de 2008.

- **NR 14 | Fornos**

Estabelece as recomendações técnico-legais pertinentes a construção, operação e manutenção de fornos industriais nos ambientes de trabalho.

▸ **Publicação:** Portaria GM nº 3.214, de 8 de junho de 1978.

▸ **Atualização/alteração:** Portaria SSMT nº 12, de 6 de junho de 1983.

- **NR 15 | Atividades e Operações Insalubres**

Descreve as atividades, as operações e os agentes insalubres, inclusive seus limites de tolerância, definindo as situações que, quando vivenciadas nos ambientes de trabalho pelos trabalhadores, ensejam a caracterização do exercício insalubre, e também os meios de proteger os trabalhadores de tais exposições nocivas à sua saúde.

▸ **Publicação:** Portaria GM nº 3.214, de 8 de junho de 1978.

▸ **Atualizações/alterações:** Portaria SSMT nº 12, de 12 de novembro de 1979; Portaria SSMT nº 01, de 17 de abril de 1980; Portaria SSMT nº 05, de 9 de fevereiro de 1983; Portaria SSMT nº 12, de 6 de junho de 1983; Portaria SSMT nº 24, de 14 de setembro de 1983; Portaria GM nº 3.751, de 23 de novembro de 1990; Portaria DSST nº 01, de 28 de maio de 1991; Portaria DNSST nº 08, de 5 de outubro de 1992; Portaria DNSST nº 09, de 5 de outubro de 1992; Portaria SSST nº 04, de 11 de abril de 1994; Portaria SSST nº 22, de 26 de dezembro de 1994; Portaria SSST nº 14, de 20 de dezembro de 1995; Portaria SIT nº 99, de 19 de outubro de 2004; Portaria SIT nº 43, de

11 de março de 2008; Portaria SIT nº 203, de 28 de janeiro de 2011; Portaria SIT nº 291, de 8 de dezembro de 2011.

- **NR 16 | Atividades e Operações Perigosas**

Regulamenta as atividades e as operações legalmente consideradas perigosas, estipulando as recomendações de prevenção correspondentes. Especificamente no que diz respeito ao Anexo nº 01 (Atividades e operações perigosas com explosivos) e ao Anexo nº 02 (Atividades e operações perigosas com inflamáveis).
▶ **Publicação**: Portaria GM nº 3.214, de 8 de junho de 1978
▶ **Atualizações/alterações**: Portaria SSMT nº 02, de 2 de fevereiro de 1979; Portaria GM nº 3.393, de 17 de dezembro de 1987; Portaria SSST nº 25, de 29 de dezembro de 1994; Portaria GM nº 545, de 10 de julho de 2000; Portaria SIT nº 26, de 2 de agosto de 2000; Portaria GM nº 496, de 11 de dezembro de 2002; Portaria GM nº 518, de 4 de abril de 2003; Portaria SIT nº 312, de 23 de março de 2012.

- **NR 17 | Ergonomia**

Visa estabelecer parâmetros que tornem possível a adaptação das condições de trabalho às condições psicofisiológicas dos trabalhadores, de modo a proporcionar um máximo de conforto, segurança e desempenho eficiente.
▶ **Publicação**: Portaria GM nº 3.214, de 8 de junho de 1978.
▶ **Atualizações/alterações**: Portaria MTPS nº 3.751, de 23 de novembro de 1990; Portaria SIT nº 08, de 30 de março de 2007; Portaria SIT nº 09, de 30 de março de 2007; Portaria SIT nº 13, de 21 de junho de 2007.

- **NR 18 | Condições e Meio Ambiente de Trabalho na Indústria da Construção**

Estabelece diretrizes de ordem administrativa, de planejamento e de organização, que objetivem a implementação de medidas de controle e sistemas preventivos de segurança nos processos, nas condições e no meio ambiente de trabalho na indústria da construção civil.
▶ **Publicação**: Portaria GM nº 3.214, de 8 de junho de 1978.
▶ **Atualizações/alterações**: Portaria DSST nº 02, de 20 de maio de 1992; Portaria SSST nº 04, de 4 de julho de 1995; Portaria SSST nº 07, de 3 de março de 1997; Portaria SSST nº 12, de 6 de maio de 1997; Portaria SSST nº 20, de 17 de abril de 1998; Portaria SSST nº 63, de 28 de dezembro de 1998; Portaria SIT nº 30, de 13 de dezembro de 2000; Portaria SIT nº 30, de 20 de dezembro de 2001; Portaria SIT nº 13, de 9 de julho de 2002; Portaria SIT nº 114, de 17 de janeiro de 2005; Portaria SIT nº 157, de 10 de abril de 2006; Portaria SIT nº 15, de 3 de julho de 2007; Portaria SIT nº 40, de 7 de março de 2008; Portaria SIT nº 201, de 21 de janeiro de 2011; Portaria SIT nº 224, de 6 de maio de 2011; Portaria SIT nº 237, de 10 de junho de 2011; Portaria SIT nº 254, de 4 de agosto de 2011; Portaria SIT nº 296, de 16 de dezembro de 2011; Portaria SIT nº 318, de 8 de maio de 2012.

- **NR 19 | Explosivos**

Estabelece as disposições regulamentadoras acerca do depósito, manuseio e transporte de explosivos, objetivando a proteção da saúde e integridade física dos trabalhadores em seus ambientes de trabalho.
▶ **Publicação**: Portaria GM nº 3.214, de 8 de junho de 1978.
▶ **Atualizações/alterações**: Portaria SSMT nº 02, de 2 de fevereiro de 1979; Portaria SIT nº 07, 30 de março de 2007; Portaria SIT nº 228, de 24 de maio de 2011.

- **NR 20 | Segurança e Saúde no Trabalho com Inflamáveis e Combustíveis**

Estabelece as disposições regulamentares acerca do armazenamento, manuseio e transporte de líquidos combustíveis e inflamáveis, objetivando a proteção da saúde e a integridade física dos trabalhadores em seus ambientes de trabalho.
▶ **Publicação**: Portaria GM nº 3.214, de 8 de junho de 1978.
▶ **Atualização/alteração**: Portaria SIT nº 308, de 29 de fevereiro de 2012.

NR 21 | Trabalho a Céu Aberto

Tipifica as medidas relacionadas com a prevenção de acidentes nas atividades desenvolvidas a céu aberto, tais como em minas, ao ar livre, e em pedreiras.
▶ **Publicação:** Portaria GM nº 3.214, de 8 de junho de 1978.
▶ **Atualização/alteração:** Portaria GM nº 2.037, de 15 de dezembro de 1999.

NR 22 | Segurança e Saúde Ocupacional na Mineração

Estabelece métodos de segurança a serem observados pelas empresas que desenvolvem trabalhos subterrâneos de modo a proporcionar a seus empregados condições satisfatórias de segurança e medicina do trabalho.
▶ **Publicação:** Portaria GM nº 3.214, de 8 de junho de 1978.
▶ **Atualizações/alterações:** Portaria GM nº 2.037, de 15 de dezembro de 1999; Portaria SIT nº 33, de 26 de dezembro de 2000; Portaria SIT nº 27, de 1 de outubro de 2002; Portaria SIT nº 63, de 2 de dezembro de 2003; Portaria SIT nº 70, de 12 de março de 2004; Portaria SIT nº 202, de 26 de janeiro de 2011.

NR 23 | Proteção contra Incêndios

Estabelece as medidas de proteção contra incêndios que devem dispor os locais de trabalho visando à prevenção da saúde e da integridade física dos trabalhadores.
▶ **Publicação:** Portaria GM nº 3.214, de 8 de junho de 1978.
▶ **Atualizações/alterações:** Portaria SNT nº 06, de 29 de outubro de 1991; Portaria SNT nº 02, de 21 de janeiro de 1992; Portaria SIT nº 24, de 9 de outubro de 2001; Portaria SIT nº 221, de 6 de maio de 2011.

NR 24 | Condições Sanitárias e de Conforto nos Locais de Trabalho

Elenca os preceitos de higiene e de conforto a serem observados nos locais de trabalho, especialmente no que se refere a banheiros, vestiários, refeitórios, cozinhas, alojamentos e água potável, visando à higiene dos locais de trabalho e à proteção à saúde dos trabalhadores.
▶ **Publicação:** Portaria GM nº 3.214, de 8 de junho de 1978.
▶ **Atualização/alteração:** Portaria SSST nº 13, de 17 de setembro de 1993.

NR 25 | Resíduos Industriais

Estabelece as medidas preventivas a serem observadas, pelas empresas, no destino final a ser dado aos resíduos industriais resultantes dos ambientes de trabalho, de modo a proteger a saúde e a integridade física dos trabalhadores.
▶ **Publicação:** Portaria GM nº 3.214, de 8 de junho de 1978.
▶ **Atualizações/alterações:** Portaria SIT nº 227, de 24 de maio de 2011; Portaria SIT nº 253, de 4 de agosto de 2011.

NR 26 | Sinalização de Segurança

Padroniza as cores a serem utilizadas como sinalização de segurança nos ambientes de trabalho, de modo a proteger a saúde e a integridade física dos trabalhadores.
▶ **Publicação:** Portaria GM nº 3.214, de 08 de junho de 1978.
▶ **Atualização/alteração:** Portaria SIT nº 229, de 24 de maio de 2011.

NR 27 | Registro Profissional do Técnico de Segurança do Trabalho no Ministério do Trabalho

Trata dos requisitos a serem satisfeitos pelo profissional que deseja exercer as funções de técnico de segurança do trabalho, em especial no que diz respeito ao seu registro profissional junto ao Ministério do Trabalho.
▶ **Revogada pela Portaria GM, nº 262, de 29 de maio de 2008.**

NR 28 | Fiscalização e Penalidades

Estabelece os procedimentos a serem adotados pela fiscalização trabalhista de segurança e medicina do trabalho, tanto no que diz respeito à concessão de prazos às empresas para a correção das irregularidades técnicas, como no que concerne ao procedimento de autuação por infração às NR de segurança e medicina do trabalho.

▶ **Publicação:** Portaria GM nº 3.214, de 8 de junho de 1978.

▶ **Alterações/atualizações:** Portaria SSMT nº 07, de 15 de março de 1983; Portaria SSMT nº 12, de 6 de junho de 1983; Portaria SSMT nº 18, de 26 de julho de 1983; Portaria SSMT nº 19, de 26 de julho de 1983; Portaria SSMT nº 08, de 7 de março de 1985; Portaria GM nº 3.032, de 15 de fevereiro de 1990; Portaria DNSST nº 03, de 1 de julho de 1992; Portaria DNSST nº 07, de 5 de outubro de 1992; Portaria SSST nº 13, de 17 de setembro de 1993; Portaria SSST nº 23, de 27 de dezembro de 1994; Portaria SSST nº 24, de 29 de dezembro de 1994; Portaria SSST nº 06, de 14 de agosto de 1995; Portaria SSST nº 08, de 8 de maio de 1996; Portaria SSST nº 17, de 25 de junho de 1996; Portaria SSST nº 08, de 24 de março de 1997; Portaria SSST nº 12, de 6 de maio de 1997; Portaria SSST nº 18, de 30 de março de 1998; Portaria SSST nº 20, de 17 de abril de 1998; Portaria SSST nº 26, de 6 de maio de 1998; Portaria SIT nº 04, de 6 de outubro de 1999; Portaria SIT nº 35, de 26 de dezembro de 2000; Portaria SIT nº 08, de 21 de fevereiro de 2001; Portaria SIT nº 31, de 20 de dezembro de 2001; Portaria SIT nº 01, de 17 de janeiro de 2002; Portaria SIT nº 18, de 12 de julho de 2002; Portaria SIT nº 70, de 12 de março de 2004; Portaria SIT nº 82, de 1 de junho de 2004; Portaria SIT nº 94, de 17 de agosto de 2004; Portaria SIT nº 114, de 17 de janeiro de 2005; Portaria SIT nº 126, de 3 de junho de 2005; Portaria SIT nº 127, de 16 de junho de 2005; Portaria SIT nº 160, de 19 de abril de 2006; Portaria SIT nº 166, de 30 de maio de 2006; Portaria SIT nº 178, de 21 de setembro de 2006; Portaria SIT nº 38, de 21 de fevereiro de 2008; Portaria SIT nº 44, de 9 de abril de 2008; Portaria GM nº 191, de 15 de abril de 2008; Portaria SIT nº 277, de 6 de outubro de 2011; Portaria SIT nº 298, de 11 de janeiro de 2012; Portaria SIT nº 319, de 15 de maio de 2012; Portaria SIT nº 2.033, de 7 de dezembro de 2012.

- **NR 29 | Segurança e Saúde no Trabalho Portuário**

Tem por objetivo regular a proteção obrigatória contra acidentes e doenças profissionais, facilitar os primeiros socorros a acidentados e alcançar as melhores condições possíveis de segurança e saúde aos trabalhadores portuários. Suas disposições aplicam-se aos trabalhadores portuários em operações a bordo e em terra, bem como aos demais trabalhadores que exerçam atividades nos portos organizados e instalações portuárias de uso privativo e retroportuárias, situadas dentro ou fora da área do porto organizado.

▶ **Publicação:** Portaria SSST nº 53, de 17 de dezembro de 1997.

▶ **Alterações/atualizações:** Portaria SSST nº 18, de 30 de março de 1998; Portaria SIT nº 17, de 12 de julho de 2002; Portaria SIT nº 158, de 10 de abril de 2006.

- **NR 30 | Segurança e Saúde no Trabalho Aquaviário**

Aplica-se aos trabalhadores de toda embarcação comercial utilizada no transporte de mercadorias ou de passageiros, na navegação marítima de longo curso, na cabotagem, na navegação interior, no serviço de reboque em alto-mar, bem como em plataformas marítimas e fluviais, quando em deslocamento, e em embarcações de apoio marítimo e portuário. A sua observância não desobriga as empresas do cumprimento das demais disposições legais com relação à matéria e de outras oriundas de convenções, acordos e contratos coletivos de trabalho.

▶ **Publicação:** Portaria SIT nº 34, de 4 de dezembro de 2002.

▶ **Alterações/atualizações:** Portaria SIT nº 12, de 31 de maio de 2007; Portaria SIT nº 36, de 29 de janeiro de 2008; Portaria SIT nº 58, de 19 de junho de 2008; Portaria SIT nº 183, de 11 de maio de 2010.

- **NR 31 | Segurança e Saúde no Trabalho na Agricultura, Pecuária, Silvicultura, Exploração Florestal e Aquicultura**

Tem como objetivo estabelecer os preceitos a serem observados na organização e no ambiente de trabalho, de maneira a tornar compatível o planejamento e o desenvolvimento das atividades da agricultura, pecuária, silvicultura, exploração florestal e aquicultura com a segurança e saúde e meio ambiente do trabalho.

▶ **Publicação:** Portaria MTE nº 86, de 03 de março de 2005.
▶ **Alteração/atualização:** Portaria MTE nº 2.546, de 14 de dezembro de 2011.

NR 32 | Segurança e Saúde no Trabalho em Estabelecimentos de Assistência à Saúde

De grande relevância para os profissionais da saúde, tem por finalidade estabelecer as diretrizes básicas para a implementação de medidas de proteção à segurança e à saúde dos trabalhadores em estabelecimentos de assistência à saúde, bem como daqueles que exercem atividades de promoção e assistência à saúde em geral. Traz no seu imenso conteúdo:

- Objetivo e campo de aplicação
- Riscos biológicos
- Riscos químicos
- Radiações ionizantes
- Resíduos
- Condições de conforto por ocasião das refeições
- Lavanderias
- Limpeza e conservação
- Manutenção de máquinas e equipamentos
- Disposições gerais
- Disposições finais.

Classifica e lista os agentes biológicos em seus Anexos I e II. Cria a Comissão Tripartite Permanente Nacional da NR 32, formada pelo governo, empregadores e empregados para controle periódico do cumprimento da NR 32, e esclarece dúvidas sobre a mesma.

▶ **Publicação:** Portaria GM nº 485, de 11 de novembro de 2005.
▶ **Alterações/atualizações:** Portaria GM nº 939, de 18 de novembro de 2008; Portaria GM nº 1.748, de 30 de agosto de 2011.

NR 33 | Segurança e Saúde no Trabalho em Espaços Confinados

Tem por objetivo estabelecer requisitos mínimos para identificação de espaços confinados e reconhecimento, avaliação, monitoramento e controle dos riscos existentes, de maneira a garantir permanentemente a segurança e a saúde dos trabalhadores e dos que interagem direta ou indiretamente neste espaços.

Espaço confinado é definido como qualquer área ou ambiente não projetado para ocupação humana contínua, que apresente meios limitados de entrada e saída, cuja ventilação existente seja insuficiente para remover contaminantes ou onde possa existir a deficiência ou enriquecimento de oxigênio.

▶ **Publicação:** Portaria MTE nº 201, de 22 de dezembro de 2006.
▶ **Alteração/atualização:** Portaria MTE nº 1.409, de 29 de agosto de 2012.

NR 34 | Condições e Meio Ambiente de Trabalho na Indústria da Construção e Reparação Naval

Trata de nove procedimentos de trabalhos executados em estaleiros: trabalho a quente; montagem e desmontagem de andaimes; pintura; jateamento e hidrojateamento; movimentação de cargas; instalações elétricas provisórias; trabalhos em altura; utilização de radionuclídeos e gamagrafia; e máquinas portáteis rotativas.

▶ **Publicação:** Portaria SIT nº 200, de 20 de janeiro de 2011.
▶ **Alteração/atualização:** Portaria SIT nº 317, de 8 de maio de 2012.

NR 35 | Trabalho em Altura

Estabelece os requisitos mínimos e as medidas de proteção para o trabalho em altura.

▶ **Publicação:** Portaria SIT nº 313, de 23 de março de 2012.

Devido à amplitude de setores econômicos e atividades envolvidos nesta NR, foi estabelecido um prazo diferenciado para a entrada em vigor dos dispositivos normativos. Dessa maneira, o Capítulo 3 e o item 6.4 do Capítulo 6 desta norma, que tratam da "Capacitação e treinamento", entrariam em vigor 12 meses após a publicação da norma (entraram em vigor em 27/03/2013).

No Capítulo 3 menciona-se que o empregador deve promover treinamentos para capacitação dos trabalhadores que irão realizar o trabalho em altura. Já o item 6.4 define que as pessoas responsáveis pela execução das medidas de salvamento devem estar capacitadas a executar o resgate, prestar primeiros socorros e possuir aptidão física e mental compatível com a atividade a desempenhar.

NR 36 | Segurança e Saúde no Trabalho em Empresas de Abate e Processamento de Carnes e Derivados

O MTE disponibilizou, para consulta pública, o texto técnico básico de criação da NR sobre abate e processamento de carnes e derivados, pela Portaria nº 273, de 16 de agosto de 2011.
► **Publicação**: DOU, Portaria nº 555, de 18 de abril de 2013.

Conhecida popularmente, também, como NR dos Frigoríficos, a norma busca a prevenção e a redução de acidentes de trabalho e doenças ocupacionais, com adequação e organização de postos de trabalho, adoção de pausas, gerenciamento de riscos, disponibilização de Equipamentos de Proteção Individual adequados, rodízios de atividades, entre outras.

► Resumo das normas regulamentadoras rurais

A Portaria nº 3.067, de 12 de abril de 1988 (DOU de 13/04/88, Seção 9, pp. 6.333 a 6.336), aprova as normas regulamentadoras rurais (NRR) do art. 13 da Lei nº 5.889, de 5 de junho de 1973, relativas à segurança e à higiene do trabalho rural.

A Portaria do MTE nº 191 de 15/04/2008, DOU 16/04/2008, considerando a vigência da NR 31 | Segurança e Saúde no Trabalho na Agricultura, Pecuária, Silvicultura, Exploração Florestal e Aquicultura, publicada pela Portaria MTE nº 86 de 03 de março de 2005, revogou as normas regulamentadoras rurais.

Pelo conteúdo da Portaria nº 191 de 2008, nota-se que as NRR passaram a não ter sentido em função da publicação da NR 31. Sendo assim, as instruções para segurança e saúde nesses tipos de trabalho estão contidas exclusivamente na NR 31.

A título de informação, disponibilizamos as antigas normas regulamentadoras rurais.

NRR 1 | Disposições Gerais

Dispõe sobre os deveres dos empregados e empregadores rurais no tocante à prevenção de acidentes do trabalho e doenças ocupacionais. A sua existência jurídica é assegurada por meio do Artigo 13 da Lei nº 5.889, de 8 de junho de 1973.

NRR 2 | Serviço Especializado em Prevenção de Acidentes do Trabalho Rural

Estabelece a obrigatoriedade de que empresas rurais, em função do número de empregados, organizem e mantenham em funcionamento serviços especializados em segurança e medicina do trabalho, visando à prevenção de acidentes do trabalho e doenças ocupacionais no meio rural.

NRR 3 | Comissão Interna de Prevenção de Acidentes do Trabalho Rural

Estabelece, para o empregador rural, a obrigatoriedade de organizar e manter em funcionamento uma Comissão Interna de Prevenção de Acidentes.

NRR 4 | Equipamento de Proteção Individual

Estabelece a obrigatoriedade de que os empregadores rurais forneçam, gratuitamente, a seus empregados equipamentos de proteção individual adequados ao risco e em perfeito estado de conservação, a fim de protegê-los dos infortúnios laborais.

NRR 5 | Produtos Químicos

Estabelece os preceitos de segurança e medicina do trabalho rural a serem observados no manuseio de produtos químicos, visando à prevenção de acidentes do trabalho e doenças ocupacionais.

2 Enfermagem do Trabalho

Geraldo Mota de Carvalho

▶ Introdução

O conhecimento da relação saúde-trabalho-doença, dos riscos laborais, das doenças ocupacionais, dos acidentes de trabalho e de tantos outros fatores que comprometiam a saúde do trabalhador, em meados do século 20, suscitou na sociedade o interesse por medidas e soluções que minimizassem os riscos de os indivíduos adoecerem e morrerem em decorrência de atividades laborativas. Essas medidas e soluções implicaram o surgimento de outras ciências além das tradicionais, vinculadas ao tema, como respostas a esses anseios da sociedade. Entre essas ciências estão a higiene industrial, a segurança do trabalho, a saúde ocupacional, a medicina do trabalho e a enfermagem do trabalho (Mendes, 2005; Silva, 2005; Bulhões, 1986).

Saúde pública é a ciência e a arte de promover, proteger e recuperar as saúdes física e mental por meio de medidas de alcance coletivo e de motivação da população.

A Enfermagem do Trabalho é um ramo da enfermagem de saúde pública e, como tal, utiliza os mesmos métodos e técnicas empregados por esta visando à:

- Promoção da saúde do trabalhador
- Proteção contra os riscos decorrentes de suas atividades laborais
- Proteção contra agentes químicos, físicos, biológicos, mecânicos, ergonômicos e psicossociais
- Manutenção da saúde no mais alto grau do bem-estar físico e mental e recuperação de lesões, de doenças ocupacionais ou não ocupacionais e reabilitação para o trabalho.

A enfermagem profissional surgiu na Inglaterra no século 19, com Florence Nightingale (1820-1910), que lançou as bases para a profissão, sendo considerada a fundadora da enfermagem moderna. A atuação de Florence causou impacto em muitas áreas. Conhecida como uma apaixonada estatística (criou o gráfico de setores), escritora de quase 200 livros, veterana de guerra, educadora e planejadora de hospitais, seu legado continua vivo no século 21. Publicou em 1858 seu livro *Notas sobre os hospitais*, que se tornou um marco da enfermagem moderna.

No Brasil, a primeira escola de enfermagem foi fundada em 1890 no Hospício de Pedro II, atualmente a UNIRIO. O exercício de enfermagem no Brasil foi regulamentado somente em 1931.

Em 1926, foi criada a primeira organização profissional de enfermagem, a Associação Brasileira de Enfermagem (ABEn), que congrega, atualmente, enfermeiros, obstetrizes, técnicos e auxiliares de enfermagem, estudantes de graduação e de cursos técnicos. A ABEn representa a categoria nacional e internacionalmente quanto às políticas de saúde, de educação e de trabalho. A ABEn sempre foi, e ainda é, uma associação muito atuante. A ABEn criou em 1932 o primeiro periódico de enfermagem, ainda em atividade, a Revista Brasileira de Enfermagem (REBEn), e, em 1981, o primeiro e único periódico de uma das suas seções (seção de São Paulo) ainda em atividade, a Revista Paulista de Enfermagem (REPEn) (Carvalho, 1976). Atualmente, organiza o Congresso Brasileiro de Enfermagem (CBEn), o Seminário Nacional de Pesquisa em Enfermagem (SENPE), o Seminário Nacional de Diretrizes para do Ensino de Enfermagem (SENADEn), entre outros. Criou a Semana Brasileira de Enfermagem, de 12 a 20 de maio, e o Dia Nacional do Enfermeiro, comemorado no dia 12 de maio.

Em 1955, a ABEn elaborou a primeira lei do exercício profissional de enfermagem e o primeiro código de ética de enfermagem no Brasil. O segundo código de ética de enfermagem foi criado mais tarde pelo Conselho Federal de Enfermagem (COFEN).

Em 1959, ocorreu a Conferência Internacional do Trabalho, resultando na recomendação de número 112 da Organização Internacional do Trabalho (OIT), que conceituou a Medicina do Trabalho, limitando-se apenas à área médica. Em 1963, foi incluída nos cursos médicos a disciplina de medicina do trabalho. Logo em seguida, em 1964, a Escola de Enfermagem da Universidade do Estado da Guanabara (atualmente Universidade do Estado do Rio de Janeiro – UERJ) incluiu a disciplina de saúde ocupacional no curso de graduação.

O auxiliar de enfermagem do trabalho foi incluído na equipe de saúde ocupacional em 1972 pela Portaria nº 3.237 do Ministério do Trabalho.

A partir da ABEn, em 1973, foram criados os órgãos de regulamentação do exercício de enfermagem no Brasil, o COFEN e os Conselhos Regionais de Enfermagem (COREN). O COFEN foi elaborado e aprovado pela Lei nº 7.498/86, regulamentada pelo Decreto nº 94.406, de 1987, que dispõe sobre o exercício de enfermagem no Brasil.

O primeiro curso de especialização para enfermeiros do trabalho aconteceu em 1974 no Rio de Janeiro. Entretanto, a inclusão do enfermeiro do trabalho na equipe de saúde ocupacional aconteceu por meio da Portaria nº 3.460 do Ministério do Trabalho em 1975 após um movimento de protesto da Escola de Enfermagem Anna Nery da Universidade Federal do Rio de Janeiro (UFRJ) em conjunto com a ABEn. Segundo Mauro (1998), a realização do primeiro curso de especialização em enfermagem do trabalho foi um instrumento de protesto e de pressão para mudança na Portaria nº 3.237 de 1972, que apenas incluía o auxiliar de enfermagem no quadro da equipe de saúde ocupacional.

Ainda em 1975, foi criado o Código de Deontologia de Enfermagem, que foi reformulado recentemente por meio da resolução COFEN nº 311/2007.

Observa-se que a história da enfermagem do trabalho no Brasil é bastante recente. Inicialmente, a assistência de enfermagem do trabalho limitava-se ao atendimento emergencial na indústria, o que não a valorizava muito. Contudo, o espaço para o desempenho profissional, principalmente do enfermeiro do trabalho, amplia-se a cada dia, seja na assistência direta aos trabalhadores e aos familiares, seja no desempenho de funções administrativas, educacionais, de integração, de pesquisa e consultoria, conforme veremos de maneira mais detalhada no próximo capítulo.

▶ Equipe de enfermagem do trabalho

A equipe de enfermagem do trabalho é composta por técnicos e auxiliares de enfermagem e por enfermeiros do trabalho. É desnecessário discutirmos a importância dessa equipe no ambulatório de uma empresa. Na sequência, discute-se a qualificação desses profissionais e as suas principais atribuições.

• Enfermeiro do trabalho

O enfermeiro do trabalho é o profissional com certificado de conclusão de curso de especialização em enfermagem do trabalho em nível de pós-graduação. Ele assiste aos trabalhadores, zelando por sua saúde e promovendo a prevenção de doenças ocupacionais e de acidentes do trabalho ou ainda prestando cuidados aos doentes e aos acidentados, visando ao bem-estar físico e mental dos seus clientes. Ele planeja, organiza, dirige, coordena, controla e avalia toda a assistência de enfermagem. A lei do exercício profissional de enfermagem, Decreto nº 94.406/87, artigo 8º, inciso II, alíneas "o" e "p", propaga que ao enfermeiro incumbe como membro integrante da equipe de saúde:

> o) Participação nos programas de higiene e segurança do trabalho e de prevenção de acidentes e de doenças profissionais e do trabalho;
> p) Participação na elaboração e na operacionalização do sistema de referência e de contrarreferência do paciente nos diferentes níveis de atenção à saúde.

Visando ao planejamento adequado da sua assistência, esse profissional deve ter um bom conhecimento sobre a empresa, incluindo a atividade principal, a planta física, o esquema de todas as seções, o processo de trabalho, os equipamentos e as substâncias utilizadas nos processos laborais. São também importantes outras informações, tais como o número de empregados, a proporção de homens e mulheres, a média de idade, a etnia, os turnos de trabalho, os níveis salariais, entre outros. Ele também deve se manter preocupado com a atualização de seus conhecimentos específicos.

Especialização em enfermagem do trabalho

O curso de pós-graduação *lato sensu*, ou especialização em Enfermagem do Trabalho, visa capacitar o enfermeiro para o desempenho na área de saúde ocupacional com as funções específicas de promoção, prevenção, manutenção, controle e reabilitação da saúde do trabalhador. Para tal, ele precisa conhecer a estrutura biopsicossocial do trabalhador, seu ambiente, condições de trabalho, de higiene, segurança, a legislação ocupacional, as políticas de saúde pública relacionadas com o trabalho, aspectos ético-legais da profissão e da área de especialização.

Os enfermeiros do trabalho, como os demais especialistas em enfermagem, têm, desde as décadas de 1970-1980, a possibilidade de realizar cursos de pós-graduação *strictu sensu* nos moldes de mestrado e doutorado.

Disciplinas inerentes à especialização em enfermagem do trabalho

Endossamos as palavras de Rogers (2001) quando este comenta que a prática de enfermagem do trabalho "provém da síntese de conhecimentos adquiridos, principalmente, em enfermagem, medicina, saúde pública, saúde ocupacional, ciências sociais e do comportamento, bem como em teorias e conceitos de gestão e em princípios legais e regulamentares".

Entre as disciplinas ministradas no curso de especialização em Enfermagem do trabalho, em geral, estão história da saúde ocupacional, psicologia aplicada ao trabalho, ciências sociais (sociologia, antropologia), epidemiologia, bioestatística, legislação do trabalho, higiene e segurança do trabalho, toxicologia ocupacional, ergonomia aplicada ao trabalho, enfermagem do trabalho, metodologia da pesquisa científica, saneamento do meio, doenças ocupacionais e fisiologia do trabalho.

Há, ainda, estágios supervisionados ou orientados e visitas técnicas às empresas. Durante o estágio, o aluno deverá integrar-se à equipe de saúde ocupacional, familiarizando-se com o ambiente, a jornada de trabalho, os equipamentos, as substâncias utilizadas nos processos laborais; identificar riscos ocupacionais (físicos, químicos e biológicos, acidentais e ergonômicos); acompanhar os processos de trabalho; desenvolver programas e promover a saúde do trabalhador.

Também nos estágios supervisionados ou orientados, os alunos vivenciarão situações assistenciais, administrativas e outras que ensejarão discussões e proporcionarão aprendizado teórico-prático das questões gerenciais.

O estágio deverá ser realizado em pequenos grupos, sempre com a presença de um supervisor especialista na área ocupacional, em empresas que contem com a atuação do enfermeiro ocupacional.

Atuação do enfermeiro do trabalho nos diferentes níveis de prevenção

Leavell e Clark (1976) desenvolveram um esquema que é considerado clássico pela amplitude de ações de prevenção e pela sua praticidade. Trata-se dos níveis de aplicação de medidas preventivas: primário (que inclui a promoção da saúde e a proteção específica), secundário e terciário (Tabela 2.1).

Em 1983, Nogueira, fundamentando-se nesses autores e nos conceitos sobre funções da enfermagem de Horta (1974), afirmou que:

> A enfermagem é a arte de assistir ao ser humano (indivíduo, família e comunidade), no atendimento de suas necessidades básicas, de torná-lo independente desta assistência, quando possível pelo ensino de autocuidado; de recuperar, manter e promover sua saúde em colaboração com outros profissionais.

Tabela 2.1 Elementos do programa de saúde ocupacional.

Prevenção primária		Prevenção secundária	Prevenção terciária
Promoção da saúde	**Prevenção da doença**		
Nutrição	Investigação da causa do acidente	Exames admissional e periódico	Retorno rápido ao trabalho
Manutenção da boa forma física/prática de exercícios	Avaliação de riscos para a saúde	Vigilância da saúde	Consolidação do trabalho
Aumento da colaboração do cliente	Educação para saúde	Rastreamento de doenças	Readaptação
Lazer	Abandono do tabagismo	Dados estatísticos relativos à saúde ocupacional	Terapia no local
Técnicas precursoras	Controle de peso	Comunicação de acidentes	Doença crônica
	Controle do estresse	Diagnóstico da lesão e tratamento precoce	Controle

Fonte: Wachs J; Parker; Conrad J. Applied occupational and environmental hygiene. 1990; 5:200-203. (Adaptada por Carvalho, 2012.)

Henderson (1962), para quem a função peculiar do enfermeiro é assistir ao indivíduo doente ou sadio, contribuindo para manter ou para recuperar sua saúde (ou mesmo confortando-o para que tenha uma morte serena), descreveu sumariamente as atividades de ações da enfermagem ocupacional, as quais desenvolveremos um pouco mais, na sequência.

Prevenção primária

A prevenção primária abrange a promoção da saúde e da proteção específica, tendo como finalidade promover a saúde e afastar os agravos. O âmbito da saúde ocupacional consiste, portanto, em manter ou melhorar o bem-estar dos indivíduos. As atividades envolvidas nessa assistência buscam mudanças nas atitudes e nos padrões de comportamento dos indivíduos, refletindo melhoria da saúde e segurança no trabalho.

Promoção da saúde

A promoção do ajustamento do indivíduo ao trabalho consiste em:

- Consulta de enfermagem, utilizando as etapas do processo de enfermagem
- Atuação junto a outros profissionais na execução de exames e de procedimentos complementares, conforme determinação do Programa de Controle Médico de Saúde Ocupacional (PCMSO) da NR 7
- Elaboração de Programas de saúde (tais como saúde mental, ambiental etc.)
- Orientações, esclarecimento de dúvidas dos trabalhadores e aconselhamento
- Educação em higiene, saúde e segurança do trabalho
- Promoção, junto a outros profissionais do Serviço Especializado em Engenharia de Segurança e em Medicina do Trabalho (SESMT) ou de Serviço Especializado em Segurança e Saúde no Trabalho Rural (SESTR), de um ambiente laboral saudável, isento de riscos ou com riscos minimizados
- Criação de programas de prevenção contra alcoolismo, uso de drogas e substâncias psicoativas, contra tabagismo, sedentarismo, obesidade, doenças mentais e transmissíveis.

A aquisição de hábitos saudáveis de vida consiste em:

- Consulta de enfermagem, utilizando as etapas do processo de enfermagem
- Ensino e orientação de grupos de trabalhadores em relação a alimentação, hidratação, repouso, exercícios, postura, funcionamento de órgãos e de sistemas, vida afetiva familiar e sexual, lazer, higiene corporal e ambiental
- Distribuição de material educativo de apoio.

Proteção específica

A proteção específica ao trabalhador consiste em:

- Programa de imunização do trabalhador
- Promoção, junto a outros membros do SESMT ou do SESTR, de saneamento e de higiene no ambiente de trabalho
- Promoção, junto a outros membros do SESMT ou do SESTR, da manutenção de ambiente laboral saudável

- Proteção dos trabalhadores contra acidentes e doenças ocupacionais por meio do uso de equipamentos de proteção individual (EPI)
- Treinamentos da equipe de enfermagem em primeiros socorros e em emergências
- Treinamento de trabalhadores em primeiros socorros
- Atenção à saúde de grupos específicos como mulheres, menores, idosos e deficientes
- Participação na Comissão Interna de Prevenção de Acidentes (CIPA) ou entrosadamente com a CIPA na prevenção de acidentes na empresa ou provisão de meios para a CIPA.

Prevenção secundária

A prevenção secundária envolve diagnóstico precoce, pronto atendimento ou tratamento imediato e limitação de outros danos à saúde do trabalhador. Para cumprir seus preceitos, deve-se atentar para dois itens básicos: adequação das condições sanitárias do ambiente laboral; assistência imediata e contínua às doenças e aos agravos produzidos pelas condições prejudiciais do trabalho.

Adequação das condições sanitárias do ambiente laboral

A adequação das condições sanitárias do ambiente laboral deve consistir em:

- Visita aos locais de trabalho juntamente com outros profissionais da equipe para a determinação dos agentes químicos, biológicos, físicos, ergonômicos, de acidentes e psicossociais que possam interferir na saúde do trabalhador
- Consulta de enfermagem, utilizando os passos do processo de enfermagem
- Educação do trabalhador para ele que consiga adaptar seus esforços físico e mental de acordo com a necessidade e com sua limitação, que adote medidas eficazes para se proteger das doenças ocupacionais, dos acidentes de trabalho e de outros danos à saúde
- Ensino e orientação de grupos de trabalhadores
- Realização de vigilância epidemiológica. Trata-se do estudo epidemiológico sistemático das doenças e dos agravos à saúde do trabalhador, compreendendo informação, análise, avaliação e decisões de medidas de controle
- Distribuição de material educativo de apoio.

Assistência imediata às doenças e aos agravos ocupacionais

Tal assistência consiste em:

- Consulta de enfermagem, utilizando os passos do processo de enfermagem, e exames complementares para a investigação de ocorrência de sinais e de sintomas precoces de agravos à saúde física e mental e encaminhamento aos recursos da própria empresa ou da comunidade
- Com a finalidade de tratar e de evitar doenças, complicações, sequelas e encurtar o período de incapacidade, devem ser empregadas medidas de detecção de casos individuais e coletivos
- Serviços de rastreamento, como, por exemplo, para dislipidemia, hipertensão arterial, câncer de mama etc., além de exames periódicos
- Visitas aos locais de trabalho. A visita ao local de trabalho é uma assistência prestada ao trabalhador no ambiente laboral com a finalidade de coletar dados, de dar orientações ou de realizar a educação para a saúde
- Visitas domiciliares. A visita domiciliar é a assistência de enfermagem no domicílio do funcionário, com a finalidade de coletar dados, de prestar cuidados ou de dar orientações para sua saúde
- Prestações de cuidados de emergência nos casos menos graves e encaminhamento urgente dos casos mais graves e mais complexos aos recursos da comunidade. Muitos enfermeiros têm buscado complementação e atualização de seus conhecimentos em primeiros socorros por meio de cursos como o Suporte Básico de Vida (SBV) ou até mesmo o Suporte Avançado de Vida (SAV).

Assistência contínua às consequências das doenças e dos agravos ocupacionais

Tais assistências compreendem:

- Consulta de enfermagem, utilizando os passos do processo de enfermagem, e exames complementares para a prestação de cuidados globais para a cura e para evitar outras complicações e sequelas produzidas por doenças e agravos à saúde do trabalho
- Visita aos locais de trabalho (Tabela 2.2) e assistência prestada ao trabalhador no ambiente laboral com a finalidade de coletar dados, de dar orientações ou de realizar a educação para a saúde

- Visitas domiciliares, com a finalidade de coletar dados, de prestar cuidados ou dar orientações para a saúde do trabalhador
- Adoção de medidas eficazes para o diagnóstico e para o tratamento precoce de doenças
- Exames de saúde direcionados pelo Programa de Controle Médico de Saúde Ocupacional (PCMSO) – NR 7
- Promoção da redução do tempo de afastamento
- Detecção de incapacitados ou de limitação da incapacidade (exames pré-admissionais, periódicos, acompanhamento dos funcionários colaboradores com doenças crônico-degenerativas, vigilância epidemiológica)
- Educação para a saúde do trabalhador
- Distribuição de material educativo de apoio.

Prevenção terciária

A reabilitação é o foco do programa de prevenção terciária para o trabalhador, com objetivo de restabelecer e manter sua saúde. Essa assistência tem início no momento em que ocorre a lesão ou quando se toma conhecimento do problema de saúde; e continua até o regresso do trabalhador incapacitado ou acidentado à vida laboral.

O parágrafo 1º do artigo 17 do estatuto das pessoas com deficiência considera que:

> Reabilitação é o processo de duração limitada e com objetivo definido, destinado a possibilitar que a pessoa com deficiência alcance os níveis físicos, mentais ou sociais funcionais ótimos, proporcionando-lhe os meios de modificar sua própria vida, podendo compreender medidas visando compensar a perda de uma função ou uma limitação funcional e facilitar ajustes ou reajustes sociais (Decreto nº 3.298/99).

A assistência aos portadores de sequelas decorrentes de acidentes do trabalho e doenças ocupacionais (muitas vezes em virtude das condições inseguras do ambiente laboral) consiste em:

- Consulta de enfermagem, utilizando os passos do processo de enfermagem, e prestação de cuidados de enfermagem para reintegração física, mental e social do trabalhador. Então, no plano de reabilitação do trabalhador doente ou acidentado, deve-se dar atenção às suas necessidades físicas e/ou psicossociais, ajudando-o a alcançar o máximo do seu potencial de funcionamento
- Visita domiciliar ao funcionário, com a finalidade de coletar dados, de prestar cuidados ou de dar orientações para sua saúde,

Tabela 2.2 Avaliação do trabalho e do ambiente de trabalho.

Descrição da função: tipo de atividades e de tarefas realizadas pelo trabalhador e etapas do seu trabalho; substâncias, materiais, instrumentos, máquinas e equipamentos que são utilizados, bem como os mecanismos de controle da produção
Atividades pregressas: exploram-se as atividades laborais pregressas do trabalhador, particularmente aquelas relacionadas com a queixa atual ou com o quadro apresentado por ele
Relações de trabalho: tipo de contrato de trabalho, salário, jornadas diária e semanal, pausas, horas extras, férias e benefícios. Relações interpessoais com chefias e com demais trabalhadores, grau de satisfação/realização no trabalho. Sindicalização. Grau de comprometimento e de responsabilidade quanto à atividade desenvolvida
Condições de trabalho: investigam-se o posto de trabalho, a postura adotada pelo trabalhador no posto de trabalho, o ritmo de trabalho, a forma como é realizado o trabalho e os riscos ocupacionais existentes (físicos, químicos, biológicos, mecânicos, psicossociais, ergonômicos e os relacionados com a organização do trabalho)
Medidas de proteção: observam-se as medidas de proteção coletiva (enclausuramento, isolamento espacial, umidificação, exaustão etc.) e de proteção individual, avaliando sua adequação e o uso efetivo e eficaz em relação aos riscos ocupacionais
Saúde no trabalho: registram-se a natureza e o resultado dos exames admissionais, periódicos, retorno ao trabalho, mudança de função e demissionais realizados. Existência e atuação da Comissão Interna de Prevenção de Acidentes (CIPA). Cursos e treinamentos sobre saúde no trabalho que realizou. Existência de outros trabalhadores com problemas de saúde e/ou queixas causadas pelo trabalho
Percepções do trabalhador: sentimentos com relação ao trabalho; relacionamentos interpessoais; influência do trabalho nas relações familiares, sociais e outras

Fontes: Lucas AJ. O processo de enfermagem do trabalho e a sistematização da assistência de enfermagem em saúde ocupacional. São Paulo: Iátria, 2007; Rogers B. Enfermagem do trabalho: conceitos e prática. Lisboa: Lusociência, 2001; Bulhões I. Enfermagem do trabalho. V. II. Rio de Janeiro: Ideias, 1986.

promovendo sua reintegração ao trabalho e à comunidade, colaborando com serviços de saúde e com sistemas de referência e de contrarreferência, acolhendo, respeitando e promovendo a readaptação seletiva do trabalhador, incluindo seu acesso e de todas as pessoas portadoras de deficiência, idosos, obesas, cardíacas ou gestantes. A acessibilidade pode ser assegurada pelo uso de sinalização, de rampas, de mobiliário adequado etc., que possibilite e facilite o acesso a locais de trabalho, lazer etc. (Instituto Ethos, 2002).

A readaptação é definida pelo estatuto das pessoas com deficiência (Decreto nº 3.298/99), como a "capacidade que o indivíduo tem de realizar tarefas com diferentes atribuições e responsabilidades daquelas que desenvolvia antes de sofrer limitação em sua capacidade física ou mental, utilizando de habilidades até então inexploradas, e que não causem danos à sua saúde."

Técnico de enfermagem do trabalho

O técnico de enfermagem do trabalho (TET) é o profissional de nível de ensino médio que, após realizar o curso de técnico de enfermagem, nos termos da Lei nº 7.498 de 25 de junho de 1986 e do Decreto nº 94.406 de 8 de junho de 1987, e estar legalmente registrado no Conselho Regional de Enfermagem, faz o curso de técnico de enfermagem do trabalho conforme a NR 4 da Portaria nº 3.214 do Ministério do Trabalho (ANENT, 2012).

De acordo com a ANENT (2012), esse profissional participa juntamente com o enfermeiro no planejamento, na programação, na orientação e na execução das atividades de enfermagem do trabalho, nos três níveis de prevenção, integrando a equipe de saúde do trabalhador. Veja a seguir as atribuições desse profissional, segundo informações da Associação Nacional de Enfermagem do Trabalho (ANENT).

Atribuições do técnico de enfermagem do trabalho

O técnico participa com o enfermeiro:

- No planejamento, na programação e na orientação das atividades de enfermagem do trabalho
- No desenvolvimento e na execução de programas de avaliação da saúde dos trabalhadores
- Na elaboração e na execução de programas de controle das doenças transmissíveis e não transmissíveis e na vigilância epidemiológica dos trabalhadores, na execução dos programas de higiene e de segurança do trabalho e na prevenção de acidentes e de doenças profissionais
- Na execução de todas as atividades de enfermagem do trabalho, exceto as privativas do enfermeiro
- Na integração da equipe de saúde do trabalhador.

Auxiliar de enfermagem do trabalho

O auxiliar de enfermagem do trabalho é o profissional que, após realizar o curso de auxiliar de enfermagem nos termos da Lei nº 7.498 de 25 de junho de 1986 e do Decreto nº 94.406 de 8 de junho de 1987, e estar legalmente registrado no Conselho Regional de Enfermagem, faz o curso de auxiliar de enfermagem do trabalho conforme a NR 4 da Portaria nº 3.214 do Ministério do Trabalho.

Na empresa, o aspecto preventivo tem grande importância. O auxiliar de enfermagem deverá estar atento para essa função, conhecendo a empresa na qual trabalha e os riscos a que os trabalhadores estão expostos e buscar informações sobre como atuar junto a eles, promovendo sua educação e orientação.

Atribuições do auxiliar de enfermagem do trabalho

O auxiliar de enfermagem do trabalho executa as atividades auxiliares de nível médio atribuídas à equipe de enfermagem, sob a orientação e a supervisão do enfermeiro. Além disso, observa, reconhece e descreve sinais e sintomas do estado de saúde do trabalhador, de acordo com sua competência, prepara o ambiente de trabalho, verificando se estão em ordem os materiais e os equipamentos para a realização das atividades da equipe de saúde e mantém em ordem os materiais e os equipamentos usados.

Esse profissional também realiza medidas biométricas, auxilia o enfermeiro e o médico do trabalho nos exames e nas medidas que direcionam o diagnóstico, prepara o cliente para consultas, exames e tratamentos e executa tratamentos especificamente prescritos ou de rotina, além de outras atividades de enfermagem, tais como administrar medicamentos por via oral (VO) e parenteral, fazer controles, realizar curativos, oxigenoterapia, nebulização, enema, aplicação de calor e de frio, aplicação de vacinas e coleta de material para exames laboratoriais. Outras funções pertinentes ao auxiliar de enfermagem do trabalho são (ANENT, 2012):

- Executar as atividades auxiliares de nível médio atribuídas à equipe de enfermagem, sob a orientação e a supervisão do enfermeiro
- Observar, reconhecer e descrever sinais e sintomas do estado de saúde do trabalhador, de acordo com sua competência
- Preparar o ambiente de trabalho, verificando se estão em ordem os materiais e os equipamentos para a realização das atividades da equipe de saúde
- Manter em ordem os materiais e os equipamentos usados
- Realizar medidas biométricas
- Auxiliar o enfermeiro e o médico do trabalho nos exames e nas medidas que levam ao estabelecimento do diagnóstico
- Preparar o cliente para consultas, exames e tratamentos
- Executar tratamentos especificamente prescritos ou de rotina, além de outras atividades de enfermagem, tais como administrar medicamentos por vias oral e parenteral, fazer controles, realizar curativos, oxigenoterapia, nebulização, enema, aplicação de calor e de frio, aplicação de vacinas, coletar material para exames laboratoriais, entre outras
- Prestar cuidados de higiene e de conforto, zelando pela segurança do trabalhador
- Promover a educação e o aconselhamento em matéria de saúde
- Dar encaminhamentos adequados aos problemas apresentados pelos funcionários
- Prestar atendimento de primeiros socorros
- Manter arquivos, registros e prontuários
- Relacionar-se com entidades sanitárias responsáveis pela saúde da comunidade
- Participar dos programas de prevenção de acidentes, motivando o trabalhador a executar suas atividades em condições seguras
- Participar dos programas de prevenção de saúde e de medidas de reabilitação
- Participar das campanhas de educação em saúde
- Fazer visitas domiciliares e/ou hospitalares (em casos de acidentes ou de ausências prolongadas do trabalhador).

3 Funções do Enfermeiro do Trabalho

Geraldo Mota de Carvalho

▶ Introdução

Pudemos observar no capítulo anterior que a história da enfermagem do trabalho, no Brasil, é bastante recente. Inicialmente a assistência de enfermagem do trabalho limitava-se ao atendimento emergencial na indústria, o que não a valorizava muito.

Entretanto, nas últimas décadas, influenciada pelas transformações socioeconômicas e políticas por meio dos avanços tecnológicos e do crescimento industrial acelerado, a prática de enfermagem ocupacional expandiu-se consideravelmente, estendendo-se às áreas de promoção, gestão, pesquisa e de desenvolvimentos de políticas de saúde.

O domínio da enfermagem tem evoluído de maneira acelerada e o espaço para o desempenho do enfermeiro do trabalho está se ampliando progressivamente, seja na assistência direta aos clientes e aos familiares, seja no desempenho de diversas funções. Isso, também, deve-se às alterações em leis e em portarias do Ministério do Trabalho e Emprego fundamentando a preocupação nacional em relação à implantação de programas que objetivam a saúde do trabalhador. Nesse contexto, a legislação enfoca a importância da existência de recursos humanos especializados na saúde do trabalhador, entre estes o enfermeiro do trabalho, para que atuem como uma equipe multiprofissional dedicada à prevenção e ao controle dos acidentes do trabalho e das doenças ocupacionais.

Todo enfermeiro, independentemente de sua especialidade, desempenha várias funções classificadas classicamente em: assistenciais, administrativas, educativas, de integração, de pesquisa e de consultoria. Embora os enfermeiros possam ser contratados para desempenhar apenas uma dessas funções específicas, ou então haja o predomínio de atividades de uma delas, muitas vezes, na prática, pode haver um entrelaçamento de funções ou de determinados aspectos de outras funções. Neste capítulo, essas funções serão desenvolvidas considerando-se os aspectos da saúde ocupacional.

Função, conforme definido por Houaiss (2012), "é o papel a desempenhar, obrigação a cumprir por um indivíduo ou, ainda, atividade específica de um determinado cargo".

Marziale *et al.* (2010), estudando os papéis e as funções de enfermeiros ocupacionais, percebeu que os enfermeiros brasileiros despendem maior tempo em funções administrativas, de consultoria, educativas e em gestão de cuidados; enquanto os enfermeiros norte-americanos gastam maior tempo nas funções educativas e de aconselhamento.

Os enfermeiros do trabalho desempenham várias funções e trabalham em diversas empresas: indústrias, usinas, escolas, hospitais, bancos, órgãos públicos, centros de referências para o trabalhador, centros de pesquisa etc.

Para Randoph, são vários os fatores que influenciam a função ou as funções que o enfermeiro do trabalho irá implementar no local de trabalho. Esses fatores compreendem o empenho por parte das chefias da empresa, o seu nível de competência, a percepção do papel e a dimensão e o tipo de empresa.

▶ Função assistencial

Conjunto de cuidados e de medidas que visam atender às necessidades de promoção, proteção e recuperação da saúde do trabalhador.

A assistência deverá ser apoiada pela aplicação do processo de enfermagem em todas as suas fases: histórico de enfermagem (que envolve a identificação, a anamnese e o exame físico), o diagnóstico, a prescrição e a evolução. Na vigilância da saúde dos trabalhadores, dois enfoques principais podem e devem ser adotados: o enfoque individual e o coletivo. No enfoque individual está compreendida a abordagem clínica por meio da consulta de enfermagem dos exames complementares, seguida ou não de visita ao local de trabalho para complementação de dados (ver *Roteiro para visita aos locais de trabalho*). No enfoque coletivo, compreende-se a abordagem epidemiológica (vigilância epidemiológica) que visa estudar a frequência e a distribuição de determinados agravos na população, assim como adquirir novos conhecimentos sobre os fatores causais.

Lembramos que os problemas de saúde do trabalhador não deverão ser analisados de maneira absoluta; será considerada também a relação do trabalhador com o seu ambiente de trabalho.

Entre as ações de enfermagem estão:

- Coordenar, executar e analisar as atividades de enfermagem nas avaliações de saúde, nas urgências e em procedimentos diversos
- Prescrever, na ausência de um médico, os medicamentos estabelecidos nos programas de saúde e em rotina aprovada pelo Serviço Especializado em Engenharia de Segurança

---

Roteiro para visita aos locais de trabalho

- Identificação da empresa: atividade principal, Código Nacional Atividade Econômica (CNAE) e grau de risco; denominação dos diversos setores e departamentos; riscos mais frequentes
- Aspectos históricos da organização da empresa e dos trabalhadores
- Processo de produção: matérias-primas, meios de produção, fluxograma, processos auxiliares e/ou paralelos, situações de transtorno, subprodutos, produtos finais, resíduos
- Organização do trabalho: divisão do trabalho, controle de ritmo, produtividade e modo operatório, política gerencial de cargos e de salários, relações sociais na empresa, jornada de trabalho, rotatividade da mão de obra
- Instalações: leiaute das instalações e dos postos de trabalho; dimensões dos locais de trabalho
- Condições ambientais de trabalho: riscos físicos, químicos, biológicos, ergonômicos e acidentais (natureza, dose, fonte, pontos críticos), medidas de proteção individual e coletiva (adequação, manutenção, eficácia, uso efetivo)
- Relação com o meio ambiente: poluentes do ar, da água e do solo, formas de tratamento, informações ao consumidor, embalagens, transporte de cargas
- Observação de funções/postos de trabalho específicos: identificação dos trabalhadores, o que, como, o quanto fazem, conteúdo da tarefa (qualificação, requisitos, responsabilidade, repetitividade, monotonia, decisão, iniciativa etc.), mecanismos de controle do ritmo de trabalho e do modo operatório
- Descrição das condições ambientais no posto de trabalho
- Percepção dos trabalhadores sobre o trabalho: sentimentos com relação ao trabalho; relacionamentos interpessoais; influência do trabalho nas relações familiares e sociais e outras
- Existência e atuação do Serviço Especializado de Engenharia de Segurança e Medicina do Trabalho (SESMT)
- Existência e atuação da Comissão Interna de Prevenção de Acidentes (CIPA)
- Dados epidemiológicos: demanda ao Serviço Médico ou SESMT, causas médicas de absenteísmo etc.
- Educação/informação do trabalhador

Adaptada de Assunção A. Manual de rotinas do ambulatório de doenças profissionais do Hospital de Clínicas da Universidade Federal de Minas Gerais, Belo Horizonte, 1992. Apostila.

e em Medicina do Trabalho (SESMT) ou pelo Serviço Especializado em Prevenção de Acidentes do Trabalho Rural (SEPATR)
- Elaborar e executar planos assistenciais relativos às ações de saúde nas prevenções primária, secundária e terciária
- Realizar consultas de enfermagem, utilizar o processo de enfermagem para identificar, analisar e avaliar os problemas de saúde dos trabalhadores
- Participar, juntamente com a equipe do Serviço Especializado em Engenharia de Segurança e Medicina do Trabalho (SESMT), na identificação, no controle e na avaliação dos fatores nocivos, das doenças ocupacionais e na prevenção de acidentes
- Identificar os trabalhadores de alto risco ocupacional, dando-lhes atenção prioritária
- Aplicar o processo de vigilância epidemiológica
- Visitar regularmente os locais de trabalho, verificando as condições de trabalho, de segurança e de higiene ocupacionais, fatores ergonômicos, entre outros
- Organizar o programa de imunização da empresa
- Supervisionar a execução dos cuidados simples de enfermagem, delegados aos técnicos e aos auxiliares de enfermagem, e prestar os cuidados de enfermagem de maior complexidade técnica
- Selecionar e padronizar procedimentos técnicos a serem utilizados pela equipe de enfermagem
- Elaborar e executar programas de saúde preventivos para doenças mentais, doenças crônicas ou degenerativas, para gestantes etc.

Programas de prevenção em saúde

Os programas de educação em saúde são também estratégias que o enfermeiro do trabalho, como membro da equipe de saúde ocupacional, utiliza para desencadear mudanças de comportamentos prejudiciais, visto que hábitos e estilos de vida saudáveis podem contribuir para diminuir a incidência de doenças. Mas não basta apenas transmitir a informação. Evidentemente, a transmissão de informações é um primeiro passo, porém a informação isoladamente não é capaz de mudar comportamentos. É necessário educar, ajudar as pessoas a compreender as raízes dos problemas e motivá-las a buscar soluções adequadas.

Para Mosqueira e Stobäus (1984), educar para a saúde é desenvolver uma consciência humana crítica, possibilitando a tomada de decisões sábias e, assim, solucionar problemas de saúde pessoais, familiares e comunitários.

Dessa maneira, os profissionais de saúde ocupacional devem criar programas de saúde e aprimorar métodos e técnicas para enfrentar as situações que encontram cotidianamente. Como bases conceituais e legais para implementação de serviços preventivos de saúde ocupacional, temos a NR 4, a NR 7, a Convenção nº 161 da OIT, entre outras.

A educação em saúde pode ser feita informalmente por qualquer membro da equipe de saúde, sempre que houver oportunidade, dentro e fora da unidade de saúde, ou de maneira planejada. No segundo caso, para que seja bem-sucedida, deve ser elaborada previamente, considerando-se as necessidades dos trabalhadores, sendo executada dentro de um determinado período de tempo, em cronograma previamente estabelecido (às vezes, programado anualmente). Na elaboração, devem-se definir os objetivos, escolher o conteúdo programático a partir dos objetivos, escolher as estratégias de ensino, ou seja, o recurso audiovisual e a metodologia a ser usada; e definir o período e horário da execução do programa. Não se pode esquecer dos recursos humanos, materiais e financeiros e da planta física.

O enfermeiro do trabalho e a sua equipe, por delegação, desempenham um papel relevante no processo da saúde ocupacional, pois atuam nos diferentes níveis de prevenção. Nesses níveis, o enfermeiro do trabalho desenvolve inúmeras atividades.

Em prevenção primária, os profissionais de enfermagem elaboram programas de saúde com o objetivo de assistir aos trabalhadores em suas necessidades básicas e aos portadores de danos crônicos, estimulando-os a desenvolver suas capacidades potenciais para o autocuidado.

Esses programas podem ser desenvolvidos abrangendo temas como educação em saúde, imunizações, saúde auditiva, saúde respiratória, prevenção de doenças relacionadas com o trabalho (DORT), readaptação profissional, manipulação de alimentos, ergonomia, proteção respiratória, saúde para subnormais, qualidade de vida, entre outros.

Na área de educação para a saúde, há programas para os seguintes grupos de pessoas: obesos, diabéticos, hipertensos, epilépticos, alcoolistas, tabagistas, sedentários, estressados e portadores de lombalgia crônica. Os programas de educação para a saúde também podem tratar de temas como os seguintes:

- Prevenção de doenças sexualmente transmissíveis (DST/AIDS)
- Prevenção de câncer
- Planejamento familiar, gestação
- Hipercolesterolemia (dislipidemias)
- Riscos no ambiente de trabalho, prevenção de acidentes e uso de equipamentos de proteção individual (EPI)
- Presenteísmo, entre muitos outros de acordo com necessidades específicas dos trabalhadores.

Planejamento dos programas

Ao realizar o planejamento dos programas de prevenção, existe a necessidade de conhecer a filosofia da empresa. Em algumas empresas, o objetivo de programas de saúde é apenas o de cumprimento mínimo dos dispositivos legais (NR 7 | PCMSO), que estabelecem diretrizes mínimas para o acompanhamento da saúde dos trabalhadores conforme o grau de exposição a riscos ocupacionais. Em outras empresas, pode-se ir além do mínimo exigido por força legal, avançando um pouco mais as ações preventivas para itens considerados prioritários em função de pesquisas feitas nos locais de trabalho ou de evidências epidemiológicas prévias, como, por exemplo, a prevalência e a incidência de doenças e de fatores de risco ocupacionais. Por último, há grandes empresas que decidem oferecer a seus funcionários um conjunto mais amplo de serviços preventivos de saúde, muitas vezes incorporado a programas de qualidade de vida (Ferreira Júnior, 2000). A elaboração de um programa de saúde deve incluir fases ou etapas que serão listadas, na sequência, como uma referência, não devendo, de forma alguma, ser impositivas ou restritivas.

▶ **Justificativa.** Nesta etapa, deve-se refletir sobre o problema que se pretende resolver levando em consideração o motivo da realização do programa, procurando identificar as razões da escolha pelo tema e a sua importância em relação a outros temas, como os pontos positivos que são percebidos na abordagem proposta, assim como as vantagens e os benefícios sobre os quais se pressupõe que o programa proporcionará.

A justificativa deverá defender a importância e a relevância da proposta.

▶ **Objetivos.** O(s) objetivo(s) deverá(ão) sintetizar o que se pretende alcançar com programa. Os objetivos devem ser claros e coerentes com a justificativa e com o problema exposto. O objetivo geral será a síntese do que se pretende alcançar e os objetivos específicos explicitarão os detalhes e serão um desdobramento do objetivo geral. Redige-se o objetivo utilizando-se um verbo no tempo infinitivo e este deverá indicar uma ação passível de ser mensurada.

▶ **Metodologia.** Nesta etapa, define-se onde e como será realizado o programa. Todos os passos para a execução do programa deverão ser explicitados.

▶ **Público-alvo/população-alvo.** Trata-se da totalidade de indivíduos ou grupo de indivíduos que tenham determinadas características para os quais o programa é desenhado.

▶ **Recursos materiais.** Neste passo, descrevem-se os recursos materiais necessários para a execução do programa.

▶ **Recursos humanos.** Neste passo, descrevem-se os recursos humanos necessários para a execução do programa.

▶ **Recursos financeiros.** Neste passo, descrevem-se os recursos financeiros necessários para a execução do programa.

▶ **Resultados.** Neste passo, descrevem-se os resultados que serão obtidos com a aplicação do programa proposto.

▶ **Conclusão.** A conclusão é uma resposta aos objetivos. Sintetiza os resultados obtidos com o programa resultantes dos pontos positivos. Deverá ressaltar a contribuição do programa para o público-alvo.

▶ Função administrativa

Trata-se de importante função do serviço de saúde ocupacional, ao proporcionar a estrutura e a orientação para elaboração, implementação e avaliação do serviço de saúde ocupacional e da assistência prestada aos trabalhadores. São as tarefas relativas a planejar, a prever, a coordenar, a organizar, a dirigir, a supervisionar, a elaborar projetos e a recrutar, além de selecionar e dimensionar recursos humanos, avaliar, auditar e controlar todas as atividades de enfermagem da área ocupacional.

Tem como ações de enfermagem participar na elaboração dos projetos de construção e reforma dos serviços de saúde ocupacional; planejamento, organização e implantação do serviço de saúde ocupacional; e planejamento, execução e avaliação dos programas de saúde. Responde, ainda, por elaborar os fluxogramas de atendimento dos trabalhadores; dirigir os serviços e a enfermagem do trabalho; elaborar normas, instruções, rotinas e procedimentos de enfermagem; e dimensionar recursos humanos, participando do recrutamento e da seleção de pessoal de enfermagem. Organiza, também, programas de educação continuada e treinamentos; realiza reuniões periódicas, avaliando o desempenho da equipe de enfermagem e estimulando a elevação do padrão técnico-científico; prevê, requisita, controla e guarda materiais, equipamentos e medicamentos; e realiza, também, auditoria e consultoria com emissão de parecer sobre assuntos de enfermagem do trabalho.

Para exercer suas funções com desenvoltura, competência e qualidade, os enfermeiros do trabalho precisam conhecer os recursos da empresa e da comunidade e o distrito sanitário.

• Utilização de recursos da comunidade

É de grande importância para o enfermeiro conhecer todos os recursos que a comunidade oferece para recomendação ao funcionário que necessitar de assistência fora da empresa. Esse conhecimento facilita o atendimento e reduz a perda de tempo no trabalho e na procura do recurso. Também reduz o custo e a ineficiência de um cuidado redundante ou inapropriado.

Serviço Social da Indústria

O Serviço Social da Indústria (SESI) oferece para as empresas vários serviços relacionados com a área de saúde por preços acessíveis, tais como radiografias e exames auxiliares (parasitológico de fezes, sorologia para sífilis e sorologia para doença de Chagas). Há unidades móveis que vão à indústria em data e hora marcadas, podendo realizar em apenas 1 dia o recenseamento torácico de todos os funcionários.

Universidades e farmácias públicas

As universidades têm um papel de destaque na área de saúde dos trabalhadores, sobretudo no que diz respeito à formação profissional, à pesquisa e à extensão. Elas oferecem atendimento médico, de enfermagem, nutricional, fisioterápico, odontológico e psicológicos gratuitos.

As farmácias públicas têm uma linha padronizada dos medicamentos mais importantes e necessários para a população. Essa relação de medicamentos costuma ser revista e atualizada de acordo com o progresso da medicina.

O atendimento farmacêutico é realizado por meio de órgãos ligados diretamente ao Sistema Único de Saúde (SUS) ou pelo Sistema Municipal de Saúde. Para adquirir os medicamentos, o cliente deve ter a receita do SUS ou do órgão municipal, em duas vias, prescritas com o nome genérico do medicamento. Mesmo os funcionários de empresa com convênio podem fazer uso dessas farmácias. Infelizmente, devido à grande procura, nem sempre são encontrados todos os medicamentos procurados. Quanto aos medicamentos de alto custo, eles poderão ser solicitados no programa do governo federal "Dose Certa", preenchendo-se todos os requisitos para tanto.

• Conhecimento do distrito sanitário da região

Deve haver um bom entrosamento entre o ambulatório da empresa e o distrito sanitário, pois este pode oferecer inúmeros serviços para os trabalhadores. Esses serviços serão de grande valia, principalmente para empresas que não tenham convênio de assistência médica particular. O distrito sanitário oferece:

- *Programa de assistência médica à criança*: atendimento médico, suplemento alimentar, consulta odontológica e oftalmológica para crianças em idade escolar, exames laboratoriais, vacinação, aplicação de flúor
- *Programa de assistência à gestante*: pré-natal, exames complementares, orientações básicas, prevenção do câncer ginecológico
- *Programa de assistência em doenças infectoparasitárias*: tratamento de educação, controle da hanseníase, da tuberculose e da esquistossomose, com fornecimento gratuito de medicamentos, programa de educação e de tratamento para doenças sexualmente transmissíveis, programa de vacinação gratuita para indústrias, radiografias
- *Programa de saneamento*: engenharia sanitária, visitas domiciliares, folhetos de educação sanitária.

Centro de Referência em Saúde do Trabalhador

O Centro de Referência em Saúde do Trabalhador (Cerest) é um serviço do Sistema Único de Saúde (SUS), cujo objetivo é atender as questões relativas à saúde dos trabalhadores. Foi implantado pela Rede Nacional de Atenção Integral à Saúde do Trabalhador (Renast), por meio das portarias do Ministério da Saúde nº 1.679/2002 e nº 2.437/2005, para promover ações a fim de melhorar as condições de trabalho e a qualidade de vida do trabalhador com prevenção e com vigilância por meio dos Cerest estaduais e regionais.

Cabe aos Cerest capacitar a rede de serviços de saúde, apoiar as investigações de maior complexidade, assessorar a realização de convênios de cooperação técnica, subsidiar a formulação de políticas públicas, apoiar a estruturação da assistência de média e de alta complexidades para atender aos acidentes de trabalho, aos agravos contidos na lista de doenças relacionadas com o trabalho e aos agravos de notificação compulsória citados na Portaria GM/MS nº 777/2004. Os agravos de notificação compulsória, para efeitos dessa portaria, são 11:

- Acidente de trabalho fatal
- Acidente de trabalho com mutilações
- Acidente com exposição a material biológico
- Acidente de trabalho em crianças e adolescentes
- Dermatoses ocupacionais
- Intoxicações exógenas (por substâncias químicas, incluindo agrotóxicos, gases tóxicos e metais pesados)
- Lesões por esforços repetitivos (LER) ou distúrbios osteomusculares relacionados com o trabalho (DORT)
- Pneumoconioses
- Perda auditiva induzida por ruído (PAIR)
- Transtornos mentais relacionados com o trabalho
- Câncer relacionado com o trabalho.

Em 25 de janeiro de 2011, a Portaria do Ministério da Saúde nº 104 listou, no seu anexo III, a seguinte lista de notificação compulsória em unidades sentinelas (LNCS), com o acréscimo de doenças, a saber: *influenza* humana; pneumonias; rotavírus; toxoplasmose adquirida na gestação e a congênita.

Os Cerest não fazem atendimento de emergência, exames admissionais, demissionais ou mudança de função, nem fornecem atestado de saúde física ou mental e/ou processo de insalubridade ou de periculosidade.

De acordo com a Portaria GM/MS nº 2.437/2005, a equipe de profissionais dos Cerest regionais é composta por pelo menos quatro profissionais de nível médio (sendo dois auxiliares de enfermagem) e seis profissionais de nível universitário (sendo dois médicos e um enfermeiro). No caso dos Cerest estaduais, a equipe é integrada por cinco profissionais de nível médio (sendo dois auxiliares de enfermagem) e dez profissionais de nível superior (sendo dois médicos e um enfermeiro).

A criação dos Cerest possibilitou a ampliação do mercado de trabalho para os enfermeiros ocupacionais; contribuiu, também, para a expansão do atendimento na área de saúde do trabalhador no Sistema Único de Saúde (SUS) e representou uma conquista de direitos de todos os trabalhadores. Podem, portanto, usufruir desses serviços os trabalhadores formais, informais e estatutários, portadores ou suspeitos de doenças ocupacionais, vítimas de acidentes do trabalho, encaminhados pelas Unidades Básicas de Saúde e Estratégias de Saúde da Família.

▶ Função de educação

Com as reformas curriculares dos últimos anos para o curso de graduação em enfermagem, aumentam os cursos de pós-graduação *lato sensu* e *strictu sensu*, destaca-se a função de ensino e amplia-se a área de atuação do profissional ligado à saúde ocupacional, especialmente aquele com experiência e titulação. O enfermeiro do trabalho poderá também lecionar nos cursos técnicos de enfermagem geral, cursos de complementação na área ocupacional e na área de educação continuada de enfermagem.

As funções específicas do enfermeiro do trabalho docente são:

- Planejar, implementar e avaliar matrizes curriculares nos diferentes níveis de formação acadêmica
- Promover a enfermagem do trabalho como área de especialização
- Planejar e implementar cursos de aperfeiçoamento e de educação continuada na área da saúde ocupacional

- Colaborar com outros profissionais em questões relacionadas com o ensino, a pesquisa e a assistência. Quanto a essas funções nas empresas, trata-se das atividades relacionadas com a educação dos trabalhadores, relativas à promoção, à proteção, à manutenção e à recuperação da saúde e à prevenção de acidentes e de doenças profissionais, além das atividades de educação continuada dos membros da equipe de enfermagem do trabalho.

Suas ações de enfermagem são:
- Participar do planejamento, da execução e da avaliação de programas de saúde e de monitoramento biológico
- Conhecer e utilizar os recursos da comunidade
- Organizar e manter um sistema de referência para a educação continuada do pessoal de enfermagem e de educação para saúde dos trabalhadores
- Treinar os trabalhadores em primeiros socorros
- Participar de atividades educativas em toxicologia industrial para os trabalhadores
- Planejar e supervisionar estágios em enfermagem
- Participar da elaboração e da implantação de programas de educação para a saúde na comunidade
- Desenvolver trabalho educativo e preventivo nas comissões internas de prevenção de acidentes (CIPA) (ver ainda mais sobre o relacionamento do enfermeiro do trabalho e os membros da CIPA na NR 4).

▶ Função de integração

São as atividades que ajudam os trabalhadores, os órgãos da empresa e também as entidades de classes, as organizações sociais e a comunidade, relacionadas com a empresa, a melhorar o sentimento de unidade e de participação conjunta em torno de causas de interesse de todos. Têm como ações de enfermagem: atuar como elemento de ligação entre empregados e profissionais do SESMT, membros da CIPA (também denominados "cipeiros"), outros setores da empresa, familiares dos empregados e a comunidade, além de estabelecer um bom relacionamento com os profissionais de saúde pública.

Há também outras ações. Entre elas, podemos destacar a promoção de intercâmbio com instituições de classe, tais como a Associação Brasileira de Enfermagem (ABEn), o Conselho Federal e Regional de Enfermagem (COFEN e COREN), a Associação Nacional de Enfermeiros do Trabalho (ANENT), e outros órgãos, tais como a Fundação Jorge Duprat Figueiredo de Segurança e Medicina do Trabalho (Fundacentro), a Organização Internacional do Trabalho (OIT), a Organização Mundial da Saúde (OMS), entre outros, e a comunidade. Ainda está em seu âmbito a promoção e a participação nas atividades relacionadas com saúde e segurança dos trabalhadores na comunidade na qual se localiza a empresa.

▶ Função de pesquisa

Pesquisa é a busca sistemática para se descobrir a verdade (científica). A pesquisa científica é um processo de investigação ordenado e criterioso que utiliza métodos científicos consagrados com a finalidade de produzir novos conhecimentos e/ou corroborar ou refutar algum conhecimento preexistente.

Para Bulhões (1986), a função de pesquisa na saúde ocupacional compreende estudos e investigações permanentes no campo da prática profissional, utilizando metodologia adequada para assegurar a veracidade das conclusões, a correção das medidas e a satisfação dos resultados. São ações de enfermagem a pesquisa de fatos e de fenômenos relacionados com a saúde do trabalhador e a participação em estudos sobre riscos de doenças ocupacionais e sobre segurança com o objetivo de diminuir índices de morbidade e de mortalidade; informa também aos trabalhadores sobre os resultados de pesquisas realizadas; desenvolve métodos de trabalho e de tecnologia apropriados à solução de problemas de enfermagem ocupacional; e participa de estudos epidemiológicos relacionados com o trabalho.

▶ Função de consultoria

A consultoria é também outra função exercida pelo enfermeiro, a quem são solicitados a avaliação, o diagnóstico e a formulação de soluções ou de projetos sobre um determinado assunto ou uma área de especialidade. O consultor faz o diagnóstico da situação encontrada, destaca os pontos a serem melhorados e sugere a mudança, mas geralmente não tem responsabilidade direta na implementação ou no cumprimento das ações propostas. Ele atua como um orientador nas tomadas de decisões, fazendo recomendações sobre ações e alternativas específicas para se alcançar os resultados desejados pela instituição contratante.

Os serviços prestados pelo consultor podem ser na área de gestão, de educação, de assistência, de pesquisa, de treinamento, de seleção de pessoal, de recursos comunitários, entre outras. E, ao realizar essa função, o consultor costuma relacionar-se com outras áreas e equipes institucionais, como, por exemplo, as equipes financeira, médica, administrativa, de marketing etc.

Essa função está descrita na lei que regulamenta o exercício profissional de enfermagem (Lei nº 7.498/86), no artigo 11, inciso I, alínea h: "O enfermeiro exerce todas as atividades de enfermagem, cabendo-lhe privativamente: consultoria, auditoria e emissão de parecer sobre matéria de enfermagem."

Assim como na assessoria, a consultoria avalia sistematicamente algum aspecto em que a instituição esteja necessitando de um parecer. Mas difere da assessoria, pois não inclui a execução dos projetos.

O enfermeiro consultor pode fazer parte dos recursos humanos da empresa como um consultor interno ou ser alheio à empresa, sendo então um consultor externo. Dessa maneira, o consultor interno pode ser um funcionário da própria instituição a quem é solicitado um trabalho de consultoria. O consultor externo pode exercer a atividade de maneira autônoma ou pertencer a uma empresa de consultoria.

O consultor interno tem as vantagens de conhecer melhor os processos do trabalho na empresa e ter maior acesso a pessoas que nela trabalham. Além disso, esse tipo consultoria não tem custos adicionais à instituição. Entretanto, o consultor interno pode não ter a mesma atualização teórica e vivências de diferentes situações práticas em diversas instituições, o que favorece o desempenho da função.

As ações de enfermagem envolvidas nessa função são:

- Participar no planejamento e da implantação de serviço de saúde ocupacional com a concepção das instalações físicas necessárias, recursos humanos, recursos financeiros, equipamentos e materiais diversos
- Concepção de programas de vigilância de saúde e de vigilância ambiental
- Esclarecer dúvidas e orientar a execução de atividades específicas na área de saúde ocupacional, fornecendo subsídios com embasamento técnico-científico
- Criação de manual, normas e procedimentos
- Elaboração de protocolos assistenciais ou de avaliações para certificação de qualidade
- Aconselhar os contratantes dos serviços com base na avaliação e na análise dos serviços de saúde ocupacional
- Orientar a execução de atividades específicas em matéria consultada de acordo com as diretrizes e as normas da instituição, com os princípios científicos e os requisitos legais
- Auxiliar na atualização e na educação continuada de enfermeiros do trabalho e no treinamento de novos funcionários
- Aconselhar sobre questões de boas práticas de enfermagem do trabalho
- Participar em atividades de pesquisa na área da saúde ocupacional e na divulgação de resultados
- Realizar consultoria nas reformas curriculares de graduação ou de pós-graduação ou, ainda, em projetos de cursos de pós-graduação em enfermagem do trabalho
- Dar parecer sobre problemas específicos de enfermagem ocupacional.

4 Processo de Enfermagem na Saúde Ocupacional

Geraldo Mota de Carvalho

▶ Introdução

O processo de enfermagem,* atividade privativa do enfermeiro, representa um método de trabalho sistematizado, por meio do qual se pode obter valorização profissional, pois, para a implementação de ações de enfermagem, o enfermeiro deverá ter um julgamento clínico adequado e a iniciativa para tomada de decisões, responsabilizando-se por suas consequências, deixando de ser um mero cumpridor de tarefas para assumir uma responsabilidade maior.

Esse método de trabalho vem recebendo um grande enfoque da literatura científica de enfermagem, fazendo parte da maioria dos currículos das escolas de enfermagem. Ele é baseado em uma ampla estrutura teórica e tem por objetivo melhorar a qualidade da assistência prestada ao indivíduo, à família e à comunidade por meio de ações sistematizadas de enfermagem.

O método oferece uma estrutura na qual as necessidades individualizadas do cliente/trabalhador, da família e da comunidade possam ser satisfeitas, envolvendo uma relação interativa entre o cliente/trabalhador e o enfermeiro, com foco no cliente/trabalhador. Isso o auxilia a lidar com mudanças reais ou potenciais em sua saúde e resulta em um cuidado individualizado (Iyer et al., 1993).

Para Iyer et al. (1993), o processo de enfermagem tem abordagem deliberativa, dinâmica, interativa, flexível da solução de problemas do cliente, que exige habilidades cognitivas, técnicas e pessoais. Sua utilização traz implicações tanto para o enfermeiro quanto para o cliente: este é beneficiado pela garantia de assistência de qualidade e do estímulo à sua participação dos cuidados; e aquele pode intensificar sua satisfação e seu crescimento profissionais.

Em 2009, o Conselho Federal de Enfermagem (COFEN), por meio da Resolução nº 358/2009, normatizou a sistematização da assistência de enfermagem (SAE) e a implementação do processo de enfermagem em ambientes públicos ou privados, nos quais ocorre o cuidado profissional de enfermagem. Por força dessa decisão, ao enfermeiro caberá privativamente a implantação, o planejamento, a organização, a execução e a avaliação do processo de enfermagem. A consulta de enfermagem deverá ser registrada no prontuário do cliente.

---

* Uma leitura recomendável para a complementação deste capítulo é o livro *O processo de enfermagem do trabalho: a sistematização da assistência de enfermagem em saúde ocupacional com abordagem do perfil profissiográfico previdenciário*, do professor Alexandre Juan Lucas, publicado em 2008 pela editora Iátria, e a obra *Sistematização da assistência de enfermagem em saúde do trabalhador*, da professora Márcia Vilma Gonçalves de Moraes, publicada pela editora Iátria em 2008.

Durante anos, os profissionais de enfermagem lutam para definir a enfermagem por meio da identificação de parâmetros, com o intuito de obter *status* profissional. Temos, então, um cenário de duas faces: de um lado está o cliente exigindo um cuidado com qualidade máxima e, do outro, está uma enfermagem que vem lutando para a aquisição de valorização e de reconhecimento no mercado de trabalho. Em nossas mãos está uma ferramenta que propicia ordem e direção ao cuidado e agrega valor ao enfermeiro; cabe a nós, portanto, aperfeiçoá-la e utilizá-la.

Importante lembrar que em vigilância da saúde o processo de enfermagem consiste em quatro ou cinco fases sequenciais, inter-relacionadas e interdependentes, que variam de acordo com os autores quanto ao número e à terminologia utilizada. Neste texto utilizaremos cinco fases, a saber: histórico ou investigação, diagnóstico, planejamento, intervenção ou implementação e avaliação ou evolução.

▶ Fases do processo de enfermagem

• Histórico ou investigação

É um instrumento de levantamento sistemático de dados sobre o cliente, a família e a comunidade. Possibilita a identificação de trabalhadores de risco, as necessidades, os problemas, as preocupações e as reações humanas, direcionando as ações de enfermagem. O histórico pode ser dividido em três partes: a identificação, a anamnese e o exame físico. Nele são também registrados resultados de exames laboratoriais e de outros exames complementares.

De acordo com Iyer *et al.* (1993) e com George (2000), a fase do histórico propicia uma fundamentação sólida que promove a realização de cuidado individualizado qualificado, constituindo a base para a identificação dos diagnósticos de enfermagem, para o desenvolvimento de resultados, para a implementação das intervenções de enfermagem e para a avaliação das ações de enfermagem. A investigação insuficiente ou incorreta ocasiona diagnóstico de enfermagem incorreto, resultando em planejamento, implementação e avaliação inapropriados. Portanto, nunca é excessivo enfatizar a importância da investigação exata, pois ela é essencial às outras fases do processo.

George (2000) afirma que qualquer diretriz investigativa deve incluir o seguinte:

- Dados biográficos
- Histórico de saúde, incluindo os membros da família
- Dados subjetivos e objetivos sobre o estado de saúde atual, incluindo o exame físico e as razões para o contato com o profissional de saúde, o diagnóstico médico, se o cliente teve um problema médico e os resultados dos estudos diagnósticos
- Dados sociais, culturais e ambientais
- Comportamentos que podem colocar a pessoa em risco de doenças/problemas potenciais.

A coleta de dados é um processo permanente, iniciando-se no contato com o cliente/trabalhador, continuando em cada encontro subsequente.

• Diagnóstico

O diagnóstico de enfermagem constitui a segunda fase do processo. Sua elaboração ocorre após a análise e a interpretação dos dados coletados durante a investigação. Nessa fase, o enfermeiro faz o julgamento clínico sobre a saúde do cliente. Os problemas de saúde do trabalhador devem ser avaliados de maneira individualizada e de acordo com o ambiente de trabalho, porém não de maneira absoluta.

Segundo Doenges e Moohouse (1999), o diagnóstico de enfermagem:

> É uma decisão acerca de um problema/necessidade que requeira a intervenção e o manejo do enfermeiro. Concentra-se em uma resposta física ou comportamental, em um problema atual ou noutro com risco para surgir. O problema pode referir-se a qualquer fato que interfira na qualidade de vida a que o trabalhador/cliente está acostumado e/ou deseja e inclui suas preocupações, de seus familiares e/ou do próprio enfermeiro.

O diagnóstico de enfermagem pode ser definido também como uma declaração da existência de um estado de saúde indesejável.

A North American Nursing Diagnosis Association (NANDA) define o diagnóstico de enfermagem como um julgamento clínico acerca das respostas do indivíduo, da família e da comunidade aos problemas reais ou potenciais de saúde ou aos processos de vida. Os diagnósticos de enfermagem constituem a base para a seleção de intervenções de enfermagem para que se chegue aos resultados pelos quais o enfermeiro é responsável.

Após quase cinco décadas do surgimento do termo *diagnóstico de enfermagem*, existem profissionais que exprimem reações negativas, porque estão acostumados a vincular o termo diagnóstico exclusivamente à medicina.

Segundo Lefevre (2005), atualmente, exige-se que o enfermeiro esteja focado não apenas em diagnosticar e tratar problemas, mas em ter conhecimento científico e habilidade suficientes para prever, prevenir e controlar (PPC) os problemas. Ao utilizar o modelo PPC, tem-se um enfoque na intervenção precoce para minimizar os problemas, para prevenir ou para controlar suas possíveis complicações. Na área da saúde ocupacional, o enfermeiro do trabalho deve conhecer os agravos à saúde do trabalhador para saber como alterar o curso desses agravos com uma intervenção preventiva ou oportuna.

Havendo problemas conhecidos, as complicações mais suscetíveis e perigosas devem ser previstas para a implementação de ação imediata. Se os problemas não são conhecidos, procuram-se evidências de fatores de risco, a fim de reduzi-los ou controlá-los, prevenindo, desse modo, os problemas.

A partir do momento em que o enfermeiro utiliza os diagnósticos de enfermagem existe a possibilidade de prever, prevenir e controlar os problemas de saúde do cliente, pois ele trabalhará tanto com problemas reais quanto potenciais.

Iyer *et al.* (1993) e Lefevre (2005) afirmam que os diagnósticos de enfermagem têm três componentes: o rótulo, que confere nome ao diagnóstico e definição que oferece uma descrição clara e precisa do diagnóstico, que delineia seu significado e distingue-o de outros diagnósticos; as características definidoras, que são o agrupamento dos sinais e dos sintomas frequentemente associados ao diagnóstico (os diagnósticos de risco não listam características definidoras, pois são aqueles em que há somente risco para desenvolvimento, não existindo sinais e sintomas evidentes); e os fatores relacionados, que são as condições ou as circunstâncias que podem causar ou contribuir para o desenvolvimento do problema.

É essencial que os enfermeiros utilizem cada vez mais os diagnósticos de enfermagem, pois, por meio deles, é possível a unificação da linguagem entre os profissionais e a aquisição de maiores conhecimento científico, confiabilidade e autonomia.

• Planejamento

Essa terceira fase inicia-se após a formulação do enunciado do diagnóstico e é finalizada com a documentação real do plano de cuidados.

O planejamento envolve quatro estágios: estabelecimento de prioridades, estabelecimento de resultados, determinação de prescrições de enfermagem e registro ou documentação do plano (Iyer *et al.*, 1993; Lefevre, 2005).

▶ **Estabelecimento de prioridades.** Devem-se decidir quais problemas necessitam de atenção imediata e quais podem esperar; quais são de responsabilidade do enfermeiro e quais devem ser comunicados a outro profissional de saúde. O enfermeiro deve escolher um método para designar as prioridades e usá-lo constantemente. Um exemplo de método seria a hierarquia das necessidades humanas básicas de Maslow (1970).*

▶ **Estabelecimento de resultados.** São também entendidos como metas ou objetivos comportamentais a serem alcançados (da maneira a mais realista possível). Indicam tudo aquilo que o cliente será capaz de fazer como consequência das ações de enfermagem (Iyer *et al.*, 1993).

▶ **Determinação de prescrições de enfermagem.** As intervenções ou prescrições de enfermagem são estratégias específicas, criadas para auxiliar o cliente a chegar aos resultados. Lefevre (2005) afirma que as intervenções são realizadas com o intuito de monitorar o estado de saúde, minimizar os riscos, resolver ou controlar um problema, auxiliar nas atividades da vida diária e promover a saúde e a independência ideais.

▶ **Registro ou documentação do plano.** O plano de cuidados é um importante meio da comunicação entre os profissionais, pois contém informações relevantes referentes ao estado de saúde

---

* Para Maslow, as necessidades dos seres humanos obedecem a uma escala de valores de um a cinco, a serem transpostos, a saber: necessidades fisiológicas ou básicas, de segurança, sociais ou de associação; de *status* ou autoestima e de autorrealização. Na base da escala estão as necessidades fisiológicas ou básicas e no topo, as necessidades de autorrealização. No momento em que o indivíduo supre uma necessidade, surge outra em seu lugar, motivando as pessoas a buscarem meios para satisfazê-la. Assim, poucas pessoas ou ninguém procurará reconhecimento pessoal e *status* se suas necessidades básicas estiverem insatisfeitas.

do cliente, que deve ser registrado no prontuário. Esse registro é a maneira mais eficiente de manter todos os indivíduos envolvidos no atendimento ao cliente informados sobre as modificações dos cuidados de enfermagem.

- **Intervenção ou implementação**

Intervenção ou implementação é a quarta fase do processo de enfermagem. Refere-se às ações iniciadas para a obtenção das metas e dos objetivos definidos. É frequentemente considerada como a "real prestação de cuidados de enfermagem, é a colocação do plano em ação" (George, 2000).

Os problemas de saúde reais ou potenciais e as demais necessidades básicas afetadas do cliente são a base para as intervenções ou para as prescrições de enfermagem.

Em se tratando da saúde ocupacional, as intervenções ou prescrições podem ser realizadas individualmente a um trabalhador que necessite de assistência de enfermagem ou coletivamente, listando atividades específicas para o alcance dos resultados desejados.

Principalmente no segundo caso, o processo de enfermagem deve iniciar-se com uma visita pelo enfermeiro aos locais de trabalho, identificando os grupos de trabalhadores e os seus riscos laborais. Entre outras intervenções de enfermagem, poderá ocorrer a implantação e o desenvolvimento de programas de saúde específicos de acordo com o diagnóstico da situação encontrada, assim como, eventualmente, o encaminhamento individual de trabalhadores mais suscetíveis para consulta de enfermagem.

A realização de visita ao local de trabalho sempre enriquece a consulta de enfermagem, pois esses dois instrumentos são imprescindíveis para a detecção dos agravos à saúde do trabalhador, além de reunir o raciocínio clínico do enfermeiro do trabalho com informações que subsidiarão os diagnósticos de enfermagem e a implementação das intervenções de enfermagem (Lucas, 2008).

Para esse autor, a consulta de enfermagem é um instrumento de detecção de agravos, com enfoque individual, enquanto os programas de saúde e a vigilância contínua à saúde do trabalhador são instrumentos de detecção de agravos por meio do enfoque coletivo.

Continuando, o autor afirma que, para elaborar o processo de enfermagem do trabalho, o enfermeiro do trabalho pode realizar o enfoque coletivo (grupos de orientação, palestras, grupos de apoio, entre outros) e, quando constatar agravos e dispor de dados epidemiológicos significativos, deve realizar a abordagem ao trabalhador com enfoque individual (consulta de enfermagem).

Prescrições ou intervenções são ordens do enfermeiro para a sua equipe, expressas previamente, de maneira clara e formal, com o objetivo de direcionar a assistência. São ordens explicativas e, muitas vezes, educativas. Elas orientam toda a equipe acerca do que fazer, de como fazer, com que frequência fazer e quanto ou por quanto tempo fazer.

De um modo geral, o conteúdo da prescrição será o seguinte: controles e cuidados gerais, observação de sinais e de sintomas, supervisão de cuidados, tratamentos, orientações, encaminhamentos, treinamentos, higiene, alimentação, entre outros.

Veja um exemplo simples de diagnóstico de enfermagem coletivo para trabalhadores da construção civil na Tabela 4.1.

- **Avaliação**

Nessa última fase do processo de enfermagem, denominada avaliação ou evolução, configura-se o momento em que se observam as modificações que ocorreram no cliente em decorrência das ações de enfermagem.

Tabela 4.1 Exemplo de diagnóstico e intervenção de enfermagem aplicados a grupo específico de trabalhadores que trabalham em altura.

Diagnóstico de enfermagem	Risco para trauma relacionado com o trabalho em altura (NR 35) e com a possibilidade de queda
Meta coletiva para um grupo de trabalhadores	Os trabalhadores não apresentarão trauma durante a execução de suas atividades
Intervenção de enfermagem	Selecionar os trabalhadores para a função em altura e trabalho em construção por meio de testes específicos de equilíbrio e de coordenação motora, considerando, também, a idade e o peso corporal; treinar os trabalhadores para o uso de equipamentos de proteção individual e coletivo e supervisionar o seu uso

É uma avaliação global da prescrição dos cuidados por meio de uma observação contínua e progressiva das respostas ou das reações do cliente à assistência de enfermagem prestada. Ela deve ser refeita em parte ou totalmente na vigência de alterações. Deve ser precedida de data e hora e finalizada por assinatura e por número de registro do enfermeiro no Conselho Regional de Enfermagem (COREN).

Os dados da evolução podem vir da anamnese ou da entrevista, do exame físico, da evolução anterior, da prescrição de enfermagem, das anotações de enfermagem, dos pedidos e dos resultados de exames laboratoriais ou complementares e da listagem de diagnósticos de enfermagem cliente/trabalhador.

A evolução tem os seguintes objetivos: direcionar o planejamento da assistência; informar o resultados das condutas implementadas e avaliar a assistência prestada.

Segundo Lefevre (2000), a avaliação crítica, cuidadosa, deliberada e detalhada de vários aspectos do atendimento ao cliente/trabalhador é a chave para a excelência no fornecimento do atendimento de saúde. A avaliação no contexto do processo de enfermagem geralmente se refere à determinação da efetividade de plano de cuidado individual ou coletivo.

As questões principais a serem avaliadas são: "Cumpriram-se as metas e os objetivos?" "Houve modificações identificáveis no comportamento do cliente?" Em caso afirmativo, "Por quê?" Em caso negativo, "Por que não?" "As consequências das ações de enfermagem foram previstas?" Essas questões ajudam o enfermeiro a identificar os problemas resolvidos e os que devem ser reinvestigados e replanejados. Se a avaliação mostrar que os objetivos do enfermeiro/cliente foram alcançados, o processo de enfermagem estará completo (*Modelo de instrumento para consulta de enfermagem do trabalho*) (George, 2000; Lefevre, 2005).

Modelo de instrumento para consulta de enfermagem do trabalho

1. Identificação

Nome da empresa:

Nome do empregado: Idade:

Situação conjugal: Naturalidade: Escolaridade:

2. Anamnese

2.1 *Queixa e duração* (motivo pelo qual procurou o ambulatório; registra-se com as próprias palavras do trabalhador para facilitar a retomada da queixa em uma próxima consulta)

2.2 *Atividades laboratoriais*

Tipo de exame: admissional ( )   demissional ( )   periódicos ( )   retorno ao trabalho ( )   mudança de função ( )

Profissão atual: Tempo de profissão: Setor de trabalho:

Profissões anteriores:

Jornada de trabalho semanal: Horas extras:

Trabalho em turnos ( )   Com rodízios ( )   Fixo ( )   Trabalho noturno ( )

Tipo de tarefa (descrever):

Posição na qual realiza a tarefa:

Uso de EPI:

Exposição a riscos: calor ( )   frio ( )   ruído ( )   fumos/fumaças ( )   ondas eletromagnéticas ( )
                    raios X ( )   isótopos radioativos ( )   produtos químicos ( )   outros riscos ( )

Outras observações importantes:

Levantamento de peso (especificar peso e mecânica corporal utilizada):

Sente dor, desconforto, parestesia etc. em alguma parte da musculatura corporal (especificar):

(continua)

2.3 Antecedentes familiares

Pais sadios ( )   Falecidos ( )   Causa:

Irmãos sadios ( )   Falecidos ( )   Causa:

Esposa sadia ( )   Falecida ( )   Causa:

Filhos sadios ( )   Falecidos ( )   Causa:

Casos na família de: diabetes ( )   câncer ( )   doença mental ( )
epilepsia ( )   doenças cardiovasculares ( )   Parentesco:

2.4 Antecedentes pessoais

Coqueluche ( )   Sarampo ( )   Varicela ( )   Rubéola ( )
Febre amarela ( )   Hepatite ( )   Tracoma ( )   Parotidite ( )
Complicações ( )   Quais: Cirurgias ( )   Quais:
Diabetes ( )   Hipertensão ( )   Hipertireoidismo ( )   Hipotireoidismo ( )   Complicações ( )
Acidentes:

2.5 Hábitos

Tabagismo ( )   Nº de cigarros/dia:

Bebidas alcoólicas: ( )   diariamente ( )   final de semana ( )   esporadicamente ( )   quantidade/dia:

2.6 Atividade física

Atividade física (tipo, nº de vezes/dia/semana, duração):

Prática esportiva (quantas vezes/dia/semana/mês):

Biotipo:

Musculatura desenvolvida, definida ou flácida:

Controla peso regularmente: sim ( )   não ( )

Apresenta cansaço durante atividade física: sim ( )   não ( )

2.7 Condições psicossociais

Atividades de lazer:

Veículo próprio: sim ( )   não ( )

Relacionamento pessoal: ótimo (1)   regular (2)   insatisfatório (3)
colegas ( )   superiores ( )   familiares ( )

O seu trabalho lhe agrada e lhe satisfaz profissionalmente?   sim ( )   não ( )

Quais as suas perspectivas na empresa?   nenhuma ( )   apenas manter o emprego ( )   ascensão ( )

Data das últimas férias:

3. Exame físico

Estado geral:

Peso:

Altura:

PA:

Pulsação:

Temperatura:

3.1 Cabeça

Dor ( )   localização:

Tontura, vertigem ou desmaio ( )

Outros:

(continua)

3.2 *Boca/faringe/nariz/olhos/ouvidos*
   Dentes próprios conservados ( )   Prótese parcial ( )   Prótese total ( )   Deformidade nasal ( )   Desvio de septo ( )
   Rinite ( )   Sinusite ( )   Outros ( )
   Visão anormal ( )   Tipo:
   Uso de óculos ( )   Lentes de contato ( )
   Revisão oftalmológica há menos 1 ano: sim ( )   não ( )
   Audição anormal: sim ( )   não ( )
   Herpes labial ( )   Aftas frequentes ( )   Mucosa bucal com alterações ( )   Língua com alterações ( )
   Coloração mucosa oral:
   Inflamações:
   Outras alterações:
3.3 *Pescoço*
   Tireoide: gânglios aumentados ( ) outras alterações:
3.4 *Coluna*
   Dor ( )   Localização:
   Cifose ( )   Lordose ( )   Escoliose ( )   Outros:
3.5 *Membros superiores*
   Dor ( )   Localização:
   Paresia ( )   Parestesia ( )   Localização:
3.6 *Membros inferiores*
   Dor ( )   Localização:
   Edema ( )   Varizes ( )   Gota ( )   Deformidades ( )   Outras alterações:
3.7 *Pele*
   Alergias ( )   Causa:
   Dermatites ( )   Localização:
   Micoses ( )   Tipo: Localização:
   Psoríase ( )   Localização: Coloração:
   Outras alterações:
3.8 *Tórax e aparelho respiratório*
   Dispneia ( )   Roncos ( )   Sibilos ( )   Estertores ( )
   Pontos dolorosos:
   Abaulamento ( )   Retrações ( )   Deformações ( )
   Tosse ( )   Tipo: Duração:
   Bronquite asmática ( )   Tuberculose ( )   Outras alterações:
3.9 *Sistema cardiovascular*
   Ausculta: Dispneia ( )   Tipo:
   Palpitações ( )   Arritmias ( )   Estase de jugular ( )
   Edema de membros inferiores ( )   Dor na panturrilha ao andar ( )   Varizes ( )
3.10 *Aparelho gastrintestinal e abdome*
   Dor ( )   Quando come ( )   Em jejum ( )   Indiferente ( )
   Pirose ( )   Náuseas ( )   Vômitos ( )
   Diarreia ( )   Constipação intestinal ( )   Inapetência ( )   Hepatite ( )   Verminoses ( )
   Fígado com alterações ( )   Baço com alterações ( )   Hérnias ( )
   Abdome: distendido ( )   normotenso ( )
   Hemorroidas ( )   Fístula anal ( )   Fissura anal ( )
   Aumento ou perda de peso ( )
   Outras alterações:

(continua)

3.11 Aparelho geniturinário

Disúria ( )   Polaciúria ( )   Poliúria ( )   Retenção urinária ( )   Incontinência urinária ( )
Fimose ( )   Varicocele ( )   Hidrocele ( )   Criptorquidia ( )
Impotência ( )   Ejaculação precoce ( )   Ejaculação retardada ( )
Calculose renal ( )   Infecção do trato urinário ( )   Sinal de Giordano + ( )
Características das menstruações:
Idade da menarca: Data da última menstruação:
Distúrbios menstruais ( )   Tipo:
Corrimento vaginal ( )   Tratamento:
Data do último exame ginecológico com Papanicolaou e a conclusão:
Gestação ( )   Paridade ( )   Abortamento ( )   Tipos de parto:
Uso de anticoncepcionais ( )   Tipo:
Realização do autoexame mamário ( )   Alteração da libido ( )
Outras alterações:

3.12 Sistema neuropsíquico

Irritação ( )   Insônia ( )   Crise de choro ( )   Amnésia ( )   Depressão ( )   Intolerância ( )
Ansiedade ( )   Angústia ( )   Tensão ( )   Enxaqueca ( )   Tremores de extremidades ( )   Reflexo patelar + ( )
Coordenação motora:
Dores generalizadas e indefinidas ( )   Desmaios ( )   Convulsões ( )   Orientação no tempo e espaço:
Atitude na entrevista:
Outras alterações:

3.13 Vacinação

Rubéola ( )   Febre amarela ( )   Meningite ( )   Hepatite ( )   Tuberculose ( )   Sarampo ( )   Tétano ( )
Poliomielite ( )   Coqueluche ( )   *Influenza* ( )   Febre tifoide ( )   Outras alterações:

4. Exames subsidiários (resultados)

5. Diagnósticos de enfermagem

6. Metas e intervenções de enfermagem

7. Evolução

Após preenchimento, o enfermeiro deverá inserir a data, a assinatura e o número de inscrição no Conselho Regional de Enfermagem (COREN).

5 Ambulatório de Saúde Ocupacional

Geraldo Mota de Carvalho

▶ Introdução

Por força de dispositivos legais, as empresas públicas ou privadas, os órgãos públicos das administrações direta e indireta e dos poderes legislativo e judiciário, que tenham empregados regidos pela Consolidação das Leis do Trabalho (CLT), deverão manter, obrigatoriamente, Serviços Especializados em Engenharia de Segurança e em Medicina do Trabalho (SESMT) com a finalidade de promover a saúde e proteger a integridade do trabalhador no local de trabalho (artigo 162 da CLT).

O ambulatório de saúde ocupacional é uma estrutura física, parte integrante do SESMT e/ou do SESTR, Serviço Especializado em Prevenção de Acidentes do Trabalho Rural (NR 31).

A implantação de Serviço de Saúde Ocupacional (SSO) ou de ambulatório de serviço ocupacional (SO) na empresa engloba estudos que abrangem todas as atividades e decisões necessárias à sua materialização, tais como objetivos, estratégias, políticas, programas, orçamentos, profissionais envolvidos, definição de responsabilidades, normas internas e legislação que disciplina a matéria.

Miranda (2009) sugere que, para implantação de um serviço de saúde ocupacional, sejam consideradas três etapas diagnósticas: a política, a institucional e a situacional, as quais servirão de base para o plano de ação do SSO a ser estabelecido.

No diagnóstico político, procura-se conhecer a filosofia institucional para o SSO; pode-se identificar se a empresa apenas deseja cumprir as exigências legais mínimas (NR 7 | PCMSO) ou se há uma conscientização prevencionista. Por meio do diagnóstico institucional verificam-se o tipo de atividade da empresa (Classificação Nacional de Atividades Econômicas – CNAE), o grau de risco, a quantidade e o perfil dos empregados, o turno de trabalho, a localização e a posição hierárquica do SSO, além de outros dados da empresa, tais como riscos ocupacionais existentes nos locais de trabalho, máquinas, equipamentos, materiais e produtos utilizados nos serviços, infraestrutura, produtos finais e/ou serviços prestados. Pelo diagnóstico situacional, analisam-se os mapas de risco, o programa de prevenção de riscos, as informações estatísticas pertinentes aos acidentes do trabalho e às doenças ocupacionais e o absenteísmo.

As instalações físicas do ambulatório de saúde ocupacional ou do SSO dependerá do tamanho da empresa, da quantidade de funcionários e do tipo de assistência de saúde a ser prestada (Bobrof e Trevisan, 2012; Moraes, 2007).

A planta física deve incluir uma sala de espera ou recepção, secretaria com espaço para arquivo, sala de procedimentos médicos e de enfermagem, sala de preparo de medicação, consultório médico, consultório de enfermagem, sala de repouso, banheiros, expurgo etc. Caso o ambulatório de SO seja apenas para realização de exames ocupacionais previstos na NR 7, não haverá necessidade de sala de procedimentos, de preparo de medicação, de repouso, de expurgo ou salas de atendimento para outros profissionais, conforme cada caso específico (Bobrof e Trevisan, 2012).

Segundo a Organização Internacional do Trabalho (OIT), os objetivos dos serviços de saúde ocupacional em uma empresa são os seguintes: proteger os trabalhadores contra riscos à sua saúde, que possam decorrer de seu trabalho ou das condições em que este é realizado; contribuir para o ajustamento físico e mental do trabalhador, especialmente pela adaptação ao trabalho em atividades profissionais para as quais tenha aptidões; e contribuir para o estabelecimento e a manutenção do mais alto grau possível de bem-estar físico e mental dos trabalhadores.

▶ Dimensionamento de pessoal do SESMT e do SESTR

O dimensionamento de pessoal do SESMT ou do SESTR está vinculado ao grau de risco da atividade principal e à quantidade de empregados do estabelecimento, conforme os Quadros I e II da NR 4 (Tabela 5.1) e Quadro I da NR 31 (Tabela 5.2).

Tabela 5.1 Dimensionamento de pessoal dos SESMT (Quadro II da NR 4).

Grau de risco	Nº de empregados no estabelecimento	50 a 100	101 a 205	251 a 500	501 a 1.000	1.001 a 2.000	2.001 a 3.500	3.501 a 5.000	Acima de 5.000 para cada grupo de 4.000 ou fração acima de 2.000**
1	Técnico de segurança do trabalho	–	–	–	1	1	1	2	1
	Engenheiro de segurança do trabalho	–	–	–	–	–	1*	1	1*
	Auxiliar de enfermagem do trabalho	–	–	–	–	–	1	1	1
	Enfermeiro do trabalho	–	–	–	–	–	–	1*	–
	Médico do trabalho	–	–	–	–	1*	1*	1	1*
2	Técnico de segurança do trabalho	–	–	–	1	1	2	5	1
	Engenheiro de segurança do trabalho	–	–	–	–	1*	1	1	1*
	Auxiliar de enfermagem do trabalho	–	–	–	–	1	1	1	1
	Enfermeiro do trabalho	–	–	–	–	–	–	1	–
	Médico do trabalho	–	–	–	–	1*	1	1	1
3	Técnico de segurança do trabalho	–	1	2	3	4	6	8	3
	Engenheiro de segurança do trabalho	–	–	–	1*	1	1	2	1
	Auxiliar de enfermagem do trabalho	–	–	–	–	1	2	1	1
	Enfermeiro do trabalho	–	–	–	–	–	–	1	–
	Médico do trabalho	–	–	–	1*	1	1	2	1
4	Técnico de segurança do trabalho	1	2	3	4	5	8	10	3
	Engenheiro de segurança do trabalho	–	1*	1*	1	1	2	3	1
	Auxiliar de enfermagem do trabalho	–	–	–	1	1	2	1	–
	Enfermeiro do trabalho	–	–	–	–	–	–	1	–
	Médico do trabalho	–	1*	1*	1	1	2	3	–

Obs.: Hospitais, ambulatórios, maternidades, casas de saúde e de repouso, clínicas e estabelecimentos similares com mais de 500 empregados deverão contratar um enfermeiro em tempo integral. Fonte: NR 4, Ministério do Trabalho e Emprego.
* Tempo parcial (mínimo de 3 h).
** O dimensionamento total deverá ser feito considerando-se o dimensionamento de faixas de 3.501 a 5.000 mais o dimensionamento do(s) grupo(s) de 4.000 ou da fração acima de 2.000.

Tabela 5.2 Dimensionamento de pessoal dos SESTR (Quadro I da NR 31).

Nº de trabalhadores	Engenheiro de segurança	Médico do trabalho	Técnico de segurança	Enfermeiro do trabalho	Auxiliar de enfermagem do trabalho
51 a 150	–	–	1	–	–
151 a 300	–	–	1	–	1
301 a 500	–	1*	2	–	1
501 a 1.000	1	1	2	1	1
Acima de 1.000	1	1	3	1	2

*Fonte: NR 31. Ministério do Trabalho e Emprego.

Os SESMT e os SESTR deverão ser integrados por engenheiros de segurança do trabalho, técnicos de segurança do trabalho, auxiliares de enfermagem do trabalho, técnicos de enfermagem do trabalho, enfermeiros do trabalho e médicos do trabalho.

Embora não constem no quadro da NR 4, odontólogos, psicólogos, assistentes sociais e outros com experiência na área são profissionais desejáveis para complementar a equipe de saúde ocupacional. Obviamente, a integração de todos esses profissionais é indispensável, visto que têm objetivos comuns na proteção e na promoção da saúde do trabalhador. Acredita-se que tais profissionais, juntamente com fisioterapeutas, nutricionistas, terapeutas ocupacionais, possam ser incluídos, no futuro, como membros do SESMT e SESTR.

▶ Atividades do ambulatório de saúde ocupacional

A assistência prestada no serviço de saúde ocupacional ou em ambulatório da empresa deverá englobar tanto a saúde ocupacional quanto a medicina preventiva e curativa. Cada empresa tem a sua particularidade em termos de horário de funcionamento e de tipo de atendimento, ocupacional e/ou assistencial (preventivo e curativo).

Ressalta-se a grande importância da equipe de enfermagem ocupacional no ambulatório de uma empresa, pois todo o andamento do serviço nele prestado está inteiramente a ligado a ela. De modo geral, as atividades realizadas no ambulatório de saúde ocupacional pela equipe multiprofissional são:

- Recepção dos clientes, acolhimento, registro e marcação de exames e consultas
- Diagnosticar precocemente doenças profissionais e doenças relacionadas com o trabalho
- Participar das medidas de proteção contra acidentes de trabalho
- Participar da seleção e do treinamento de funcionários
- Prestar primeiros socorros em acidentes de trabalho e em intercorrências durante as atividades laborais
- Realizar consulta médica, de enfermagem, odontológica, de assistência social, nutricional, de fisioterapia, fonoaudiologia, entre outras
- Realizar imunizações (leia o Capítulo 11, *Imunização do trabalhador*)
- Promover vigilância sanitária e epidemiológica
- Promover a saúde, a higiene e a segurança ocupacional
- Realizar estudo sobre o presenteísmo e as causas do absenteísmo
- Promover ações de educação em saúde por meio de palestras, de demonstrações *in loco*, de campanhas etc.

- Realizar programas de educação sanitária
- Realizar estatísticas de frequência de acidentes de trabalho, de mortalidade e de morbidade, entre outras
- Fazer controle de doenças não ocupacionais que possam ensejar risco de acidente de trabalho e estabelecer fichas de acompanhamento destas
- Acompanhar a evolução das doenças em funcionários internados em hospitais, o tratamento e os casos de afastamento por doença ou por acidente de trabalho
- Detectar a simulação dos casos de doença, avaliando sua causa
- Promover e participar de atividades de ensino técnico, de graduação e de pós-graduação
- Promover o desenvolvimento de pesquisas na área de saúde ocupacional
- Promover triagem e encaminhamento adequado ao convênio de saúde da empresa ou a outros recursos da comunidade
- Trabalhar em colaboração com o serviço social
- Exercer controle sobre atestados médicos e odontológicos
- Realizar visitas aos locais de trabalho
- Realizar visitas domiciliares quando necessário.

▶ Atribuições do enfermeiro do trabalho

São diversas as atribuições de enfermeiro do trabalho na área de saúde ocupacional e elas vão além dos limites das empresas. Segundo a Associação Nacional de Enfermeiros do Trabalho (ANENT, 2012), as atribuições gerais do enfermeiro do trabalho são as seguintes:

- Estudar as condições de segurança e periculosidade da empresa, efetuando observações nos locais de trabalho e discutindo-as em equipe, para propor melhorias
- Coletar dados estatísticos de morbidade e de mortalidade de trabalhadores, e no caso de haver relação com as atividades funcionais, encontrar uma solução, objetivando a saúde do trabalhador, a continuidade operacional e o aumento de produtividade
- Executar e avaliar programas de prevenção de acidentes e de doenças ocupacionais, não ocupacionais e não profissionais, realizando análise de fadiga, dos fatores de insalubridade, dos riscos e das condições de trabalho, a fim de propiciar a preservação da integridade física e mental do trabalhador
- Executar auditoria, assessoria e consultoria em SSO
- Desenvolver e participar de programas de atenção primária, secundária e terciária em saúde do trabalhador
- Registrar dados estatísticos de acidentes de trabalho, doenças ocupacionais e doenças de trabalho, mantendo cadastros atualizados, a fim de preparar informes para subsídios processuais nos pedidos de indenização e orientar em caso de problemas de prevenção de doenças ocupacionais
- Organizar e administrar o setor de enfermagem da empresa, fazendo cálculo de pessoal e material necessários, treinando e supervisionando a equipe de enfermagem, treinando trabalhadores, instruindo-os sobre o uso de roupas e de materiais adequados ao tipo de trabalho, a fim de reduzir a incidência de acidentes
- Prestar primeiros socorros no local de trabalho (Tabela 5.3) em caso de acidente ou de doença, fazendo curativos ou imobilizações especiais, administrando medicamentos e tratamentos e providenciando o atendimento adequado a fim de atenuar consequências e proporcionar apoio e conforto ao cliente
- Planejar e executar programas de educação sanitária, divulgando conhecimento e estimulando a aquisição de hábitos sadios, a fim de prevenir doenças ocupacionais e de trabalho e melhorar as condições de saúde do trabalhador
- Executar e avaliar as atividades de assistência de enfermagem aos trabalhadores, proporcionando-lhes atendimento ambulatorial, no local de trabalho, controlando sinais vitais, coletando material para exames laboratoriais, vacinações e outros tratamentos, a fim de reduzir o absenteísmo profissional
- Realizar educação profissional
- E, por fim, realizar pesquisas na área de saúde ocupacional.

Tabela 5.3 Medicamentos, materiais de consumo e equipamentos para atendimento de primeiros socorros.

Medicamentos diversos	Materiais de consumo diversos	Instrumentos e outros
Água oxigenada	Algodão hidrófilo e algodão ortopédico	Estetoscópio
Álcool a 70%	Ataduras de crepe	Esfigmomanômetro
Outros antissépticos	Gazes e compressas estéreis	Laringoscópio com lâminas de vários tamanhos
Anestésicos tópicos	Colar cervical	
Anestésicos injetáveis	Seringas e agulhas	Fio-guia
Analgésicos	Hastes de algodão	Desfibrilador convencional e/ou DEA (ou DESA)
Antialérgicos	Esparadrapo, micropore, fita crepe etc.	
Antiácidos	Bisturi	Ambu
Antieméticos	Abaixadores de língua	Aparelho portátil de respiração artificial
Água boricada a 2%	Luvas descartáveis	Manual de primeiros socorros
Antidiarreico	Tala para braço, dedos etc.	Aspirador
Colírio neutro	Alfinetes de segurança	Maleta para materiais de primeiros socorros
Pomada antisséptica	Sondas endotraqueais	
Antídotos para substâncias químicas utilizadas na empresa	Jelco, escalpes, *intracaths*	Maleta ou carrinho de emergência
	Equipos de soro	Garrote
Soro fisiológico a 0,9%	Sondas de aspiração	Lanterna
Soro glicosado a 5%	Cânula de Guedel	Termômetro clínico
Lactato de Ringer	Tubos para coleta de sangue	Tesoura de ponta redonda
Medicamentos para atendimento em parada cardiorrespiratória (epinefrina, amiodarona, atropina, bicarbonato de sódio, sulfato de magnésio, gliconato de cálcio, lidocaína)	Vacutainer® ou similar	Pinça de sobrancelhas
	Frasco para coleta de materiais	Glicosímetro
	Pilhas	*Kit* para sutura
	Imobilizador de cabeça	Macas
Eventualmente psicotrópicos	EPI para atendimento a politraumatizado: avental descartável, óculos, máscaras e luvas	Outros

EPI = equipamento de proteção individual; DEA = desfibrilador externo automático; DESA = desfibrilador externo semiautomático.

▶ Equipe de enfermagem e os acidentes de trabalho[*]

As NR 4, NR 7 e NR 31 estabelecem que todo estabelecimento deve estar equipado com material necessário para a prestação de primeiros socorros, com caixas ou maletas distribuídas pelos vários setores de trabalho. O trabalhador responsável por essa caixa deve receber treinamento em primeiros socorros, com reciclagem realizada anualmente, com certificado. O treinamento, feito pelo enfermeiro do trabalho, deve ter em vista o tipo de trabalho desenvolvido no setor.

Ao contrário do *kit* de primeiros socorros para leigos, a maleta de emergência ou o carrinho de emergência do ambulatório devem ser mais completos para suprir a necessidade da equipe de saúde do ambulatório (médicos, enfermeiros e equipe de enfermagem) no atendimento de vítimas de acidentes de trabalho.

Na maioria das vezes, é a equipe de enfermagem que tem o primeiro contato com o acidentado e a ela competem os primeiros socorros, o suporte básico de vida e o encaminhamento adequado para recursos fora da empresa. Esses atendimentos deverão ser feitos por pessoas treinadas, que deverão sempre agir com confiança e com calma, transmitindo segurança ao acidentado. Geralmente, esses cuidados são prestados no mesmo local da ocorrência até que seja possível transportar o trabalhador acidentado para um serviço com maiores recursos técnicos.

---
[*]Uma boa leitura complementar é o livro de Kawamoto, EE. *Acidentes: como socorrer e prevenir*. São Paulo: EPU, 2002.

Para um bom desempenho em casos de acidente, é necessário que o ambulatório seja bem organizado, de modo que facilite o atendimento. Deve-se ter sempre à mão os materiais e os medicamentos necessários, sob revisão e controles periódicos de de validade. Além disso, deve-se saber com agilidade como proceder ao encaminhamento de cada caso.

Todos os membros da equipe de enfermagem do trabalho devem ter bem desenvolvida a sua capacidade de observação. Devem conhecer os recursos da empresa e também os recursos da comunidade. Para o atendimento de primeiros socorros, deverão ter conhecimento sólido, raciocínio rápido, iniciativa, segurança, criatividade, capacidade de improvisação e muito bom senso.

Muitos enfermeiros têm buscado complementação e atualização dos seus conhecimentos em primeiros socorros por meio de cursos como o suporte básico de vida (SBV) ou, até mesmo, o suporte avançado de vida (SAV) (Tabela 5.3).

• Tratamentos dos ferimentos

Conceito e classificação das feridas

Ferimento ou ferida é a ruptura da integridade de um tecido por uma agressão externa acidental ou deliberada de qualquer etiologia e pode ser classificada de três maneiras diferentes: de acordo com o mecanismo da lesão, com o grau de contaminação e com o comprometimento tecidual.

Quanto ao mecanismo de lesão

Nessa classificação, as feridas podem ser definidas como incisas, contusas, lacerantes ou perfurantes. As feridas incisas ou cirúrgicas são aquelas produzidas por um instrumento cortante. As feridas contusas são produzidas por objeto rombo e são caracterizadas por traumatismo das partes moles, hemorragia e edema. As feridas lacerantes são aquelas com margens irregulares como as produzidas por vidro ou arame farpado. As feridas perfurantes são caracterizadas por pequenas aberturas na pele; um exemplo são as feridas feitas por bala ou por ponta de faca.

Frequentemente, os ferimentos podem não corresponder exclusivamente a somente uma dessas definições, mas sim ser mistos.

Quanto ao grau de contaminação

Classificam-se em limpas, contaminadas, contaminadas ou sujas e infectadas. Feridas limpas são aquelas que não apresentam inflamação e pelas quais não são atingidos os tratos respiratório, digestivo, genital ou urinário. Feridas limpas-contaminadas são aquelas nas quais os tratos respiratório, alimentar ou urinário são atingidos, porém em condições controladas.

As feridas contaminadas incluem feridas acidentais, recentes e abertas, e cirurgias em que a técnica asséptica não foi respeitada devidamente. Feridas infectadas ou sujas são aquelas nas quais os microrganismos já estavam presentes antes da lesão.

Quanto ao comprometimento tecidual

De acordo com o comprometimento tecidual, as feridas são classificadas em quatro estágios:

- *Estágio I*: compromete apenas a epiderme e não há perda tecidual. Apresenta formação de eritema
- *Estágio II*: caracteriza-se por perda tecidual e por comprometimento da epiderme, derme ou de ambas
- *Estágio III*: ocorre comprometimento total da pele e necrose de tecido subcutâneo, entretanto a lesão não se estende até a fáscia muscular
- *Estágio IV*: ocorre extensa destruição de tecido, chegando a haver lesão óssea ou muscular ou necrose tissular.

Fisiologia da cicatrização das feridas

A cicatrização das feridas dá-se por meio de vários processos celulares complexos, interdependentes e contínuos, com regeneração celular, proliferação celular e produção de colágeno. A cicatrização é otimizada em ambiente úmido, pois ele favorece a síntese de colágeno, a formação de tecidos de granulação e a recomposição epitelial.

Vários são os fatores locais ou sistêmicos que podem afetar o processo de reparação tissular: a vascularização, a localização anatômica, o uso de medicamentos, o estado nutricional, o edema, a idade do cliente, a técnica do curativo, as condições de saúde, os estilos de vida etc.

A resposta do tecido às lesões passa por três fases parcialmente sobrepostas: fase inflamatória ou exsudativa, fase proliferativa ou regenerativa e fase reparativa ou de maturação.

▶ **Fase inflamatória ou exsudativa.** Seu início é imediato e tem duração de cerca de 3 a 5 dias. Ocorre a ativação do sistema de coagulação sanguínea e a liberação de vários mediadores, tais como fator de ativação de plaquetas, fator de crescimento, serotonina, epinefrina, fatores do complemento, entre outros. Nessa fase a ferida pode apresentar edema, vermelhidão e dor.

▶ **Fase proliferativa ou regenerativa.** Inicia-se durante a fase inflamatória e tem a duração de cerca de 22 dias. Caracteriza-se pela formação de novas células e do tecido de granulação. O tecido de granulação é uma espécie de tecido temporário para o preenchimento da ferida. Nessa fase o colágeno é o principal componente do tecido conjuntivo reposto e a vitamina C auxilia muito nesse processo metabólico da cicatrização.

▶ **Fase reparativa ou de maturação.** Essa última fase tem início no terceiro dia e pode durar muitos meses. Nela, a densidade celular e a vascularização da ferida diminuem, enquanto ocorre maturação das fibras colágenas. Ocorre remodelação do tecido cicatricial formado na fase anterior. O alinhamento das fibras é reorganizado a fim de aumentar a resistência do tecido e de diminuir a espessura da cicatriz, reduzindo a deformidade.

Tipos de cicatrização

Existem três maneiras pelas quais uma ferida pode cicatrizar, dependendo da quantidade de tecido perdido ou danificado e se há não infecção: primeira intenção, segunda intenção e terceira intenção.

▶ **Primeira intenção ou união primária.** Ocorre quando as bordas da ferida são apostas ou aproximadas, havendo perda mínima de tecido, ausência de infecção e edema mínimo. Quando as feridas cicatrizam-se por primeira intenção, a formação de tecido de granulação não é visível, geralmente resultando em cicatrizes pouco perceptíveis.

▶ **Segunda intenção.** Ocorre perda excessiva de tecido e infecção. O processo de reparo, nesse caso, é mais complicado e demorado. Esse método de reparo é também denominado cicatrização por granulação, pois no abscesso formam-se brotos minúsculos chamados granulações.

▶ **Terceira intenção ou sutura secundária.** Caso uma ferida não tenha sido suturada inicialmente ou as suturas tenham rompido e a ferida tenha de ser novamente suturada. Após a drenagem do material, promove-se a aproximação das bordas.

Tipos de curativos e coberturas

O curativo é um procedimento que consiste na limpeza e na aplicação de uma cobertura estéril em uma ferida, quando necessário, com o objetivo final de promover a cicatrização e de prevenir infecção. O desbridamento é outro princípio importante da terapia tópica de feridas.

O curativo tem, portanto, as seguintes finalidades: remover corpos estranhos; reaproximar bordas separadas; proteger a ferida contra contaminação; promover hemostasia; preencher espaço morto e evitar a formação de sero-hematomas; favorecer a aplicação de medicação tópica; fazer desbridamento mecânico, autolítico ou enzimático, removendo o tecido necrótico; reduzir o edema; absorver exsudato e edema; manter a umidade da superfície da ferida; fornecer isolamento térmico; promover a cicatrização da ferida; diminuir a dor; limitar a movimentação dos tecidos em torno da ferida; além disso, fornece conforto psicológico, pois o curativo promove a sensação de que está sendo cuidado e suprime o contato visual direto e constante do indivíduo com a ferida.

Em se tratando de ferimentos agudos em empresas e dependendo do tipo de trauma, a primeira limpeza deve ser mais minuciosa e energética a fim de retirar sujidades e detritos como pó, graxa, terra, serragem, vidro etc. Nos curativos posteriores, a limpeza deve ser mais cuidadosa, tendo em vista a fragilidade dos tecidos em formação.

Anestesia ou analgesia poderão ser indicadas para minimizar o desconforto que possa ser produzido. Poderão ser utilizados materiais cirúrgicos, retirada mecânica com gazes ou escova, água e sabão neutro ou solução fisiológica a 0,9% em jato, de acordo com as necessidades individuais.

Além do risco de infecção existe o risco do tétano acidental. Assim, tornam-se necessárias a avaliação da necessidade de profilaxia antitetânica por meio de vacinação e a dose de reforço ou soro antitetânico, segundo a indicação dos casos individuais (ver Tabela 11.2 no Capítulo 11, *Imunização do trabalhador*). Os profissionais da saúde devem promover a cobertura vacinal de todos os pacientes com ferimentos agudos ou crônicos.

Vários agentes podem ser utilizados; no entanto, é fundamental uma análise detalhada da ferida para a escolha do curativo adequado. Para que se faça a escolha de uma cobertura adequada, é essencial a avaliação criteriosa da ferida (Tabela 5.4). Essa análise deve incluir: condições físicas, idade e medicamentos; localização anatômica da ferida; e forma, tamanho, profundidade, bordas, presença de corpos estranhos, presença de tecido de granulação, presença e quantidade de tecido necrótico e presença de drenagem na ferida.

Tabela 5.4 Quadro sinóptico das principais coberturas utilizadas.

Nomes	Indicações	Observações
Alginato de cálcio e sódio	Lesões infectadas ou não, mediana ou altamente exsudativas, cavitárias, tuneilizadas	Aplicado sobre o leito da ferida, necessita de um curativo secundário para ocluí-lo ou fixá-lo A frequência de troca em lesões infectadas deve ser diária e nas limpas será de acordo com a saturação
Hidrocoloides	Lesões sem infecção, com ou sem exsudato. Pode ser usado em tecido necrosado e em prevenção de úlcera de decúbito	A troca do curativo deve ser realizada sempre que ocorrer vazamento do gel Poderá permanecer por 3 dias para lesões necrosadas e por 7 dias para preenchimento de lesões limpas com tecido de granulação
Hidrocoloide em grânulos	Lesões profundas e altamente exsudativas São associados ao uso das placas	Os grânulos preenchem o espaço morto no leito da ferida, aumentam a absorção do exsudato, ampliando o tempo de permanência das placas
Papaína (1%, 5% ou 10%)	Feridas necróticas e na presença de fibrina, sendo contraindicada em casos de lesão isquêmica	Não usar junto com substâncias derivadas ou compostas de ferro ou iodo, pois é facilmente oxidada
Pomada enzimática (colagenase a 10%)	Lesões com tecidos desvitalizados	Atua seletivamente degradando o colágeno. Contraindicada para pessoas com hipersensibilidade a essa enzima e ao uso da pomada associada ao cloranfenicol
Carvão ativado e carvão ativado com prata	Lesões infectadas, com média e alta exsudação, com ou sem odor	Curativo primário, exigindo a cobertura secundária. Deve ser trocado sempre que estiver saturado. Pode permanecer por até 7 dias
Curativos de filmes transparentes	Barreira impermeável a líquidos e a bactérias Para fixação de curativos e cateteres, proteção de pele íntegra e escoriações; cobertura de incisões cirúrgicas limpas e minimamente exsudativas	Em cateteres devem ser trocados a cada 72 h; nas áreas de pressão, podem permanecer por 7 dias
Espuma de poliuretano	Feridas com perda tecidual profunda, parcial ou total; nas cavitárias, é utilizada na forma de enchimento É contraindicado em feridas com perda tecidual superficial ou em que haja predomínio de tecido necrótico	A frequência de troca dessa cobertura depende do volume de exsudato drenado, podendo permanecer no leito da ferida por até 5 dias Na apresentação de envoltório, utiliza-se cobertura secundária, como gaze dupla estéril ou filme poliuretano
Ácidos graxos essenciais (AGE)	Hidratação e restauração da pele Feridas, infectadas ou não, debridadas previamente, mediana ou pouco exsudativas; a ferida deve ser irrigada com a solução e coberta com curativo oclusivo	Limpe a área e seque. Aplique no local diariamente

Técnica do curativo

O curativo é um dos procedimentos mais realizados no ambulatório de saúde ocupacional. Alguns pequenos acidentes e cortes são solucionados com um simples curativo, não necessitando de encaminhamento do funcionário para assistência fora da empresa.

O curativo começa com a preparação do material a ser utilizado e a lavagem das mãos com água e sabão.

Comunicar ao cliente sobre o procedimento e sobre o que se deve esperar com ele, bem como o modo de involução da ferida. Agindo com esse respeito, o cliente poderá colaborar melhor durante o curativo, tornando o procedimento mais rápido e eficiente.

O instrumental a ser utilizado pode ser metálico ou descartável. Deve ser composto de pelo menos uma pinça anatômica, duas hemostáticas e gaze e toda a manipulação deve ser feita com de pinças e gazes, evitando o contato direto e, consequentemente, diminuindo o risco de infecção. Não havendo o *kit* de curativo, pode-se usar luvas estéreis para o procedimento. Com a mão dominante, manipula-se o material estéril e, com a mão não dominante, o material não estéril.

As soluções antissépticas mais utilizadas são o soro fisiológico a 0,9%, a clorexidina e a iodopovidona (PVPI). Entretanto, a aplicação de agentes degermantes ou antissépticos é recomendada para antissepsia da pele íntegra, não sendo recomendável sua utilização de maneira generalizada, especialmente a partir da fase de granulação, por serem citotóxicos, e na fase de epitelização, na qual alguns deles podem deformar o tecido cicatricial.

Suturas dos ferimentos

Assim como os curativos, as pequenas suturas também poderão ser realizadas no ambulatório de saúde ocupacional, evitando o encaminhamento do funcionário para obter atendimento fora da empresa.

A rafia é um procedimento médico que será auxiliado e/ou instrumentado por um membro da equipe de enfermagem ocupacional.

Para realizar esse procedimento, deve-se ter à disposição os medicamentos, os instrumentos e os materiais básicos, tais como: caixas de pequenas cirurgias, lidocaína injetável, fios cirúrgicos diversos, agulhas de vários tamanhos e calibres, antissépticos e fita adesiva tipo Micropore® ou esparadrapo, entre outros.

Após a sutura, o cliente deve ser esclarecido sobre como utilizar os medicamentos, que poderão ser prescritos, indicando-se os recursos caso sejam constatadas complicações como hemorragia, deiscência da sutura ou sinais de infecção.

De modo geral, a região ou o membro deverá ser imobilizado, durante 24 a 48 h, para posteriormente ir avançando em direção à normalidade funcional, caso não haja contraindicações para tanto.

Deve-se orientar, também, a maneira de conservar a cobertura ou a bandagem limpas e lavar a região com água e sabão neutro, decorridas 24 a 48 h, caso não haja contraindicações para tanto.

Retirada da sutura

O cliente deverá ser informado sobre o momento em que será retirada a sutura, caso o fio utilizado não seja absorvível.

A avaliação minuciosa das condições da ferida operatória, do processo de cicatrização e do estado sutura determinará quando retirar a sutura. Permanecendo esta por um período de tempo muito prolongado, haverá maior probabilidade de reação inflamatória por rejeição do material e um período muito curto poderá aumentar o risco de deiscência.

Desse modo, como orientação geral, pode-se retirar a sutura entre 7 e 14 dias; os pontos na face, entre 4 e 5 dias; no couro cabeludo, 7 a 9 dias; no tronco e no abdome, entre 7 e 14 dias; e nas extremidades do corpo, entre 10 e 14 dias.

Em alguns casos particulares, pode ser aconselhável, após a retirada da sutura, reforçar a linha da cicatriz por mais alguns dias com tiras adesivas apropriadas ou com Micropore®.

• Conduta na parada cardiorrespiratória

A parada cardiorrespiratória (PCR) é a interrupção súbita e brusca da circulação sistêmica e da respiração que exige a reanimação cardiorrespiratória (RCP) imediata.

Trata-se de uma situação dramática, relacionada com elevada morbimortalidade, mesmo em situações de atendimento ideal. Nessa condição, o tempo torna-se fundamental, estimando-se, para cada minuto de PCR, queda de 10% na probabilidade de sobrevida do indivíduo. Desse modo, o treinamento profissional no atendimento dessa situação clínica emergencial pode ter implicações prognósticas favoráveis (Pazin-Filho et al., 2003).

Os contextos em que ocorrem a PCR são variáveis; entretanto, é mais comum que ocorra no ambiente pré-hospitalar, por isso é importante atentar para os locais de grande concentração de pessoas e enfatizar o treinamento para o suporte básico de vida tanto para profissionais quanto para leigos.

Entre as situações com maior risco de evolução para uma PCR poderão estar os mais diversos traumas, choque elétrico, abuso de substâncias químicas, cardiopatia, insuficiência respiratória aguda, hipertensão arterial, acidente vascular cerebral, infarto agudo do miocárdio, broncospasmo, reação anafilática, estado de choque, afogamento, tentativa de homicídio, entre outras.

Os sinais clínicos de PCR são inconsciência, ausência de movimentos respiratórios, ausência de pulsos em grandes artérias (femorais e carótidas) ou ausência de sinais de circulação. O diagnóstico deve ser feito com agilidade e compreende a avaliação destes três parâmetros clínicos: a responsividade, a respiração e o pulso.

Investiga-se a responsividade com estímulos verbal e tátil. O estímulo verbal é feito com a voz firme e em tom alto. Observa-se e pergunta-se à vítima: "Ei! Você está me ouvindo? O que aconteceu?" Não havendo resposta, considera-se que a vítima esteja em risco iminente de morte, devendo ser assegurado o atendimento de emergência.

A primeira providência é o posicionamento adequado do paciente em decúbito dorsal em superfície plana e dura, mantendo a cabeça e o tórax no mesmo plano. Utiliza-se o mesmo protocolo do SBV, no local da emergência, e do SAV nos hospitais.

Avaliação primária | ABCD primário

A avaliação primária visa checar os sinais vitais da vítima e tratar as condições que a colocam em risco iminente de morte. Para melhor avaliação, adota-se o processo mnemônico da sequência alfabética ABCD (*airway, breathing, circulation, defibrillation*):

- *Airway (vias respiratórias)*: procura-se obter a permeabilidade das vias respiratórias superiores (VRS) por meio de sua desobstrução, tendo o cuidado de manter a coluna vertebral estabilizada. Usa-se, também, o colar cervical adequado em toda vítima de trauma. A vítima responsiva tem vias respiratórias desobstruídas, apresenta função respiratória, circulação e perfusão cerebral
- *Breathing (respiração)*: avalia-se a respiração e a frequência ventilatória. Verifica-se a respiração da vítima por meio do VOS ("ver, ouvir e sentir") (Figura 5.1). Procura-se hiperestender a cabeça, em casos clínicos, para aumentar a passagem do ar (Figura 5.2). Nos casos de vítimas de trauma, usa-se a tração de mandíbula. Em vítimas inconscientes, utiliza-se a cânula orofaríngea (cânula de Guedel). Fornece-se suporte ventilatório com oxigênio, geralmente entre 10 e 15ℓ/min. Se necessário, inicia-se a reanimação ventilatória
- *Circulation (circulação)*: verificam-se a circulação, o pulso, a perfusão capilar; o enchimento normal ocorre em menos de 2 s. Realiza-se o controle de hemorragias. Evita-se e trata-se o estado de choque. Se necessário, inicia-se a RCP. Realiza-se a massagem cardíaca externa, fazendo 30 compressões torácicas para cada 2 ventilações (Figura 5.3). Se necessário, realiza-se cardioversão e utilizam-se os medicamentos adequados

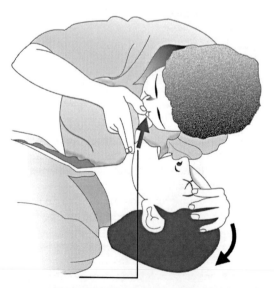

Figura 5.1 Avaliação da respiração.

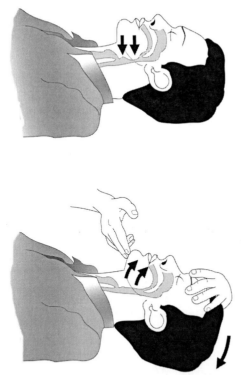

Figura 5.2 Movimento de hiperextensão da cabeça.

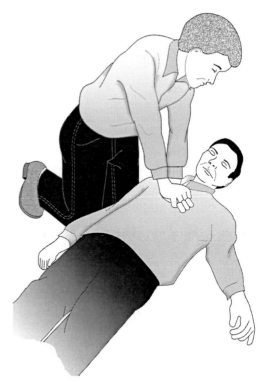

Figura 5.3 Reanimação cardiopulmonar.

- ○ Déficit neurológico: avalia-se o déficit neurológico utilizando-se a escala de coma de Glasgow (Tabela 5.5). Essa escala constitui um método objetivo para registrar o nível de consciência de um indivíduo de maneira inicial e contínua após um traumatismo cranioencefálico (TCE). Avaliam-se as pupilas (tamanho, simetria e reação à luz), caso a vítima não esteja acordada, orientada e capaz de responder a comandos. As pupilas poderão estar isocóricas ou normais com simetria e reação à luz; na miose, ambas estão contraídas, sem reação à luz; podem estar anisocóricas, ou seja, uma dilatada e outra contraída (assimétricas); ou em midríase, estando as pupilas dilatadas (Tabela 5.6). Se as pupilas estiverem opacas, embaçadas, pode-se suspeitar de estado de choque, de coma ou de morte cerebral
- *Defibrillation* (*desfibrilação*): a desfibrilação, ou cardioversão, é parte integrante do suporte básico de vida. É indicada na fibrilação ventricular (FV) e na taquicardia ventricular (TV) sem pulso, o mais precocemente possível; o procedimento é realizado até três vezes. Esse é o fundamento básico do ensinamento do Advanced Cardiovascular Life Suport – Suporte Avançado de Vida em Cardiologia (ACLS), antes mesmo de se iniciar qualquer manobra de reanimação. Em outras situações, na ausência de desfibrilador/monitor, o ABC deve ser iniciado e mantido até que se faça o diagnóstico da causa da PCR (Rosa *et al.*, 2012).

No sistema monofásico, inicia-se a desfibrilação com 200 joules (200, 300, 360 joules), ou, no padrão bifásico, com 150 joules.

A desfibrilação pode ser realizada com um desfibrilador manual, com o qual operação e a interpretação do ritmo são feitas pelo socorrista, ou com desfibrilador externo semiautomático (DEA), com o qual a operação é orientada pelo aparelho, executada pelo operador e a interpretação é feita pelo próprio aparelho.

Tabela 5.5 Escala de coma de Glasgow.

Abertura ocular	
Espontânea	4
Ordem verbal	3
Dor	2
Sem resposta	1
Melhor resposta verbal	
Orientado	5
Confuso	4
Palavras inapropriadas	3
Sons	2
Sem resposta	1
Melhor resposta motora	
Obedece a comando verbal	6
Localiza a dor	5
Reação inespecífica	4
Flexão anormal (decorticação)	3
Extensão à dor (descerebração)	2
Sem resposta	1

Se o resultado for ≤ 8, indica TCE grave (a vítima está em coma); se entre 9 e 13, indica TCE moderado; se entre 14 e 15, indica TCE leve. Fonte: Teasdale G, Jennett BJ. Assessment of coma and an impaired consciousness. A practical scale. *The Lancet*. 1974; 13-2:81-4.

Tabela 5.6 Avaliação do diâmetro das pupilas.

Situação	Diagnóstico provável
Isocóricas: simétricas e reagem à luz	Condição normal, mas deve ser reavaliada constantemente
Miose: ambas estão contraídas, sem reação à luz	Lesão no sistema nervoso central ou uso abusivo de drogas ilícitas
Anisocóricas: uma dilatada e outra contraída	AVC, TCE
Midríase: pupilas dilatadas	Ambiente de pouca luz, anoxia ou hipoxia grave, inconsciência, estado de choque, PCR, TCE

AVC = acidente vascular cerebral; PCR = parada cardiorrespiratória; TCE = traumatismo cranioencefálico.

Avaliação primária | ABCD secundário

Uma segunda avaliação e um segundo monitoramento são necessários durante o atendimento e/ou durante o transporte da vítima até o hospital de referência.

O suporte avançado de vida consiste no ABCD secundário que ocorre na sequência do SBV. Nele, utilizam-se equipamentos adequados para maiores oxigenação e ventilação, associados ao uso de medicamentos, bem como a pesquisa da condição que provocou a parada. O ABCD secundário consiste em:

- *Defibrillation* (*desfibrilação*): utiliza-se cardioversão na fibrilação ventricular ou na taquicardia ventricular sem pulso até 3 vezes
- *Airway* (*vias respiratórias*): obtenha e mantenha as vias respiratórias livres. Intube a vítima assim que possível
- *Breathing* (*respiração*): confirme o posicionamento correto da sonda orotraqueal; fixe a sonda orotraqueal e cheque a oxigenação adequada; monitore a saturação de oxigênio utilizando um oxímetro de pulso
- *Circulation* (*circulação*): estabeleça um acesso venoso; identifique o ritmo cardíaco e estabeleça um monitoramento cardíaco
  - Administração de medicamentos apropriados: epinefrina, amiodarona, lidocaína, sulfato de magnésio, gliconato de cálcio, bicarbonato de sódio, atropina; corrige-se a acidose metabólica
  - O médico fará o diagnóstico diferencial: ele identificará e tratará as causas reversíveis da parada cardiorrespiratória
  - Lembrar-se de que o tempo é um fator crítico na parada cardiorrespiratória: o oxigênio existente nos pulmões e na circulação geralmente mantém a vida por 4 a 6 min. Na PCR de até 4 min há grandes chances de reanimação imediata. Na PCR de 4 a 6 min é possível haver dano cerebral. Em PCR maior do que 6 min, o dano cerebral é, quase sempre, irreversível.

- **Assistência ao parto em situação de emergência**

Ao tratarmos da assistência ao parto de emergência, vale lembrar que o Decreto nº 94.406/87, que regulamenta a Lei nº 7.498/86, que dispõe sobre o exercício profissional de enfermagem no Brasil, em seu artigo 8º, inciso

II, alíneas "h", "j" e "l", incumbe ao enfermeiro, como integrante da equipe de saúde, a assistência de enfermagem à gestante, à parturiente, à puérpera e ao recém-nascido; o acompanhamento da evolução e do trabalho de parto; a execução e a assistência obstétrica em situação de emergência; e execução do parto sem distocia. Para tanto, é necessário lembrar os sinais de parto iminente, que são: contrações uterinas frequentes, dolorosas e com razoável duração e intensidade, ou seja, 5 contrações uterinas em 10 min, com duração média de 70 s e intensidade de média para forte (5'/10'/70" de média intensidade). Acompanhando esses sinais, pode haver queixa pela paciente de desconforto e de desejo intenso de evacuar. Ela pode apresentar sudorese, inquietação, ansiedade e perda de líquido amniótico pela vagina. Pode-se, também, visualizar a cabeça fetal na vagina e ou distendendo a vulva (coroando). A conduta de enfermagem apropriada, minimamente, nessa situação, será de:

- Procurar tranquilizar a mulher e instruí-la de maneira calma e segura durante todo o atendimento
- Ajudá-la a assumir a posição de litotomia para facilitar o parto
- Calçar luvas estéreis ou de procedimento com agilidade
- Se houver no ambulatório, fazer uso do *kit de parto*
- Limpar o períneo da paciente com antisséptico, como, por exemplo, clorexidina ou iodopovidona (PVPI)
- Com uma compressa limpa na mão direita, apoiar o períneo para evitar desprendimento brusco do feto (que na maioria das vezes tem o polo cefálico apresentado)
- Com a mão esquerda em forma de concha, apoiar a saída da cabeça fetal; exercer pressão suave contra a cabeça do feto para controlar sua progressão e evitar um parto muito rápido
- Incentivar a paciente para uma respiração rápida nesse momento para evitar fazer muita força para baixo
- Romper as membranas ovulares na altura do occipital, se ainda estiverem íntegras
- Quando ocorrer o desprendimento cefálico, observar se o cordão está enrolado no pescoço ou em outras partes do corpo. Se estiver, primeiro deve ser deslizado pela cabeça, depois pelos ombros. E caso estes estejam tensos, deverá ser clampeado próximo ao pescoço e, logo em seguida, cortado, para que o parto possa prosseguir normalmente
- Segurar a cabeça da criança com as palmas de ambas as mãos, girar o corpo no sentido horário (ver Figura 5.4)
- Se a cabeça não girar facilmente no sentido horário, movimentá-la no sentido contrário
- Exercer discreta pressão para baixo, no sentido do chão, deslizando, dessa maneira, o ombro anterior sob a sínfise pubiana
- Logo que o ombro anterior for expulso, fazer a tração para cima e para fora a fim de expulsar o ombro posterior
- À medida que o corpo do feto for expulso, deslizar a mão mais alta por baixo das costas e segurar-lhe os pés
- Apoiar a cabeça e o corpo do recém-nascido (RN) com a mão em plano mais inferior para facilitar drenagem de muco
- Secar o excesso de muco da boca e do nariz do RN
- Friccionar suavemente as costas do RN para estimular a respiração, se houver necessidade
- Pinçar duas vezes o cordão umbilical com duas pinças hemostáticas ou dois clampes. Cortar o cordão entre os dois clampes (ver Figura 5.5). As duas extremidades seccionadas do cordão não devem sangrar
- Se não tiver pinças ou clampes, amarrar o cordão com material adequado estéril ou limpo. Na ausência de clampes, usar barbante ou outro dispositivo fervido ou desinfetado com álcool
- Na ausência de material estéril, realizar flambagem do material a ser utilizado
- Após cortado o cordão umbilical, envolva o RN em campos para mantê-lo aquecido e entregue-o a mãe
- Observar os sinais de descolamento da placenta. Não tracionar o cordão umbilical. Assim que a placenta começar a ser visualizada na vulva, realizar a manobra de Jacob-Dublin, ou seja, fazer sua rotação entre as mãos para evitar que arrebente e fiquem pedaços dentro do útero (ver Figura 5.6)
- Evitar tração do cordão para não ocorrer o seu rompimento e, consequentemente, hemorragia
- A dequitação normal pode demorar até 20 min. Terminada a dequitação da placenta, é importante fazer uma revisão de suas estruturas para verificar se nenhuma parte restou dentro da cavidade uterina (ver

Figura 5.7). Coloque-a em um saco plástico e conduza ao hospital ou maternidade de referência
- Observar se o útero está bem contraído, se houve formação do globo de segurança de Pinard, que é um sinal de segurança contra hemorragia uterina (ver Figura 5.8). Caso contrário, massageie o útero para que ele se contraia
- Coloque um absorvente higiênico hospitalar ou um lençol limpo entre as pernas da mulher para controlar e absorver o sangramento uterino fisiológico após a dequitação
- Evitar manipulação perineal excessiva para evitar infecção e condutas intempestivas durante todo o parto
- Durante o transporte para o hospital, coloque o RN entre as pernas da mãe.

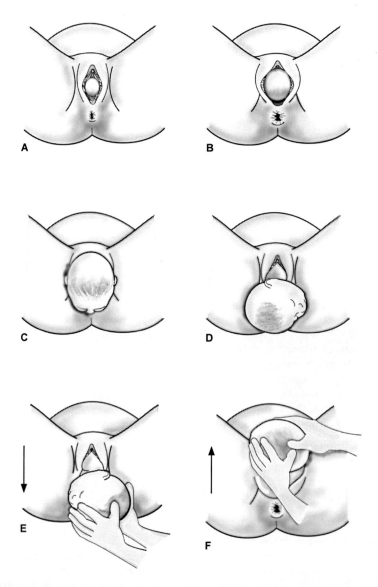

Figura 5.4 Mecanismo de parto nas apresentações cefálicas fletidas. **A.** Coroamento grau 1. **B.** Coroamento grau 2. **C.** Deflexão da cabeça fetal. **D.** Rotação externa da cabeça fetal. **E.** Abaixamento para retirar o ombro anterior. **F.** Elevação para retirar o ombro posterior.

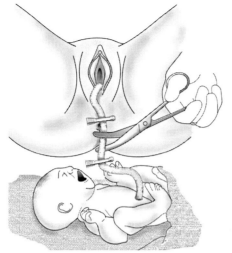

Figura 5.5 Pinçamento e corte do cordão umbilical.

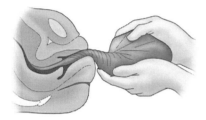

Figura 5.6 Manobra de Jacob-Dublin.

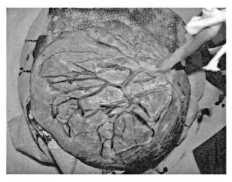

Figura 5.7 Revisão placentária.

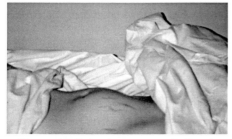

Figura 5.8 Globo de segurança de Pinard.

▸ Exames médicos ocupacionais

A NR 7 estabelece a elaboração e a implementação obrigatórias por parte de todos os empregadores e instituições do programa de Controle Médico de Saúde Ocupacional (PCMSO) com o objetivo de promoção e de preservação da saúde de seus trabalhadores. A fundamentação legal que dá embasamento jurídico à existência dessa NR são os artigos 168 e 169 da CLT.

Desse modo, o PCMSO determina exames médicos obrigatórios em cinco níveis: o admissional, o periódico, o de retorno ao trabalho, o de mudança de função e o demissional (que constam de avaliação clínica e de exames complementares).

• Exame admissional

Esse exame é uma parte integrante do processo seletivo da empresa. Por isso, não compete ao SSO informar ao candidato se ele foi considerado apto ou inapto para o cargo pretendido.

O objetivo principal do exame admissional preconizado pela Organização Mundial da Saúde (OMS) é assegurar que as capacidades, as necessidades e as limitações fisiológicas e psicológicas do candidato sejam compatíveis com os esforços físico e mental exigidos pelo cargo. Por meio desse exame é possível identificar pessoas vulneráveis às condições prejudiciais do ambiente de trabalho, protegendo-as com medidas adequadas. A simples ausência de doenças não será critério absoluto para o bom desempenho de qualquer função, porém os candidatos deverão ser avaliados de acordo com as exigências do cargo pretendido.

O exame admissional deverá constar de um exame clínico completo realizado por um médico (NR 7) e por um enfermeiro do trabalho, de acordo com as práticas profissionais específicas de cada uma dessas categorias, de exames laboratoriais básicos, de exames complementares para o esclarecimento de diagnósticos e de exames específicos para exercer a função pretendida; às vezes, também de imunizações. Os exames complementares podem ser laboratoriais, radiológicos e eletrocardiográficos. Entre eles, estão os seguintes:

- Hemograma completo
- Tipagem sanguínea, grupo ABO e fator Rh
- Glicemia de jejum

- Colesterol total e frações
- Triglicerídios
- Ureia, creatinina e ácido úrico
- Parasitológico de fezes
- Urina tipo I
- Mamografia para mulheres com mais de 40 anos
- Densitometria óssea a partir dos 45 anos
- Avaliação de risco cardiológico (por meio de eletrocardiograma ou outros)
- Radiografia de tórax.

As provas funcionais são realizadas de acordo com a função a ser exercida: provas visuais e tonometria ocular, avaliação audiológica, dinamometria, espirometria, entre outros exames, a critério médico.

Conforme o disposto na NR 7 (item 7.4.5.), os resultados dos exames clínicos e complementares, as conclusões e as medidas aplicadas deverão ser registrados em prontuário clínico individual que ficará sob a responsabilidade do médico coordenador do PCMSO. O médico responsável pelo exame emitirá um atestado de saúde ocupacional (ASO) em duas vias. Uma via ficará arquivada no prontuário do funcionário e a segunda via será entregue ao trabalhador. Portanto, devem constar nos registros do prontuário funcional: exames ocupacionais, ocorrência de acidentes de trabalho, de doenças ocupacionais ou relacionadas com o trabalho, consultas clínicas, tratamentos e procedimentos realizados, imunizações, registros dos atendimentos prestados pela equipe de enfermagem, dados sobre absenteísmo e outros dados relevantes para a saúde do funcionário.

Os registros mencionados acima deverão ser guardados por no mínimo 20 anos após o desligamento do trabalhador da empresa.

Esses procedimentos admissionais normalmente implicam período de 7 a 10 dias, especialmente se levarmos em consideração os exames especiais que são realizados para candidatos em determinadas categorias. Esse período pode significar muitas horas perdidas por mês. Alguns candidatos, ainda nesse período, desistem da complementação dos exames ou aceitam outras oportunidades oferecidas com prejuízo dos esforços desenvolvidos e dos custos na preparação do candidato, tais como recrutamento e seleção, quando não o treinamento. Esse tempo pode ser reduzido por alguns procedimentos feitos pelo pessoal de enfermagem: agilização da realização e do fornecimento dos resultados dos exames complementares por contato direto com o laboratório indicando urgência desses exames sobre os demais; priorização na marcação dos exames médicos; e entrosamento com o setor de seleção, diminuindo a burocracia desnecessária e substituindo-a pelo contato informal.

Em algumas empresas, é possível condicionar o credenciamento de entidades responsáveis pela realização de exames radiográficos e laboratoriais, visando agilizar os resultados. A coleta de exames laboratoriais pode ser realizada no próprio ambulatório da empresa.

Quanto à vacinação antitetânica, após a aplicação deverá ser entregue ao candidato uma guia de comparecimento ao serviço médico, indicando o dia e a hora em que ele deverá comparecer para a segunda dose da vacina. A enfermagem deverá ter também um controle do processo de vacinação, com data de todas as doses, nome do funcionário e seção de trabalho para um posterior comunicado caso ele não compareça na data marcada (ver Capítulo 11, *Imunização do trabalhador*).

- **Exame periódico**

A finalidade desse exame é o diagnóstico precoce das doenças ocupacionais. Deve ser realizado com a periodicidade indicada para o tipo de risco da função desempenhada pelo funcionário. O exame periódico propicia maior rentabilidade à empresa, pois contribui eficientemente para a promoção da saúde dos empregados. No entanto, é necessário que a ausência do funcionário de seu setor de trabalho em função de realização de exame seja diminuída ao máximo.

O exame periódico tem objetivo semelhante ao exame admissional, diferindo pelos seguintes aspectos: o empregado precisa ser convocado para o exame e o tempo destinado para o exame afetará diretamente a produtividade da empresa. Portanto, é necessário fazer uma escala dos funcionários que deverão comparecer ao exame médico de modo a minimizar as alterações de ordem operacional.

Alguns procedimentos podem ser feitos, visando solucionar esses aspectos, como distribuição de recipientes para a coleta de material na área do trabalho, com o fornecimento das instruções adequadas; a coleta de sangue e a entrega de fezes e de urina em local próximo ao de trabalho, com um controle de fluxo que altere o mínimo possível o trabalho desempenhado pelo funcionário; a realização de exame médico em dia e hora marcados; e a convocação para exame médico dos empregados em diversas seções da empresa. A periodicidade dos exames varia de acordo com as condições de trabalho e a idade do funcionário: para os trabalhadores expostos a riscos ou a situações que impliquem agravo de doenças, ou ainda portadores de doenças crônicas, os exames deverão ser anuais ou em intervalos menores; para os trabalhadores menores de 18 e maiores que 45 anos, os exames também serão anuais; e, para os trabalhadores entre 18 e 45 anos de idade, eles serão feitos a cada 2 anos. Ao final da programação do exame periódico do pessoal de cada setor da empresa é feito um controle do comparecimento, sendo realizadas novas convocações, caso haja necessidade.

- **Exame de retorno ao trabalho**

A NR 7 determina que esse exame será feito obrigatoriamente no primeiro dia da volta ao trabalho, após afastamento igual ou superior a 30 dias por motivo de doença, acidente ocupacional ou não, e no caso de licenças-maternidade (NR 7, 7.4.3.3).

- **Exame de mudança de função**

Esse exame deverá ser feito quando houver mudança na exposição de fatores de risco para a saúde do funcionário. Ele deverá ser feito antes da mudança de função. Mudança de função será toda e qualquer alteração de atividade, de posto de trabalho ou de setor que exponha o trabalhador a risco diferente daquele a que estava exposto anteriormente (NR 7, 7.4.3.4.1).

- **Exame demissional**

A finalidade do exame é detectar doença ocupacional causada durante o exercício de sua função na empresa. Esse exame é composto por exame clínico detalhado e, dependendo da função exercida pelo funcionário, por exames especiais. Estes deverão ser realizados até a data da homologação, desde que o último exame médico ocupacional tenha sido realizado há mais de 135 dias por aqueles que trabalhavam em empresas com graus de risco 1 e 2; e de 90 dias por aqueles que trabalhavam em empresas com graus de risco 3 e 4, respeitadas as situações particulares (Quadro I da NR 4).

6 Provas Funcionais

Geraldo Mota de Carvalho e Carlos Kazuo Taguchi

▶ Introdução

Por força de dispositivos legais da NR 7 | Programa de Controle Médico de Saúde Ocupacional (PCMSO), os candidatos à vaga de trabalho, de acordo com a função a ser exercida na empresa, ou os trabalhadores já contratados devem ser submetidos a exames médicos admissionais, periódicos, de mudança de função, de retorno ao trabalho ou demissionais. Durante a realização destes, os examinados poderão ser submetidos a algumas avaliações e provas funcionais específicas com a finalidade de identificar o perfil de cada um, adequando-os à função que pretendem exercer, exercem ou deixarão de exercer, e, também, detectar possíveis agravos à sua saúde. Pode ser considerado ainda medida para a adequação das condições de trabalho às características físicas do trabalhador. Obviamente, em todas essas avaliações, estão envolvidos os profissionais da equipe de enfermagem ocupacional.

A realização dessas provas funcionais apoiará o profissional na consulta médica e/ou de enfermagem, que conduzirá uma avaliação de saúde mais adequada do cliente e de sua adaptação ao trabalho.

Caberá ao médico do trabalho, coordenador do PCMSO, estabelecer para cada cargo ou função as avaliações e provas específicas e a periodicidade com que deverão ser feitas.

Entre os exames mais utilizados nessas provas funcionais estão o controle dos sinais vitais, as medidas antropométricas, a avaliação da força muscular (dinamometrias e resistência estática dos membros superiores), a avaliação pulmonar, a avaliação audiológica, a avaliação visual, além dos frequentes exames laboratoriais.

▶ Medida dos sinais vitais

Uma das técnicas mais utilizadas é o controle dos sinais vitais (pressão arterial, pulsação, temperatura e respiração), que deverá ser realizado a cada avaliação ocupacional (avaliações admissionais, periódicas, de retorno ao trabalho, de alteração de função e demissionais). Esses sinais básicos fornecem informações valiosas a respeito do funcionamento e das alterações das funções vitais, indicando as condições de saúde do cliente que auxiliarão o profissional durante a consulta médica e de enfermagem, contribuindo para a tomada de decisões e escolha das intervenções apropriadas.

Algumas observações são importantes durante a aferição da pressão arterial: o repouso prévio do cliente; o esfigmomanômetro deve estar calibrado e o manguito deve ter tamanho adequado ao diâmetro do braço (muitas vezes é utilizado o aparelho de pressão arterial digital de pulso). A aferição deve ser realizada sempre na mesma posição: com o indivíduo sentado ou deitado, com o braço apoiado, mantendo-o levemente inclinado na horizontal e na altura do coração; o braço não deve ter a manga da roupa apertada para não diminuir o retorno venoso; usar a 4ª bulha (abafamento do som) ou a 5ª bulha de Korotkoff (desaparecimento do som) para registrar o valor diastólico; o ideal é repetir a medição após cerca de 5 min para confirmar os valores obtidos.

▶ Avaliações antropométricas

O termo antropometria tem sua origem na língua grega: *antropo* significa homem e *metria*, medida, podendo ser definido como o estudo das medidas físicas do corpo humano. As medidas antropométricas possibilitam a identificação das dimensões, proporções e quantidades dos diferentes componentes do corpo humano que apresentam relação com a saúde e com a aptidão física para o trabalho.

Dessa maneira, possibilitam o somatório de informações úteis, definindo o perfil do trabalhador e enquadrando este perfil a determinada tarefa. Para os objetivos dos profissionais da área de saúde ocupacional, as medidas antropométricas mais utilizadas são: estatura, peso, massa corporal, composição corporal, perímetros corporais, pregas cutâneas (prega do tríceps, prega suprailíaca, prega subescapular, prega do abdome e da coxa) e diâmetros ósseos.

Deliberato (2002) cita que existem dois tipos de recursos utilizados na antropometria: a antropometria estática, na qual as medidas das dimensões corporais são realizadas com o indivíduo em postura neutra (sem se movimentar), e a antropometria dinâmica, na qual são consideradas as medidas dos segmentos corporais em movimento. Por meio da antropometria dinâmica podem-se obter informações relacionadas com os ângulos das articulações, os alcances e as posturas naturais e confortáveis. Esta última é recomendada para projetos ergonômicos com máquinas ou para postos de trabalhos com estruturas que se movimentem.

Nesse sentido, a antropometria torna-se fundamental no contexto ergonômico, na área ocupacional, pois por meio dela é possível adequar os postos de trabalho ao trabalhador que atua neles, atendendo ao disposto na NR 17, que "visa estabelecer parâmetros que permitem *adaptação das condições de trabalho às características psicofisiológicas dos trabalhadores, de modo a proporcionar um máximo de conforto, segurança e desempenho eficiente*".

As concepções dos espaços físicos dos ambientes de trabalho, bem como dos materiais, das ferramentas e dos equipamentos utilizados, além de todo aparato de uso pessoal, seja em ambiente fabril ou doméstico, devem levar em consideração, além das dimensões corporais, os movimentos realizados pelo corpo na execução das tarefas.

Naturalmente, os indivíduos são diferentes em altura, estruturas óssea e muscular, composição de gordura etc.; ou seja, eles têm biotipos ou somatótipos diferentes. Alguns são mais fortes do que outros, com maior capacidade para suportar o estresse físico e mental.

Quanto ao gênero, Nascimento e Morais (2000) comentam que as mulheres são cerca de 12 cm menores do que os homens e trabalham muitas vezes com máquinas, acessórios e em postos de trabalho que foram projetados com base nos padrões masculinos.

Dessa maneira, a falta de adaptação a esses equipamentos torna o trabalho das mulheres ainda mais fatigante, deixando-as expostas a erros e acidentes.

• Medições antropométricas

Tratando-se de mensurações antropométricas, é preciso antes de tudo determinar a finalidade e os tipos de medidas que serão realizados, se estáticos ou dinâmicos, ou ainda definir os pontos de referência que deverão ser utilizados para a realização das medidas.

As medições antropométricas podem ser diretas, por meio da utilização de instrumentos como a balança antropométrica (Figura 6.1), a fita métrica e o adipômetro (para avaliar a espessura das pregas cutâneas), entre outros, ou ainda, de maneira indireta, por meio de fotos ou imagens (Fernandes, 2003).

Existe uma técnica recente que utiliza para a análise antropométrica um *scanner* tridimensional a *laser*, que possibilita a medição detalhada da superfície externa do corpo. Devido ao equipamento ser sofisticado e ter um alto custo para as empresas o adquirirem, as técnicas tradicionais parecem ser financeiramente mais viáveis na realização de estudos antropométricos.

Tabela 6.1 Classificação do IMC.

Índice	Classificação
< 16,0	Baixo peso grave
16,0 a 16,99	Baixo peso moderado
17,0 a 18,49	Baixo peso suave
< 18,5	Desnutrição
18,5 a 24,99	Eutrófico
25,0 a 29,99	Pré-obeso
30,0 a 34,99	Obesidade classe I
35,0 a 39,99	Obesidade classe II
≥ 40,0	Obesidade classe III

Fonte: OMS, 1997.

Índice cintura-quadril

Relaciona a circunferência abdominal com o perímetro do quadril. É um indicativo indireto da quantidade de *gordura visceral*, a gordura que envolve os órgãos intra-abdominais (obesidade androide ou central). A quantidade de gordura visceral está relacionada com doenças crônicas, como diabetes melito, e alterações cardiovasculares, como hipertensão arterial, aterosclerose, *infarto agudo do miocárdio* e acidentes vasculares cerebrais ou encefálicos. Para se conhecer o índice cintura-quadril, estabele-se uma fração, em que o numerador é a circunferência da cintura abdominal e o denominador é a circunferência do quadril. Então, como exemplo, podemos ter: 94/92 = 1,02. O parâmetro de normalidade para homens é inferior a 1,0 e para mulheres, inferior a 0,85.

▶ Biotipo e trabalho

Por tipo físico, ou biotipo, entende-se a constituição, o temperamento e as características físicas, funcionais e psíquicas de um indivíduo. Basicamente, os homens classificam-se em três grupos principais. A pessoa típica de um determinado grupo raramente é encontrada. A maioria enquadra-se predominantemente em um grupo, mas tem características pertencentes a dois ou até aos três grupos.

Essas características físicas funcionais e psíquicas, naturalmente, também dependem da idade, do sexo, do estado de saúde, de condições socioeconômicas, geográficas, étnicas e raciais, além do clima, do tipo de educação e in-

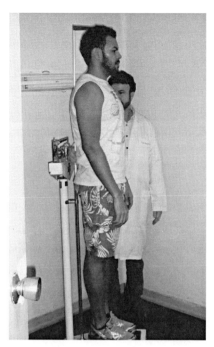

Figura 6.1 Balança antropométrica.

Cálculo do índice de massa corporal

O índice de massa corporal (IMC) é calculado da seguinte maneira:

$$IMC = peso/altura^2 (m).$$

Na Tabela 6.1 temos a classificação do IMC e sua relação com o estado nutricional.

Esse índice mostra uma proporção entre a estatura e a massa corporal, mas não quantifica a gordura corporal. Um indivíduo pode ser classificado como eutrófico, com um IMC de 22, mas apresentar gordura centralizada no abdome. Desse modo, é preciso fazer outras avaliações, como, por exemplo, mensuração das pregas cutâneas e da relação cintura-quadril.

Se o indivíduo estiver fora dos limites da eutrofia, a ele deve ser proposto o peso ideal. O cálculo de peso ideal pelo IMC é feito da seguinte maneira:

$$PI = A^2 \times IMC \text{ (ideal)},$$

em que: PI = peso ideal; A^2 = altura, em metros, elevada ao quadrado; e o IMC ideal constitui os limites mínimo (18,5) e máximo (24,99) da eutrofia. Também pode ser utilizada a média aritmética entre esses valores.

formação e da atividade física realizada durante o período de crescimento. Como exemplo, citamos as pessoas menores de idade e as idosas como mais sujeitas a acidentes. A capacidade física das mulheres é menor do que a dos homens (correspondendo a 4/5). Sendo assim, elas estarão mais sujeitas a fadiga e a enfermidades, favorecendo a ocorrência de acidentes.

As três classificações de biotipos mais conhecidas são as de Bernardelli, de Kretschmer e de Sheldon, respectivamente (*apud* Fundacentro, 1977; Lida, 1990; Hernandéz, s. d.):

- *Longilíneos, leptossomos (astênicos) ou ectomorfos*: têm corpo e membros longos e delgados, com pouco músculo e pouca gordura, ombros e tronco estreitos e rosto e pescoço finos e alongados. O queixo costuma ser recuado e a testa alta. Abdome estreito e fino. Geralmente são inibidos, introvertidos, de reações variáveis e imprevisíveis, pouca comunicação, intelecto desenvolvido, abstrato e técnico
- *Brevilíneos ou pícnicos ou endomorfos*: têm o corpo baixo e grosso, pescoço curto e extremidades curtas. As mãos são finas. Os ossos pequenos. A cabeça e os ombros arredondados. Têm tendência a engordar e o abdome costuma ser grande e pronunciado. A musculatura pode desenvolver-se bastante com exercícios. Geralmente, são sociais, práticos, realistas, extrovertidos e alegres, autoconfiantes e bons oradores. Costumam ser bons organizadores e dão preferência às ciências naturais
- *Normolíneos ou atléticos ou mesomorfos*: são tipos intermediários. São tipos musculosos, de formas angulosas: têm ombros largos, ossos fortes, pouca gordura subcutânea. A musculatura desenvolve-se bem quando exercitada. Têm reações lentas, são pouco afetivos e pouco intelectuais. São mais práticos.

A indústria moderna, com tecnologia avançada, está cada vez mais preocupada com a melhor adaptação do homem ao trabalho. Dessa maneira, desenvolve máquinas, instrumentos, produtos e postos de trabalho que facilitam as atividades dos trabalhadores.

Os normolíneos e os brevilíneos seriam os mais indicados para trabalhos braçais, porém a escolha da profissão depende muito do grau de instrução; essa instrução, por sua vez, depende de outros fatores, como os recursos financeiros familiares, as oportunidades, assim como a força de vontade e a capacidade individual. Com as crescentes automação e mecanização das tarefas laborais, o biotipo não tem a mesma importância se comparado com a instrução, a responsabilidade, as habilidades e a resistência, características que podem ser avaliadas em testes apropriados. Uma exceção é feita ao trabalho realizado em temperaturas extremas, sendo os indivíduos de grande massa corporal mais indicados para exposições curtas ao frio ou ao calor e os magros para trabalhos prolongados em ambiente de temperatura elevada (Fundacentro, 1977).

Entretanto, a adaptabilidade do organismo varia individualmente e depende mais da quantidade de glândulas sudoríparas do que do biotipo.

Importante ressaltar que a temperatura corporal basal varia entre 36,4 e 37,2°C. A temperatura confortável do ambiente é aquela na qual uma pessoa, estando nua e em repouso, não sente frio ou calor após duas horas. Geralmente, oscila entre 26 e 29°C, porém varia para cada pessoa, dependendo da adaptação, das estações do ano, do metabolismo basal etc.

▶ Avaliação da força muscular

Essa prova tem a finalidade de avaliar a capacidade de o indivíduo executar tarefas que exigem o levantamento e a sustentação de peso ou a apreensão de objetos com a mão. Para isso, utiliza-se a dinamometria manual, a dinamometria escapular, a dinamometria lombar e a avaliação da resistência estática dos membros superiores com pesos.

O Programa de Controle Médico de Saúde Ocupacional (PCMSO), da NR 7, não estabelece a obrigatoriedade do uso da dinamometria nos exames em que ela é usada, mas afirma que exames complementares podem e devem ser realizados conforme a necessidade determinada pela tarefa a ser executada, a pedido do médico do trabalho.

• Dinamometria

Técnica utilizada para medir a força de determinados grupos musculares. De aplicação simples e fácil, essa prova possibilitará a indicação e a adequação do candidato para as atividades que exijam força muscular.

Os testes de força realizados com os dinamômetros são utilizados nas mais diversas modalidades de trabalho. Algumas empresas usam-nos em seus processos de triagem para contratação de pessoas, podendo até mesmo ser um critério de eliminação do candidato.

A força muscular está diretamente relacionada com o sistema nervoso central, o tamanho do corpo, o biotipo ou somatótipo, a quantidade e a espessura das fibras musculares envolvidas no movimento. Varia em função da idade, sexo, treinamento ou condicionamento físico e temperatura ambiente.

> **Dinamometria manual.** Mede a força de preensão das mãos. O valor de referência varia de 15 a 60 kgF (quilograma-força) para os homens e de 8 a 12 kgF para as mulheres.

> **Dinamometria escapular.** Mede a força de preensão dos braços. O valor referência é de 5 a 90 kgF para os homens e de 3 a 38 kgF para as mulheres.

> **Dinamometria lombar.** Mede a força de tração vertical ou força lombar. O valor referência é de 40 a 180 kgF para os homens e de 25 a 125 kgF para as mulheres.

Avaliação de resistência estática dos membros superiores

A pesquisa de resistência estática dos membros superiores aos pesos possibilita a avaliação da capacidade do indivíduo para executar trabalhos que exijam a sustentação de objetos pesados por um tempo variável. Utilizam-se para essa avaliação halteres de 5 kg para os homens (Figura 6.2) e de 3 kg para as mulheres e os menores de idade. Os resultados são medidos pelo tempo em que o indivíduo consegue segurar esses pesos. Se o tempo de sustentação dos membros direito e esquerdo forem diferentes, faz-se uma média dos dois, ou seja, somam-se os dois valores e divide-se o resultado por dois para se obter a média. Veja na Tabela 6.2 os parâmetros de normalidade desse teste.

▶ Provas de função pulmonar

Essas provas podem ser divididas em dois tipos: aquelas que avaliam a função ventilatória (espirometria, teste ergométrico, entre outros) e

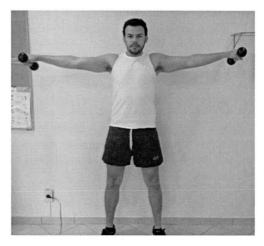

Figura 6.2 Avaliação de resistência estática dos membros superiores no homem.

Tabela 6.2 Parâmetros de normalidade na avaliação de resistência estática dos membros superiores.

Tempo de sustentação de peso (em segundos)	Capacidade de sustentação
Mais de 79 s para homens Mais de 108 s para mulheres	Capaz de sustentar pesos
De 30 a 79 s para homens De 40 a 108 s para mulheres	Capaz de sustentar pesos com auxílio de equipamentos
Menos de 30 s para homens Menos de 40 s para mulheres	Incapacidade de sustentação

Fonte: Vieira, SI. *Medicina básica do trabalho*. vII. Curitiba: Gênesis, 1996.

as que avaliam as trocas gasosas (por meio da gasometria arterial ou oxímetro de pulso, pelos quais determinam-se os valores da PaO_2 (pressão arterial do oxigênio), da $PaCO_2$ (pressão arterial do dióxido e carbono) e do pH.

Espirometria

Nessa prova utiliza-se o aparelho chamado espirômetro e avalia-se a integridade mecânica do aparelho respiratório. Investiga-se a fase ventilatória da respiração que fornece volume, capacidade e fluxos pulmonares. Isso reflete a força dos músculos respiratórios, a resistência da caixa torácica, a contração e a expansão dos pulmões.

Mensura-se a capacidade vital (CV). A capacidade vital é a máxima quantidade de ar expirado do pulmão após sua inspiração máxima. Ela serve como índice da função pulmonar e representa a soma do volume de ar corrente (VC), do volume de ar de reserva inspiratória (VRI) e do volume de ar de reserva expiratória (VRE), ou seja, CV = VC + VRI + VRE.

O examinado inspira profundamente pelo nariz e expira pela boca no bocal do aparelho que, por meio de um manômetro, registra o volume máximo expirado. O volume de ar expirado representa a capacidade vital do indivíduo. Esses valores são considerados em função da idade, sexo, altura, superfície corporal e outros dados individuais.

- ### Teste ergométrico

O teste ergométrico, ou teste de exercício com bicicleta ergométrica, é recomendável para a avaliação da incapacidade funcional de portadores de pneumopatias ocupacionais. As principais indicações dessa prova funcional pulmonar em saúde ocupacional, segundo Ferreira Júnior (2000), são:

- Avaliação de trabalhadores sintomáticos respiratórios
- Avaliação de disfunção e incapacidade respiratória
- Acompanhamento longitudinal de grupos expostos (tanto em programas preventivos quanto em investigações)
- Avaliação de efeitos dos riscos ocupacionais aos quais os trabalhadores estão expostos
- Avaliação de melhoria pulmonar decorrente de afastamento do risco
- Avaliação de casos suspeitos de incapacidade pulmonar.

As pneumopatias ocupacionais mais frequentes são:

- *Rinites, sinusites e traqueítes*: causadas pela ação citotóxica química ou física sobre a mucosa do trato respiratório alto nas exposições a poeiras, fumos, soluções ácidas e básicas, gases irritantes, entre outros
- *Asma ocupacional*: entre os inúmeros produtos estão TDI (tolueno di-isocianato), agrotóxicos organofosforados, poeiras de algodão e enzimas proteolíticas
- *Bissinose*: causada pela inalação da poeira de algodão, linho, cânhamo e sisal
- *Bronquite crônica*: relacionada com o tabagismo crônico e trabalhadores expostos a poeiras de carvão e algodão
- *Enfisema pulmonar*: relacionado com a exposição a poeiras de carvão, fumos de cádmio e como consequência da silicose
- *Silicose*: relacionada com a exposição à sílica livre (quartzo), especialmente na mineração de ouro, nas fundições e em cerâmicas. Principal pneumoconiose do Brasil
- *Asbestose*: relacionada com a aspiração de poeira de amianto (asbesto). Especialmente importante, pois o Brasil é um dos quatro maiores produtores mundiais dessa fibra mineral.

Ver mais informações no Capítulo 14, *Doenças Relacionadas com o Trabalho*.

▶ Avaliação audiológica

Como sabemos, o órgão auditivo está dividido, didaticamente, em três partes, conforme podemos observar na Figura 6.3.

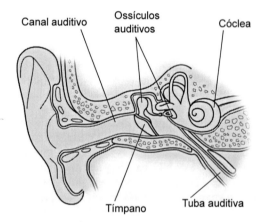

Figura 6.3 Anatomia da orelha.

Assim, temos:

- *Orelha externa*: composta por pavilhão auricular, conduto auditivo externo e membrana timpânica
- *Orelha média*: composta pelos três menores ossos do corpo humano ou ossículos: martelo, bigorna e estribo e pela tuba auditiva
- *Orelha interna*: labirinto de canais cheio de líquidos (endolinfa e perilinfa). Nessa região, encontramos a cóclea (responsável pela per-

cepção dos sons) e os canais semicirculares, sáculo e utrículo (responsáveis pela percepção do equilíbrio corporal).

A onda sonora propaga-se pelo meio aéreo, alcança o pavilhão auditivo e faz vibrar a membrana timpânica. Esse é o início do que chamamos de audição por via aérea. A energia acústica, também chamada de pressão sonora, provoca a movimentação da cadeia ossicular que irá deslocar o líquido que está dentro do labirinto coclear. Esse deslocamento ativa a estrutura celular responsável que irá identificar e enviar essa informação auditiva para o cérebro. Essa estrutura é denominada órgão de Corti.

Ou seja, existem vários processos físicos e neurológicos que possibilitam uma onda sonora se transformar em uma onda mecânica e, depois, em sinal elétrico, que será compreendido e categorizado como um som. Da mesma maneira que ouvimos um som por via aérea, existe outro caminho para que o som seja percebido pela cóclea e chegue ao cérebro. Isso ocorre por meio da propagação do som pelo crânio. Esse é o meio que chamamos de via óssea.

Como dissemos, o órgão de Corti é uma estrutura muito delicada e pode sofrer agressões que podem ocasionar, em casos mais graves, a morte de suas estruturas sensoriais. Quando isso acontece, o primeiro sinal de que algo está errado é a perda auditiva.

Alguns fatores que podem provocar a perda auditiva são:

- Malformação ocorrida durante a gestação
- Doenças infectocontagiosas durante a gravidez (rubéola, sífilis, citomegalovírus etc.)
- Infecções logo após o nascimento, como a meningite
- Doenças infectocontagiosas durante a infância, como a parotidite
- Infecções auditivas repetitivas na infância
- Traumatismos cranianos
- Uso ou exposição aos medicamentos tóxicos para a orelha interna, como antibióticos, solventes, inalantes etc.
- Traumas acústicos, como explosões
- Exposição prolongada ao ruído.

A exposição prolongada ao ruído durante a jornada de trabalho tem se constituído como a grande causa de problemas auditivos atualmente, visto o grande avanço tecnológico por que passamos depois da Revolução Industrial. Esse aumento crescente obrigou vários países a adotarem leis para proteger a saúde do trabalhador. Destacamos aqui o Decreto nº 93.413 de 15 de novembro de 1986, que trata da proteção dos trabalhadores contra riscos profissionais provocados por contaminação do ar, por ruído e vibrações no local de trabalho.

O ruído pode ser caracterizado como qualquer som que possa acarretar perda auditiva, que seja nocivo para a saúde ou que contenha qualquer outro perigo.

A NR 7 prevê a realização obrigatória de exames médicos em cinco níveis: o admissional, o periódico, de retorno ao trabalho, de mudança de função e o demissional. Esses exames são de duas naturezas: clínica e complementar. Os exames e o acompanhamento clínico são realizados por profissionais capacitados ou treinados: médico e enfermeiro do trabalho, fonoaudiólogos, biomédicos e técnicos laboratoriais. Faz parte do exame obrigatório, principalmente quando o ambiente de trabalho oferece riscos para a audição, a realização dos exames audiométricos, que deve ser sempre realizado pelo fonoaudiólogo.

• Avaliação audiométrica

O exame audiométrico é um procedimento simples e não invasivo, mas que necessita da colaboração do trabalhador, uma vez que ele nos indicará a intensidade mínima que é capaz de escutar. Essa colaboração é muito importante, porque, na prática clínica, deparamo-nos com simuladores, ou seja, trabalhadores que, para tirar vantagem de indenizações trabalhistas, fingem ser portadores de deficiência auditiva.

Para o exame são necessárias uma sala e uma cabine tratada acusticamente para evitar que sons externos (máquinas, sirenes, conversas) interfiram nas respostas do trabalhador examinado. Em geral, a cabine acústica tem paredes duplas revestidas externamente com material isolante para evitar a entrada de sons externos e internamente com material absorvente, para dissipar os sons em seu interior, evitando a reverberação.

Evidentemente, necessitamos de um equipamento especial para determinar os limiares ou níveis de audição individuais. Tal aparelho é o audiômetro (Figura 6.4).

O audiômetro é um gerador de sons puros, ou tons, que abrange oito faixas de frequências rotineiramente avaliadas: 250, 500, 1.000, 2.000,

3.000, 4.000, 6.000 e 8.000 Hertz, e que possibilita a mudança de intensidade de 0 até 120 decibels (dB) apresentados ao trabalhador sob exame por meio de um fone de ouvido.

Para a avaliação audiométrica, dentro da cabine acústica (Figura 6.5) colocamos o fone de ouvido no paciente e solicitamos que ele levante a mão, ou aperte um botão de respostas, toda vez que escutar os estímulos (que se assemelham a apitos). O exame audiométrico vai consistir, portanto, no estabelecimento da menor intensidade que um trabalhador é capaz de perceber, o que chamamos de limiar de audibilidade ou limiar auditivo. Existe uma marcação específica: todas as respostas por via aérea da orelha direita são registradas com círculos vermelhos e a da esquerda, com "x" azuis.

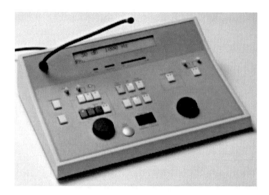

Figura 6.4 Audiômetro.

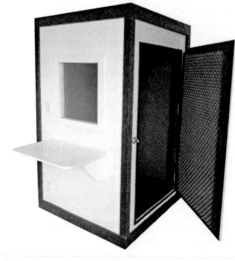

Figura 6.5 Cabine acústica para exames audiométricos.

A marcação por via óssea obedece à sequência de cores, porém utilizamos o símbolo < para o lado direito e > para o lado esquerdo. Importante ressaltar que o exame da via óssea será realizado somente em algumas condições especiais, as quais o fonoaudiólogo experiente irá definir (Figura 6.6).

Além do registro dos limiares auditivos por via aérea e via óssea (quando necessário), é importante conhecer as respostas do trabalhador para os sons da fala. Para isso, apresentamos, por meio do microfone, palavras que devem ser repetidas pelo trabalhador avaliado. Ou seja, queremos saber como o paciente responde aos sons da fala. Esse exame é a logoaudiometria ou audiometria vocal.

Na logoaudiometria estabelecemos a intensidade mínima de inteligibilidade para a fala, o teste do limiar de inteligibilidade (LRF), realizado com trissílabos, e, ainda, os percentuais máximos que o trabalhador é capaz de discriminar no teste de índice de reconhecimento da fala (IRF), realizado com monossílabos. Se a resposta do trabalhador no exame for inferior a 84% de acerto por repetição, constatamos que houve alteração de respostas e apresentamos os dissílabos.

Quanto menores os índices de reconhecimento, maiores são as dificuldades comunicativas desse trabalhador. Conforme percebemos, a investigação da audição do trabalhador envolve uma avaliação quantitativa, ou seja, objetiva-se saber o quanto ele escuta ou percebe os sons, e uma avaliação qualitativa, ou seja, o quanto uma perda auditiva interfere em suas relações sociais e em seu trabalho. No Brasil, o Comitê Nacional de Ruído e Conservação Auditiva padronizou a avaliação audiológica do trabalhador exposto ao ruído, na qual devem ser obedecidos o repouso auditivo de no mínimo 14 h e a habilitação legal de profissional, fonoaudiólogo ou médico para realizar tal exame.

Dispõe, ainda, sobre as condições e procedimentos:

- Identificação do trabalhador
- Histórico clínico e ocupacional (anamnese)
- Inspeção visual do conduto auditivo externo antes do exame
- Ambiente acústico
- Audiômetro calibrado
- Sequência de realização dos testes abrangendo as frequências de 250 a 8.000 Hertz para a avaliação por via aérea

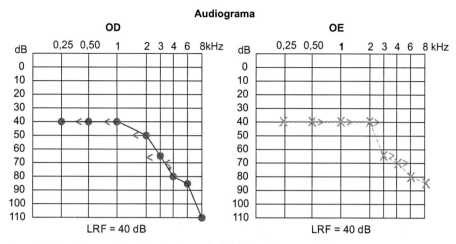

Figura 6.6 Audiograma. LRF = limiar de inteligibilidade; OD = orelha direita; OE = orelha esquerda.

- Sequência de realização dos testes abrangendo as frequências de 500 a 4.000 Hertz para a avaliação por via óssea, quando necessária
- Logoaudiometria: realização de LRF e IRF
- Exames complementares a critério do profissional.

A ficha de cada trabalhador deverá conter dados pessoais, data do exame, nome, assinatura e registro profissional do examinador, identificação do equipamento utilizado, laudo (se solicitado) e observações. O laudo definitivo sobre a causa (origem) da perda auditiva, também chamado de diagnóstico nosológico, será sempre realizado pelo médico do trabalho responsável. Ao fonoaudiólogo, caberá a responsabilidade da execução do exame e do diagnóstico clínico apenas quando solicitado.

Características da perda auditiva induzida por ruído

A perda auditiva induzida por ruído (PAIR) é a diminuição gradual da sensibilidade auditiva provocada por uma exposição continuada a níveis elevados de ruído, principalmente no ambiente de trabalho. Inicialmente, a perda auditiva que o trabalhador apresenta é temporária porque sua audição retorna aos limiares que apresentava antes da exposição ao ruído. Essa recuperação ocorre, geralmente, após o período de descanso, após a jornada de trabalho. A repetição constante dessa rotina de exposição, que provoca a mudança temporária do limiar auditivo e a sua recuperação, em seguida ao descanso, acarreta a mudança permanente do limiar auditivo.

Por ocasionar uma lesão das células do órgão de Corti, a PAIR é irreversível e quase sempre acomete as duas orelhas do trabalhador. Por se tratar de um problema coclear, não é raro o trabalhador se queixar de zumbido, intolerância a sons intensos e prejuízo nas situações de comunicação.

A perda auditiva nunca é profunda. Acomete, inicialmente, as frequências agudas a partir de 3.000 Hz, e, posteriormente, as frequências graves e médias (1.000 e 2.000 Hz).

É importante ressaltar que esse tipo de perda auditiva tende à estabilização quando cessada a exposição ao ruído; e os diferentes graus de perda auditiva dependem do tipo do ruído, tempo (horas e anos) de exposição e suscetibilidade individual.

Portanto, além do monitoramento constante da saúde auditiva, é importante que o trabalhador se conscientize da necessidade de adoção de hábitos mais saudáveis para preservar sua audição. Isso pode ser feito por meio da adoção do uso e da manutenção dos protetores auriculares, que reduzem o impacto da energia sonora do ruído em seu trabalho.

Existem dois tipos de protetores: o de inserção (introduzido no canal auditivo), confeccionado em material moldável; e o de concha, que se assemelha muito aos fones de ouvidos. Além disso, é importante que cada trabalhador mantenha bem higienizados os pavilhões auriculares, evitando o uso de cotonete para a retirada do excesso de cera da orelha. Muitas vezes, o cotonete acaba empurrando interiormente o cerume, que fica impactado junto à membrana timpânica, diminuindo os limiares de audibilidade. Quase sempre a retirada só é possível por meio da lavagem realizada por um profissional capacitado. Se possível, cada trabalhador deveria optar por um lazer mais silencioso, evitando o volume intenso em rádio, televisor e aparelhos de som portáteis (mp3, telefone celular, *ipod* etc.).

Existem também pessoas capazes de simular ("simuladores") ou exagerar as queixas auditivas, fingindo apresentar um problema que, na verdade, não têm. Nesses casos, existem várias provas que poderão ser realizadas pelo fonoaudiólogo para confirmar ou não a existência da queixa auditiva. Isso pode ocorrer por meio da aplicação de testes sensibilizados e até mesmo pelos procedimentos eletrofisiológicos, cujas respostas são obtidas sem a cooperação do examinado. Os simuladores sempre estão procurando uma indenização trabalhista. Nesses casos, a avaliação audiológica será um dos documentos que atestarão ou não a existência do problema, sendo utilizada, portanto, para fins médico-legais. Por motivos jurídicos e éticos, é imprescindível que todos os métodos de avaliação sejam realizados por um fonoaudiólogo qualificado.

▶ Avaliação da visão

A visão destaca-se entre os cinco sentidos humanos pela grande quantidade de informações que nos fornece, tornando-se prioritária para os trabalhadores no exercício de suas funções. Para que haja um funcionamento pleno desse sentido, é necessário que toda a via sensorial (os olhos, os nervos ópticos, as vias ópticas cerebrais e o córtex visual occipital) esteja em perfeitas condições.

O exame de visão funcional admissional registra os potenciais visual e funcional do indivíduo, desde sua entrada na empresa, podendo ser avaliado periodicamente de acordo com a periculosidade de seu ambiente laboral.

Torna-se quase dispensável falar da importância da avaliação da função visual em saúde ocupacional. Entretanto, atualmente, o que se busca em uma avaliação da visão ocupacional não é a visão perfeita, mas a adequação do trabalhador às capacidades e aptidões visuais inerentes ao cargo.

Desse modo, podem ser mais bem aproveitadas as habilidades dos examinados para tarefas que exijam a visão para perto e a contínua fixação, a percepção de profundidade, a avaliação de campos visuais alargados nos sentidos vertical ou horizontal, as habilidades de fixação para longe e perto, a coordenação motora, a boa visão noturna e à média obscuridade, a boa discriminação de cores etc.

Em alguns casos, o resultado da avaliação visual pode ser até decisivo para a contratação do examinado ou para o desempenho do cargo pretendido.

A perda da capacidade visual implica prejuízos ocupacionais, econômicos, sociais, entre outros. Tornam-se, então, necessários exames regulares de avaliação da saúde ocular dos trabalhadores.

Algumas atividades laborais exigem visão mais acurada e alguns trabalhadores podem ter maior dificuldade para realizá-las.

A avaliação da função visual em saúde ocupacional tem a finalidade de:

- Avaliar as capacidades e aptidões visuais do examinado, adequando-as ao cargo
- Detectar problemas que desaconselhem ou imponham limitações ao examinado para o desempenho de algumas atividades; limitações essas que coloquem em risco o próprio indivíduo, seus colegas de trabalho ou o patrimônio da empresa
- Encaminhar ao oftalmologista os casos que necessitem de tratamento ou correções
- Avaliar a melhora obtida após o tratamento ou uso de lentes corretivas.

Vários tipos de instrumentos são utilizados para avaliar as deficiências visuais. Entre eles estão os aparelhos chamados *Vision screeners*, *Ortho-rater* e o *Vision tester*.

Na avaliação da visão ocupacional são feitas várias provas ou testes, como foria vertical, forias lateral ou horizontal, percepção de profundidade e acuidade visual.

▪ Teste das forias lateral e vertical

A foria pode ser definida como índice de relacionamento de convergência acomodativa e indica a falta de coordenação entre os olhos. Assim, as provas de forias lateral e vertical avaliam o paralelismo ou desvios dos eixos visuais. Nas forias lateral ou horizontal, avalia-se a tendência dos olhos de se virarem para fora e para dentro. Na foria vertical, avalia-se a postura dos olhos no plano vertical. A ortoforia é a posição esperada do olho com relação ao outro.

Para essas avaliações são utilizados *slides* com imagens dissociadas, uma para cada olho, que deverão ser captadas e fundidas em algum ponto.

Os indivíduos que apresentam visão monocular (em apenas um dos olhos) ou os que enxergam com um olho de cada vez não fundem as imagens. Eles enxergam ou a imagem do olho direito ou a do esquerdo, de acordo com o olho que é dominante.

No teste da foria lateral, o aparelho *vision tester* (ou outro) combina a imagem de uma seta em um olho com 15 bolinhas ou 15 notas musicais numeradas no outro olho. O examinado deverá dizer qual bola ou qual nota musical ele vê a seta apontar. O indivíduo com foria lateral não consegue combinar as duas imagens e vê somente a seta ou somente as bolinhas, ou notas musicais, de acordo com seu olho dominante (Figura 6.7A).

No teste da foria vertical, o aparelho combina a imagem de uma linha pontilhada em um olho com uma escada ou notas musicais na forma de escada no outro olho. O examinado, então, deverá dizer em que ponto a linha pontilhada cruza as notas musicais ou a escada (Figura 6.7B). Da mesma maneira, os indivíduos com foria vertical não conseguem combinar as duas imagens e veem somente a linha pontilhada ou somente as notas musicais, conforme o olho dominante. Há outros aparelhos, com outras imagens, porém com a mesma finalidade.

- ## Percepção de profundidade

A percepção de profundidade, ou visão estereoscópica, é a capacidade do olho de julgar o tamanho e as relativas distâncias dos diferentes objetos de seu campo visual. As imagens são captadas separadamente em cada retina e as retinas devem fundi-las em uma única percepção. Portanto, para que o indivíduo tenha a percepção de profundidade, ou para se perceber detalhes em projeção, é necessária a participação dos dois olhos, apresentando, assim, a chamada visão binocular. A visão monocular e a foria prejudicam a fusão das imagens captadas separadamente nas retinas.

Para a realização dessa prova são apresentados dispositivos ao examinado, e este terá de dizer, dentro de uma série de desenhos, qual está em relevo.

- ## Avaliação clínica da acuidade visual

Acuidade visual é o grau de aptidão do olho para identificar detalhes espaciais, ou seja, a capacidade de perceber as formas e os contornos.

A maneira mais simples de diagnosticar a limitação da visão é medir a acuidade visual com o quadro ou a escala de sinais de Snellen, criada pelo holandês Herman Snellen em 1862.

A avaliação clínica da acuidade visual pode ser realizada pelos seguintes métodos: acuidade visual para longe, acuidade visual próxima e visão cromática.

Acuidade visual para longe

Essa avaliação é feita por meio de escalas optométricas a uma distância de 6 m ou menos, de acordo com o tamanho das escalas. As letras dessas escalas diminuem de tamanho de cima para baixo. Registra-se, então, por uma fração, a última linha que o examinador consegue ler. Assim, coloca-se no numerador a distância do examinando à escala e no denominador a distância da linha que ele conseguiu ler.

Para avaliar indivíduos analfabetos existe uma variação da escala de Snellen contendo figuras na forma da letra E ou C em vários ta-

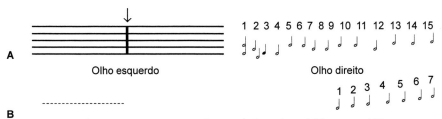

Figura 6.7 Teste para verificação de forias lateral (**A**) e vertical (**B**).

manhos e posições. Os examinados deverão responder às perguntas relacionadas com a direção da letra (Figura 6.8).

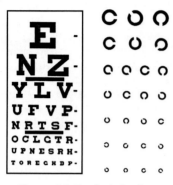

Figura 6.8 Escala de Snellen.

Após alguns estudos, oftalmologistas norte-americanos determinaram que um indivíduo terá visão normal, ou seja, 20/20, quando, a 6 m (no sistema americano, 20 pés) da escala, ele for capaz de enxergar o que um ser humano normal enxergaria. Veja os valores de referência abaixo:

- *Normal ou boa*: de 20/20 a 20/40 em pelo menos um dos olhos
- *Moderada*: de 20/50 a 20/70
- *Grave*: de 20/80 a 20/200
- *Cegueira*: menor que 20/200.

Se o indivíduo tem visão 20/40, significa que, quando fica a 6 m da escala, é capaz de enxergar o que um ser humano normal conseguiria se estivesse a 12 m. A visão de um indivíduo de 20/100 significa que ele consegue ver o que outra pessoa vê a 30 m de distância. O parâmetro 20/200 é o limite da cegueira legal.

Acuidade visual próxima

Para essa avaliação, utiliza-se o cartão de Jaeger, que apresenta textos com tipos de letras de diversos tamanhos aumentados progressivamente de 1 até 12. Com o cartão a 40 cm dos olhos, solicita-se ao examinando ler o texto de número 1. Se ele não conseguir, passa-se, então, para o texto seguinte com tipo número 2, e, assim, sucessivamente, até que alcance um ponto em que o cliente consiga ler.

Quanto maior a deficiência visual do examinado, maior deverá ser o tamanho das letras para que ele leia o cartão a uma dada distância.

Visão cromática

A visão de cores é conseguida pela estimulação dos cones, que estão localizados em maior concentração na mácula, uma região da retina. Aceita-se que existam três tipos básicos de cones com três pigmentos diferentes (verde, vermelho e azul) e que a percepção das cores ocorra devido aos diferentes matizes dessas três cores.

Em geral, esse exame é feito utilizando-se as placas de Ishihara, que têm nelas desenhados números que se distinguem do restante por apresentar cores diferentes.

Os examinados que apresentam deficiência na distinção de cores não conseguem ler os números corretamente. Os indivíduos com baixa acuidade visual, ou que apresentem retinopatias, doenças do nervo óptico etc., não podem distinguir as cores.

Alguns trabalhadores, como os das indústrias químicas, de laboratório de análises, em geologia, escritórios de desenhos coloridos, indústrias têxteis, entre outros, devem ter uma perfeita distinção de cores.

• Tonometria

A tonometria é o exame responsável pela medida da pressão intraocular (PIO), realizada por meio do aparelho denominado tonômetro, para verificar o nível de normalidade, detectar possíveis casos de hipertensão ocular e diagnosticar precocemente o glaucoma. O teste é feito pelo método de sopro (o aparelho sopra o olho do examinado) ou de contato (tonometria de aplanação). A PIO é determinada pelo índice de produção aquosa e pela resistência ao seu escoamento. Os casos de pressão maior que 30 mmHg devem ser encaminhados ao oftalmologista. Pode haver pequenas diferenças tensionais entre os dois olhos que são consideradas normais desde que não excedam 3 mmHg. A espessura da córnea também deve ser considerada na medida da PIO.

O glaucoma é uma doença silenciosa e progressiva, de alta incidência, sobretudo após os 40 anos, responsável por altos índices de cegueira quando não detectada precocemente. Entre seus fatores de risco estão história familiar de glaucoma, hipertensão intraocular, diabetes melito, miopia grave, negros acima de 40 anos e brancos acima de 65 anos, uso prolongado de esteroides etc.

Diagnosticada precocemente, pode-se controlar a doença por meio de colírios redutores de pressão intraocular, medicamentos orais e cirurgias convencionais ou a *laser*.

Assim, além dos exames médicos previstos na PMCSO (NR 7), indica-se esse exame complementar de rotina após os 40 anos de idade.

▶ Considerações finais

Neste capítulo foram abordadas as técnicas mais empregadas nas avaliações de saúde ocupacional, tais como a medida dos sinais vitais, as medidas antropométricas, as dinamometrias, a avaliação audiológica, a avaliação da função pulmonar e a avaliação visual.

Os sinais vitais são exames básicos, fornecendo informações valiosas que apoiarão o profissional durante a consulta médica e/ou de enfermagem, auxiliando na tomada de decisões e na escolha de intervenções adequadas para o cliente.

As medidas antropométricas possibilitam a identificação das dimensões, proporções e quantidades dos diferentes componentes do corpo humano, que apresentam relação com a saúde e com a aptidão física para o trabalho.

A dinamometria é uma das técnicas mais utilizadas em saúde ocupacional devido à simplicidade e à eficácia na avaliação de clientes que trabalham ou se candidatam a trabalhos que demandem força muscular e resistência.

A avaliação audiológica faz parte de um conjunto de medidas do Programa de Conservação Auditiva (PCA), ou Prevenção da Perda Auditiva (PPA), com a finalidade de prevenção e controle da perda auditiva induzida por ruído (PAIR), o que representa a segunda causa de doenças ocupacionais.

A simplicidade e a utilidade na avaliação funcional pulmonar caracterizam a espirometria e o teste ergométrico como métodos clínicos práticos, além de testes que avaliam as trocas gasosas (gasometria arterial e oximetria de pulso), para estabelecer uma relação entre a via respiratória e o ambiente de trabalho.

Torna-se quase dispensável mencionar a importância da avaliação da função visual em saúde ocupacional, considerando a grande quantidade de informações que a visão humana fornece, sendo ela essencial para o desempenho dos trabalhadores no exercício de suas funções laborais.

7 Bioética e Enfermagem do Trabalho

Elma Lourdes Campos Pavone Zoboli

▶ Introdução

O compromisso fundamental da enfermagem do trabalho é a proteção e a promoção da saúde e segurança do trabalhador por meio de intervenções nos determinantes sociais do processo saúde-doença, especialmente nos fatores de desgaste decorrentes do momento de produção. A atenção da enfermagem volta-se tanto para grupos de trabalhadores quanto para o trabalhador individualmente.

Na prática da enfermagem do trabalho, não são raras as situações que implicam conflitos ou dilemas éticos. O profissional que atua nessa área pode ver-se em circunstâncias de conflitos de interesses impostas pelas expectativas, necessidades e demandas dos trabalhadores, dos empregadores, da administração organizacional, dos interesses econômicos, das seguradoras, dos provedores de serviços de saúde, dos sindicatos ou de outras associações profissionais, de pendências judiciais ou da sociedade.

Nessas situações, para manter-se fiel à sua obrigação profissional de defender e promover os interesses do trabalhador, a enfermagem deve pautar-se por um processo decisório ético que pondere as diferentes opiniões e possibilidades de ação, identifique os valores e princípios éticos em questão, analise os pontos fracos e fortes das diversas opções e opte com base nos méritos de cada alternativa. Não se pode esquecer de que, em qualquer escolha, há riscos e custos potenciais e que a prática ética da enfermagem tem de ser constante e não apenas quando for conveniente.

Não existe uma solução única, aplicável de maneira uniforme a toda e qualquer circunstância que traga problemas ou conflitos éticos. No entanto, isso não significa que não seja possível chegar a um curso de ação justo e sensato, desde que se assegure um ambiente de liberdade e diálogo que possibilite a efetivação do processo decisório ético.

▶ Moral

A palavra moral, do latim *mos, moris*, refere-se aos costumes, à conduta de vida e às regras de comportamento. Alude aos atos e ao agir humanos, aos comportamentos cotidianos e às opções existenciais, fazendo pensar espontaneamente em normas, princípios e valores.

Abrange a pesquisa como campos (Durant, 1995) de normas ou de regras de comportamento, do que é certo ou necessário fazer, buscando analisar os valores e seus fundamentos; a doutrina, que sistematiza a pesquisa em um código de normas e regras, organizado e hierarquizado; e a prática, na experiência concreta do cotidiano, o esforço para realizar os princípios e valores sistematizados.

▶ Ética

Do grego *éthos*, o vocábulo "ética" também diz respeito aos costumes, à conduta de vida e às regras de comportamento. Etimologicamente, significa o mesmo que moral e muitos consideram e utilizam ambos os termos como sinônimos.

No entanto, é comum a distinção entre ética e moral, entendendo a primeira como o estudo dos fundamentos da segunda. Assim, a pergunta básica da moral seria: "Que devemos fazer?", enquanto a questão central para a ética seria: "Por que devemos?", ou seja, "Que argumentos sustentam e justificam o código moral que estamos aceitando como guia de conduta?".

Aceita essa distinção, passa-se a entender moral como conjunto de princípios, normas e valores que cada geração transmite à seguinte, acreditando ser um bom legado de orientações sobre o modo de comportar-se para levar uma vida boa e justa (Cortina, 1998). Ética, então, é compreendida como reflexão sobre os problemas morais ou ainda, como conceituam Fortes e Sacardo (Fortes, 1999):

> A ética é um dos instrumentos de que o homem lança mão para garantir a convivência social. É a reflexão crítica sobre o comportamento humano. Reflexão que interpreta, discute e problematiza os valores, princípios e regras morais, à procura do "bom" para a vida em sociedade.

Dessa maneira, a ética supõe a adesão individual e espontânea das pessoas e não a mera obediência às regras por coação externa ou temor às punições.

▶ Deontologia

Etimologicamente significando "ciência dos deveres", do grego *deón, deontos*, deontologia indica o conjunto de deveres ligados ao exercício profissional de um determinado grupo. Esses deveres, expressos em códigos, em geral conhecidos pela nomenclatura de códigos de ética profissional, determinam os comportamentos mais adequados e, principalmente, os que são proibidos para os membros de uma determinada profissão, impondo sanções para os casos de desrespeito. Assim, os códigos deontológicos têm um caráter semijurídico, sendo a observância deles oficialmente fiscalizada por uma autoridade: os conselhos profissionais.

No desenvolvimento do presente texto, adotam-se as distinções feitas para os termos ética, moral e deontologia, enriquecidas pelas peculiaridades que a bioética traz para as discussões da ética aplicada às ações de saúde, conforme abordado a seguir.

▶ Bioética

▪ Gênese e conceituação

Em consonância com a afirmação e a construção dos direitos humanos, que marcam o mundo nos anos 1970, tem-se instaurado, nas últimas décadas, na área da saúde, a bioética, que se caracteriza por uma abordagem interdisciplinar, multiprofissional, prospectiva e global para os temas de ética. Entre as motivações que explicam a gênese e o desenvolvimento da bioética, destacam-se a crescente preocupação com o futuro da vida no planeta, os avanços nos campos da biologia molecular e da ecologia e a transformação ocorrida na prática da assistência à saúde com a incorporação das conquistas propiciadas pelo desenvolvimento da biotecnologia (Pessini, 2000).

A bioética é uma maneira de enfocar a ética a partir da perspectiva da vida ameaçada. Esse neologismo foi cunhado, em 1971, pelo oncologista Van Ressenlaer Potter em um livro chamado *Bioethics: bridge to the future* e, literalmente, significa ética da vida. Na introdução à segunda edição da *Enciclopédia de bioética* (Reich, 1995), ela está definida como "o estudo sistemático das dimensões morais, incluindo a visão, a decisão, a conduta e as normas, das ciências da vida e da saúde, utilizando uma variedade de metodologias éticas em um contexto interdisciplinar".

▪ Modelos de análise

Entre os modelos de análise mais comuns em bioética, destacam-se (Dos Anjos, 1997): o liberalista, o das virtudes, o da casuística, o narrativo, o do cuidado e o principalista. Todos eles atuam como condutores de um caminho mais ético na área de saúde.

O modelo liberalista defende a liberdade e confere centralidade ao direito de o indivíduo dispor de seu corpo e decidir sobre sua vida. O das virtudes enfatiza a boa formação do caráter e da personalidade das pessoas. Já a casuística, a partir da análise de casos, isola características paradigmáticas para analogias em situações semelhantes. O narrativo vê a intimidade e a identidade vivenciadas pelas pessoas ao contarem ou seguirem histórias como facilitadoras da analise ética. O modelo do cuidado enfatiza a importância das relações interpessoais e da solicitude e o principialista, nosso ponto central, será discutido no tópico a seguir.

Referencial principialista

O principialismo tem como protagonistas Tom Beauchamp e James Childress, com a obra *Principles of biomedical ethics*, na qual propõem quatro princípios como referenciais éticos das ações: beneficência, não maleficência, autonomia e justiça. É o modelo de análise em bioética mais difundido entre os profissionais de saúde por propiciar uma linguagem simples, objetiva e que possibilita a verbalização de percepções e de sentimentos éticos e abordagem sistematizada dos problemas práticos do cotidiano.

O principialismo não se abstrai dos casos, pois os princípios não são propostos para serem aplicados automaticamente, mas para serem ajustados ao contexto específico de cada situação. Assim, esse modelo pode, e deve, dialogar com os demais. Os princípios constituem referenciais que alertam para a necessidade de não causar danos, de não ser injusto, de respeitar as pessoas e de beneficiá-las (Gracia, 1998a). Determinar como essas orientações concretizam-se na prática é tarefa para a razão ética.

Autonomia

Autonomia, do grego *autos* (próprio) e *nomos* (regra, autoridade, lei, norma), é o poder da pessoa para tomar decisões quanto aos assuntos que afetam sua vida, sua saúde, sua integridade físico-psíquica e suas relações sociais. Refere-se à capacidade do ser humano de decidir sobre o que é "bom" ou que é seu "bem-estar", de acordo com seus valores, suas expectativas, suas necessidades, suas prioridades e suas crenças (Fortes, 1998).

O ato autônomo pressupõe a liberdade para escolher entre alternativas existentes e agir de acordo com as opções feitas. Quando há apenas um curso de ação possível, não ocorre o exercício da autonomia propriamente dito.

Respeitar uma pessoa como agente autônomo exige, no mínimo, acatar seu direito de ter opiniões próprias e de agir segundo elas. No entanto, esse respeito deve ultrapassar os limites da não intervenção nos assuntos alheios e reforçar ativamente a expressão da autonomia. Na área da saúde, devido ao caráter de dependência que se atribui ao paciente e à arbitrariedade dos profissionais, não é rara a utilização da autoridade profissional para manter essa subordinação em lugar de promover a autonomia.

Direito à informação

Um dos direitos fundamentais da pessoa é a informação. É bastante reconhecido o direito de as pessoas emitirem, receberem ou investigarem informações. Na área da saúde, o acesso à informação constitui condição indispensável para que a pessoa possa consentir, de maneira esclarecida, aos procedimentos diagnósticos e/ou terapêuticos que sejam necessários segundo sua situação clínica.

Sem se ater a fórmulas padronizadas, caso típico quando se busca apenas cumprir rituais legais, a informação deve adequar-se a cada indivíduo, respeitando seus valores e suas condições psicológica e social: "cabe informação simples, aproximativa, inteligível e leal, ou seja, disposta dentro de padrões de entendimento acessíveis à compreensão psicológica, intelectual e cultural do usuário, não sendo necessário precisar especificações técnicas" (Fortes, 1996).

Na enfermagem do trabalho, o direito à informação ultrapassa a questão de capacitar as pessoas para que decidam o que é melhor para a sua saúde no âmbito da relação clínica individualizada. O trabalhador tem o direito de receber informações quanto aos riscos físicos, químicos ou biológicos aos quais está exposto e sobre como prevenir possíveis danos ou proceder em caso de exposição acidental. Também deve ser esclarecido acerca do quanto esses riscos e os fatores de desgaste inerentes ao processo produtivo estão comprometendo sua saúde.

Esse direito, frequentemente, está no fulcro de diferentes situações de conflitos de interesses. Uma delas diz respeito às questões relativas ao segredo industrial, que, no contexto da economia competitiva, pode estar protegido legalmente. Sob essa alegação, esconde-se a quais substâncias os trabalhadores estão expostos, pois revelá-lo equivaleria a tornar a informação conhecimento público, e, consequentemente, dar ciência à concorrência acerca dos componentes dos produtos. Pelo mesmo motivo, essa informação, muitas vezes, é negada até mesmo aos profissionais de saúde que atuam na empresa.

Como solução a esse último impasse, alguns autores (Eeden, 1985) sugerem que tal informação poderia ser disponibilizada mediante o compromisso contratual desses profissionais de não a revelarem, mas somente a usarem para suas condutas profiláticas ou terapêuticas. Essa sugestão, além de não resolver o primeiro problema, porque o trabalhador continua tendo desrespeitado seu direito à informação, talvez coloque uma carga adicional sobre a enfermagem do trabalho. Não estariam os profissionais falhando na observação da obrigação fiduciária de agir no melhor interesse do trabalhador? Não estariam ferindo o princípio da beneficência, além de desrespeitar o trabalhador como pessoa autônoma? Revelar os riscos aos quais os trabalhadores estão expostos, como diminuí-los e como agir em caso de acidentes, até mesmo identificando de que agente provém, sem, no entanto, revelar a formulação da substância, seria uma solução possível? Mas isso não representaria uma expropriação do direito inalienável de a pessoa conhecer sua própria atividade? Prover informação incompleta não parece eticamente melhor do que não a providenciar e, ainda pior, distorcê-la por interesses de uma das partes envolvidas?

Outra condição de conflito instaura-se com o fato de o trabalhador poder usar a informação contra a empresa em demandas judiciais da área trabalhista. A vivência dos próprios trabalhadores e as pesquisas realizadas nessa área têm revelado a nocividade de determinadas substâncias ou procedimentos. Consequentemente, fortes interesses têm escondido ou desvirtuado os fatos com o intuito de evitar modificações no processo produtivo ou ressarcimentos aos trabalhadores ou à sociedade.

Esse "sequestro de informações vitais" é frequente. Em Seveso, no norte da Itália, uma pesquisa realizada após a explosão de um reator químico que gerou a difusão de uma densa nuvem com dioxina pela região mostrou que a informação de que os cidadãos e os trabalhadores dispunham era inversamente proporcional ao risco que corriam. Alguns sequer sabiam da existência dessa substância tóxica (Berlinguer, 1993).

O conhecimento dos riscos desempenha papel importante na prevenção dos possíveis danos, pois, em um processo de responsabilização do trabalhador por sua saúde, pode-se, individualmente, reforçar e estimular a adoção de medidas de proteção e, coletivamente, motivar a organização para reivindicar a eliminação desses fatores. No entanto, isso não exime o empregador de suas responsabilidades éticas e legais com relação a providenciar um ambiente de trabalho seguro e saudável. Tampouco pode servir para justificar a prática do *victim blaming*, ou seja, transferir a culpa ao trabalhador pelos danos à sua saúde, alegando que ele conhecia os riscos e não se protegeu por opção própria.

Aspecto que merece atenção especial é o fato de que algumas das doenças decorrentes da exposição a agentes tóxicos, tais como as neoplasias, manifestam-se somente anos mais tarde, ou não são específicas, tais como a bronquite crônica e o enfisema, ou, ainda, aparecem de maneira insidiosa ou subclínica, como os efeitos neurocomportamentais provocados pelo chumbo. Logo, é pouco provável que o trabalhador, por iniciativa própria, saiba ou peça informações sobre os riscos aos quais está exposto. Esse fato, consequentemente, aumenta a responsabilidade da enfermagem com relação ao acesso à informação.

As investigações epidemiológicas também não estão imunes aos conflitos de interesse relativos à informação. Ultrapassadas as barreiras impostas para o acesso aos dados relativos às condições de trabalho e saúde dos trabalhadores, surge a questão da divulgação dos resultados, o que provoca situações talvez ainda mais conflituosas. Após definida a nocividade de uma substância ou de um procedimento, ela deve ser comunicada? A quem? Como? Devem-se informar o sindicato ou outras associações ou é suficiente informar os trabalhadores envolvidos na investigação? A quem informar primeiro: ao trabalhador ou ao empregador? Como proceder quando os resultados ainda são incertos? Não é mais maléfico ao trabalhador preocupá-lo com achados ainda não completamente comprovados do que deixar de informá-lo? Enfatizar ou exagerar um risco, utilizando sensacionalismo, sugerir um risco inexistente, omitir um risco existente ou divulgar resultados de maneira imprecisa podem representar violação ao princípio da não maleficência.

Toda informação vital para a saúde da coletividade deve ser comunicada de maneira compreensível, esclarecedora e responsável, a tempo de minimizar substancialmente os possíveis danos. Assim, não se devem aceitar exigências de resultados ou limites na publicação deles, como ocorreu quando a indústria do asbesto, sob alegação de que era a proprietária das informações por haver patrocinado as investigações, impediu a publicação de dados experimentais em modelos animais que demonstravam a carcinogenicidade dessa substância.

Mas até que ponto devem-se investir recursos para localizar e notificar os trabalhadores acerca dos resultados de estudos? O problema de dar retorno dos resultados aos membros sobreviventes de um estudo de coorte retrospectivo para avaliar a mortalidade em exposição ocupacional pode ser um bom exemplo da complexidade dessa questão. Muitas vezes, essas pesquisas são desenvolvidas apenas por meio do levantamento de registros, sem nenhum contato direto com as pessoas.

Nos EUA até os anos 1980, era suficiente a divulgação dos resultados por meio de relatórios disseminados junto às empresas e aos sindicatos e da publicação de artigos em periódicos científicos. Entretanto, em 1986, R. Bayer levantou algumas questões polêmicas quanto a esse assunto. O respeito pela autonomia das pessoas requer a notificação individual dos sobreviventes para que, com base na informação, possam escolher os cursos de ação apropriados. Parece, então, justificada a necessidade de localizar os sobreviventes, mas, e se não houver nada a ser feito para evitar a morte? O que causaria mais malefícios: omitir a informação ou provê-la e causar um sofrimento para a pessoa? O princípio da justiça apela para o direito de os prejudicados requisitarem reparação ou indenização pelos danos. Não prover a informação representaria cumplicidade no desrespeito a um direito das pessoas. Por outro lado, não se pode esquecer que os estudos epidemiológicos lidam com resultados de grupo, e que o significado para cada sujeito individualmente tem validade com base no grupo, a menos que funções de risco individual tenham sido calculadas (Schulte, 1996). Por fim, cabe destacar que a enfermagem do trabalho deve atentar para que a divulgação da informação e a maneira como ela é feita não acabem por servir a fins discriminatórios, de estigmatização ou de segregação dos trabalhadores.

Consentimento livre e esclarecido

O consentimento livre e esclarecido é a expressão formal do direito que toda pessoa autônoma e competente tem de consentir ou de recusar o que lhe é proposto, sejam atos de caráter diagnóstico, terapêutico ou profilático. É primordial que os profissionais de enfermagem compreendam que o consentimento livre e esclarecido é um processo e não um mero evento que ocorre de maneira isolada precedendo alguns procedimentos, em geral, os mais invasivos.

O esclarecimento para consentir está diretamente relacionado com a questão do direito à informação; entretanto, estar informado não equivale a estar esclarecido. Para tal, as informações têm de ser transmitidas de maneira apropriada a cada pessoa.

Preservar e promover a liberdade para consentir ou recusar um procedimento, em virtude das relações de poder que marcam o ambiente de trabalho, representam um especial desafio para os profissionais de enfermagem dessa área. A exigência ou a permissão expressa pelos níveis hierárquicos superiores, ou por entidades de classe, para a realização de algum procedimento de saúde, tais como exames diagnósticos, não anula, em hipótese alguma, a obrigação ética e deontológica da enfermagem em obter o consentimento individual. Assim, o consentimento para ações propostas à coletividade dos trabalhadores deve ser obtido individualmente, preservando a liberdade do trabalhador em consentir ou recusá-la. O sigilo, então, é essencial, pois a decisão do trabalhador pode implicar prejuízos à empresa, segregação por parte dos colegas ou até mesmo a perda do emprego.

Além de livre e esclarecido, o consentimento também é renovável e revogável. Isso quer dizer que a cada mudança significativa no curso da atenção em enfermagem deve ser renovado e significa também que o trabalhador pode retirá-lo a qualquer momento, recusando-se a seguir com os cuidados prestados. Decerto, sempre é possível observar a persuasão do profissional, com base em seus argumentos técnicos e visando ao bem do próprio trabalhador, porém jamais deve ser permitida a coação ou a intimidação.

Há algumas situações nas quais podem ser impostos limites à autonomia em nome da não maleficência ou da proteção da saúde da comunidade, como nas campanhas de vacinação ou de restrições ao fumo em ambientes fechados de uso coletivo. Entretanto, na grande maioria das circunstâncias, a autonomia deve ser respeitada e promovida, pois representa um valor nodal.

Privacidade e confidencialidade

A privacidade deriva do princípio da autonomia e engloba a intimidade, a vida privada, a honra e a imagem da pessoa. Na assistência de enfermagem, é essencial o respeito à confidencialidade das informações pessoais para a garantia da privacidade. É do direito à privacidade e da obrigatoriedade da confidencialidade que decorre o dever do sigilo profissional.

Na enfermagem do trabalho, a confidencialidade está no fulcro de candentes situações de conflitos de interesse. As informações clínicas e pessoais dos trabalhadores podem ser acessadas pela diretoria da empresa ou pelas chefias? Deve-se saber que um trabalhador tem diabetes ou teve câncer? Deveria ser informado que um executivo prestes a ser promovido está sob acompanhamento psicológico por causa de problemas familiares? Deve-se ter conhecimento de que um trabalhador dependente químico procurou tratamento? Deve-se ser rotineiramente informado sobre os resultados dos exames periódicos dos trabalhadores? Por motivos centrados nos interesses comerciais e econômicos da empresa ou simplesmente com base nas relações de poder, os profissionais de enfermagem podem ser alvo de pressões diretas ou indiretas para revelar tais informações. Isso, porém, equivale a invadir a privacidade dos trabalhadores e pode, inclusive, trazer-lhes danos ou perdas, além dos riscos de estigmatização e de segregação.

A enfermagem precisa estar alerta quanto aos desafios e dilemas decorrentes do manuseio de informações confidenciais, especialmente nos ambientes de trabalho, e ponderar em cada circunstância sobre os princípios da autonomia, da não maleficência, da beneficência e da justiça, analisando as consequências em cada curso de ação possível. O que primordialmente se deve buscar é o respeito à pessoa autônoma. Dessa maneira, os profissionais da enfermagem do trabalho devem garantir os elementos necessários para que o trabalhador decida quais informações ele quer manter sob seu exclusivo controle e quais deseja comunicar aos familiares, aos amigos, à sociedade, à empresa ou à chefia.

O direito de as pessoas obterem as informações que são geradas no transcurso da assistência de enfermagem protegidas pela confidencialidade e o sigilo profissional não desaparece simplesmente porque a relação é construída no serviço de saúde de uma empresa. Somente em algumas situações excepcionais justifica-se a revelação de informações confidenciais, podendo ou até mesmo devendo ser quebrado o sigilo profissional.

A primeira delas é o consentimento do próprio trabalhador a quem a informação de caráter privado diz respeito. Nesse caso, a revelação é feita a quem for autorizado e de maneira a preservar a confidencialidade (conversas em ambientes privativos etc.). Outra circunstância na qual se deve revelar um segredo é quando há um risco iminente ou grave para terceiros ou para a coletividade. Nessas circunstâncias, um direito é sacrificado para privilegiar outro, o direito à privacidade e à confidencialidade é sacrificado em nome do benefício, ou ao menos não malefício, da saúde da coletividade ou de terceiros. Como exemplo, cita-se um trabalhador que opera máquinas pesadas ou é motorista e apresenta crises convulsivas não controladas.

Por dever legal, a revelação da informação confidencial ocorre somente em caso de doenças de notificação compulsória, maus tratos à infância, à adolescência e aos idosos, apuração de delitos de omissão de socorro ou lesão corporal, causados por membros da equipe de saúde. Nos casos de doenças de notificação compulsória, esta deve ser dirigida à autoridade sanitária local, em geral o serviço de vigilância epidemiológica municipal ou da unidade de saúde mais próxima. Quando forem necessárias medidas de controle para evitar a disseminação do agravo na empresa, a divulgação das informações deve observar o discutido no item anterior.

É comum a direção da empresa desejar ter conhecimento se um trabalhador está apto ou não a desenvolver suas atividades e é exatamente isso que se deve informar, sem mencionar diagnósticos ou detalhes específicos, para realocar um trabalhador ou para prover mudanças em suas condições de trabalho. A informação desse tipo vai ao encontro das necessidades da organização, não compromete a confidencialidade e tampouco desrespeita o direito à privacidade. A equipe de segurança pode ser informada em caso de necessidade de primeiros socorros ou tratamentos emergenciais específicos. Nas situações nas quais é obrigatória a revelação de dados relativos à saúde dos trabalhadores, eles devem ser advertidos de que algumas de suas informações de caráter privado serão reveladas, explicitando-se o que, para quem, e os motivos.

Com a informatização dos registros e as novas tecnologias de informação, os instrumentos para a preservação da confidencialidade precisam ser diferenciados, tornando-se mais refinados e exigentes. Demanda-se a instituição de práticas, procedimentos e políticas tecnológicas, organizacionais e administrativas para proteger os sistemas de informações contra usos não autorizados. Inadequações na segurança de um sistema de registros, possibilitando o acesso sem permissão, certamente facilitam invasões de privacidade. Por outro lado, nenhuma medida de segurança consegue prevenir a invasão de privacidade por indivíduos que consigam acessar os registros, sendo bem reconhecido o fato de que são as pessoas autorizadas que impõem os riscos mais sérios à preservação da confidencialidade.

Não maleficência

O princípio da não maleficência é a obrigação de "não causar danos", de "não prejudicar" intencionalmente. E "dano" não se restringe apenas aos aspectos físicos, como a dor, as incapacidades e a morte, mas inclui o âmbito psíquico, social e moral. E, nesse sentido, não se pode esquecer de que, em função da autonomia, o que representa dano para uma pessoa pode não ser para outra, pois os entendimentos de bem-estar e os interesses de cada um ou de grupos são distintos.

Beneficência

Por beneficência entende-se "fazer o bem", "cuidar da saúde", "favorecer a qualidade de vida", enfim, dilatar os benefícios e evitar ou ao menos minorar os danos. Como não existem rupturas claras no *continuum* não provocar prejuízos e oferecer benefícios, na prática profissional cotidiana deve-se ponderar conjuntamente, em um balanço risco/benefício, os princípios da beneficência e da não maleficência, pois, para justificar riscos graves, os objetivos têm de ser importantes.

O princípio da beneficência também tem uma interface com a autonomia que, se desconsiderada, pode conduzir ao paternalismo. Caracterizando-se pelo infantilismo, a superproteção, o autoritarismo e a inibição, o paternalismo provoca a passagem do saber ao poder, aniquilando, consequentemente, a singularidade das pessoas e dos grupos (Kipper, 1998).

Justiça

No principialismo, a justiça é vista em seu sentido comutativo, ou seja, diz respeito à distribuição igual ou equitativa dos direitos e responsabilidades na sociedade, incluindo os direitos civis, políticos, sociais e econômicos. O direito à informação, ao consentimento, à privacidade e à confidencialidade derivam do princípio da autonomia e do respeito às pessoas enquanto sujeitos autônomos. Em poucas áreas de atuação profissional, a enfermagem enfrentará conflitos tão intensos entre autoritarismo/paternalismo e autonomia, impondo ameaças à proteção e à promoção desses direitos das pessoas, como ocorre na saúde do trabalhador.

▶ Rastreamento dos trabalhadores

Com o desenvolvimento da biotecnologia, torna-se cada vez mais rotineira a prática de propor testes de rastreamento (*screenings*) aos trabalhadores. Em geral, esses procedimentos buscam identificar o uso de drogas ilícitas ou álcool, a infecção pelo HIV, a predisposição genética para algumas patologias ou para maior ou menor resistência a determinados agentes tóxicos, fatores que são avaliados pelos biomarcadores de exposição, de efeito, de suscetibilidade a doenças e de sensibilidade a certas exposições.

As justificativas para os rastreamentos são diversas, incluindo a preocupação com os próprios trabalhadores, a proteção de terceiros ou da coletividade e a defesa do empregador. Não raro, a empresa procura informações pessoais não relacionadas com a capacidade de desempenho nas atividades laborais visando identificar trabalhadores com possíveis problemas de saúde no futuro, que, consequentemente, acarretarão custos para a empresa.

Essas testagens têm imposto aos profissionais que atuam na enfermagem do trabalho situações de conflitos que levantam sérias questões éticas, relativas não somente à autonomia, ao consentimento, à privacidade e à confidencialidade, mas também acerca da não maleficência e da beneficência desses procedimentos. Devem-se analisar os objetivos e as finalidades do rastreamento, quem e quando será feito o teste, qual metodologia será usada, quais os procedimentos para preservação e proteção da autonomia e a confidencialidade, quais os riscos de prejuízos ou danos e quais os potenciais benefícios ao trabalhador.

No caso de um trabalhador apresentar maior sensibilidade a determinados agentes, ele deve ser afastado? E, nos afastamentos, será realocado na mesma empresa ou simplesmente demitido? O resultado não poderá ser usado para discriminá-lo em contratações futuras? E como manter a responsabilidade ética e legal do empregador em prover um ambiente seguro e saudável? Se o objetivo primeiro da enfermagem do trabalho é o bem-estar do trabalhador, qual a maneira mais efetiva de atingir esse objeitvo: com a promoção de ambientes de trabalho seguros ou com medidas individuais relacionadas com afastar as pessoas mais sensíveis, dividindo a classe trabalhadora em "resistentes" e "não resistentes"?

Os riscos de discriminação em decorrência dos resultados desses testes são inquestionáveis, bastando lembrar que há organizações que, sistematicamente, excluem as mulheres de alguns locais com a justificativa de que os riscos ocupacionais podem prejudicar o feto em caso de gravidez. Excluem-nas em vez de promover mudanças no processo de produção e as empresas sempre estudam o risco que representa para a reprodução humana a exposição das mulheres e não a dos homens.

Quando são as próprias empresas que arcam com os custos da assistência médico-sanitária dos trabalhadores e de seus dependentes (planos de autogestão), pode haver interesse em não contratar ou em excluir trabalhadores que sejam considerados de risco para desenvolver determinadas patologias caracterizadas como onerosas para o sistema de saúde e de benefícios da empresa, como, por exemplo, os fumantes com doenças cardiovasculares ou aqueles que tenham os genes marcadores para doença de Alzheimer. Entretanto, maiores chances de desenvolver uma determinada patologia não significam que a pessoa a desenvolverá, porque o processo saúde-doença é um somatório de riscos, decorrente da maneira como a sociedade se organiza e da inserção social da pessoa.

Os testes para HIV, além de serem realizados com o objetivo de evitar gastos com assistência médico-sanitária ou com perdas provocadas pelo absenteísmo, também podem ser motivados por preconceito, medos infundados ou crenças equivocadas de que a AIDS é transmitida por contato casual. Nesse sentido, é primordial a ação educativa dos profissionais de enfermagem junto aos trabalhadores em todos os níveis organizacionais.

Às vezes, até mesmo no intuito de preservar a privacidade, são propostos exames anônimos, ou seja, sem identificação nominal dos trabalhadores. A questão passa a ser, então, como informar os resultados dos exames ao trabalhador, pois pode não ser suficiente a informação totalizada no grupo. Por exemplo, em um rastreamento anônimo para HIV que objetive apenas conhecer os índices de infecção para um grupo, cada um dos membros não tem direito de saber de sua condição para buscar atenção médico-sanitária necessária?

Essa questão suscita outro ponto polêmico: a obrigatoriedade de assegurar acesso a acompanhamento e a tratamento para os que deles necessitarem. Entretanto, em muitos desses *screenings*, principalmente nos genéticos, há meios para se proceder ao diagnóstico, porém ainda não se dispõe de recursos tecnológicos para o tratamento. Justifica-se a testagem nessas situações? O balanço risco-benefício deve ser meticuloso, sempre visando maximizar ganhos e minimizar danos.

O objetivo do rastreamento deve ser monitorar comportamentos dos trabalhadores fora da empresa, penalizando-os por comportamentos que não interferem no desempenho de suas atividades. Isso é direito do empregador? Mas, e se esses comportamentos impuserem riscos a terceiros, por exemplo, a motoristas ou a controladores de voo que sejam dependentes de álcool? Bastaria evitar o uso no horário de trabalho? Ou se esses comportamentos puserem sob suspeita a conduta do trabalhador, como policiais usuários de drogas ilícitas: serão apenas testados e afastados ou demitidos sem oferta de acompanhamento? Testes dessa natureza costumam não provocar tantas polêmicas por envolver comportamentos desaprovados socialmente, mas as questões éticas relativas à autonomia, à privacidade e à confidencialidade continuam presentes e devem ser ponderadas com a beneficência, a não maleficência e a justiça em cada caso.

Em todas as situações, os trabalhadores devem ser informados, de maneira esclarecedora, acerca dos objetivos do rastreamento proposto e deve ser assegurada a confidencialidade de seus achados. A decisão final de participar ou não dos exames cabe ao trabalhador.

▶ Considerações finais

A enfermagem do trabalho, em seu dia a dia, enfrenta diversas situações conflituosas, até mesmo dilemáticas, para as quais não há uma resposta padronizada. Resolver esses conflitos éticos requer do profissional de enfermagem o reconhecimento de seus valores pessoais, o uso de reflexão crítica e a ponderação dos princípios avaliando as consequências em cada curso de ação proposto e passível de concretização.

Para que a solução traçada seja a melhor possível, os profissionais de enfermagem também não podem se esquecer de que integram uma equipe multiprofissional e que as soluções devem ser elaboradas de maneira compartilhada no grupo e com a participação dos trabalhadores, sendo fundamental um clima de respeito às diversidades de opiniões e uma prática comunicativa que leve à interação das pessoas. Entretanto, se a empresa sobrepõe os resultados econômicos ao respeito aos direitos das pessoas, considerando os trabalhadores como meros instrumentos ou meios de produção, será muito difícil conseguir instaurar essa prática na discussão e na resolução das situações de conflito. Isso remete a uma discussão de espectro amplo que abarca a ética na organização como um todo, no campo comum da ação diária, e não apenas em ocasiões excepcionais, geradoras de conflitos de consciência.

8 Ergonomia

Waldomiro José Pedroso Federighi

▶ Introdução

Segundo a Ergonomics Research Society, a ergonomia* é o estudo da correlação entre o homem e seu trabalho, seu equipamento, seu ambiente e, especialmente, a aplicação dos conhecimentos de anatomia, fisiologia e psicologia na solução dos problemas que possam surgir dessa interação.

A Norma Regulamentadora 17 (publicada pela Portaria GM nº 3.214 de 08 de junho de 1978, com várias atualizações, sendo a última a Portaria SIT nº 13 de 21 de junho de 2007) determina que para avaliar a adaptação das condições de trabalho às características psicofisiológicas dos trabalhadores, cabe ao empregador realizar a análise ergonômica do trabalho, que deve abordar, no mínimo, as condições de trabalho. Se as empresas, atendendo à legislação, adotarem medidas ergonômicas eficazes nos ambientes de trabalho, terão como resultado a redução dos esforços inúteis e cansativos e do desconforto no desempenho da tarefa, diminuindo o número de ausências decorrentes de acidentes do trabalho ou de doenças profissionais.

Alcançando esse objetivo, a consequência será o aumento da rentabilidade por meio da maior eficácia produtiva e da redução do custo operacional, sem considerar a redução das despesas públicas com a saúde e a seguridade social.

Apesar de sua importância, a ergonomia carece de melhor divulgação, pois sua aplicação não se dá somente nas *fábricas*, mas em quase todos os segmentos da vida. Com um pequeno exercício de memória, poderão ser lembradas situações vivenciadas no cotidiano que, sem serem percebidas, são soluções ergonômicas ou antiergonômicas que afetam a população por seus efeitos positivos ou negativos, tais como:

- Cadeiras escolares quase sempre impróprias, em especial para estudantes canhotos
- Mochilas extremamente pesadas, utilizadas por crianças em idade escolar
- Localização dos pinos de travamento das portas de automóveis
- Colchões demasiadamente moles ou excessivamente duros
- Tábuas de passar roupa sem a devida regulagem de altura
- Pias de cozinha com alturas quase sempre inadequadas aos usuários etc.

Pelos exemplos apresentados, nota-se a importância da proposição de soluções ergonômicas no nosso dia a dia em quase todos os

---

*Para mais informações, leia *A medicina resgatada: uma introdução à práxis vertebralis* de Campos e Coelho (1997) e *O corpo no trabalho: guia de conforto e saúde para quem trabalha em microcomputadores* de Brandimiller (1999).

momentos da vida, muitas vezes sem que se perceba de imediato seus efeitos positivos ou negativos.

▶ Do pensamento à ciência

O pensamento ergonômico, empiricamente, surge com o próprio homem em decorrência de seu empenho em satisfazer suas necessidades. Ao precisar se alimentar, precisou ele criar suas primeiras armas e ferramentas, dando início ao pensamento ergonômico, pois teve de construir instrumentos que se adequassem ao seu condicionamento e que fossem, ao mesmo tempo, efetivos para o fim pretendido.

O homem teve de estudar a relação entre a matéria-prima a ser utilizada e o formato do instrumento, e adequá-lo às suas características e capacidades fisiológicas a fim de que surtisse o efeito pretendido. Esta é, fundamentalmente, a base do pensamento ergonômico: a integração harmoniosa entre o homem e seu meio ambiente.

Nessa fase empírica, muitos estudos foram feitos e deles podem-se citar alguns.

Na área médica, não podem ser esquecidos os vários trabalhos de Ramazzini ("pai da medicina do trabalho") sobre as primeiras doenças profissionais; ou, ainda, os estudos de Tissot, com relação a problemas de climatização; e os de Patissier, sobre os temas tratados por Ramazzini e Tissot, que trabalhou com dados estatísticos sobre mortalidade e morbidade decorrentes de doenças e acidentes entre operários.

Na área de engenharia e de organização do trabalho, devem ser lembrados os escritos de Vaubam e Belidor sobre a carga de trabalho físico diário, sugerindo que carga demasiadamente elevada provoca esgotamento e doenças, e os trabalhos de Taylor, Fayol e seus precursores, que analisaram as melhores maneiras para o desenvolvimento do trabalho.

Na área de pesquisas físicas e fisiológicas, há os trabalhos de Leonardo da Vinci sobre os movimentos dos segmentos corporais: por estes, Da Vinci pode ser considerado precursor da biomecânica; os de Lavoisier, sobre os primeiros elementos da fisiologia respiratória e da calorimetria; os de Coulomb, sobre a noção de duração do esforço e os ritmos de trabalho; os de Chauveau, que definiu as leis do dispêndio energético do trabalho muscular; e os de Marey, que desenvolveu as técnicas de medida (cardiógrafos e pneumógrafos) e as técnicas de registro (fuzil fotográfico), estudando os movimentos e a melhor maneira de andar.

Em 1857, Woitiejch Jastrzebowshi publicou o artigo denominado *Esboço da Ergonomia ou Ciência do Trabalho*, no qual são aplicados pela primeira vez o nome e o conceito de ergonomia como a ciência da utilização das forças e das capacidades humanas. No início do século 20, Jules Amar apresentou informações ergonômicas básicas ao estudar os diferentes tipos de contração muscular e os problemas da fadiga como resultantes de fatores do meio ambiente (temperatura, ruído, claridade). Durante a Primeira Guerra Mundial, ele passou a reeducar feridos e a desenhar próteses, o que o levou a escrever a obra intitulada *O motor humano*, na qual descreveu suas técnicas experimentais e forneceu as bases fisiológicas do trabalho muscular, relacionando-as com as atividades profissionais.

A criação dos primeiros institutos, laboratórios, centros de pesquisa e estudos de problemas ocupacionais, no início do século 20, na Alemanha, EUA, Inglaterra e França (Laville, 1977) pode ser considerada também fato bastante significativo. Mas, efetivamente, a ergonomia só foi considerada como ciência em 1949, data da criação do primeiro centro destinado a problemas de adaptação do trabalho ao homem, centro este denominado Ergonomics Research Society, em Oxford, Inglaterra. Reconhecendo-a como ciência, surgiram, na década de 1960 em Estocolmo, a Associação Internacional de Ergonomia (AIE) e, na França, a Société d'Ergonomie de Langue Française (SELF).

Entre 1960 e 1980, graças à corrida espacial, a ergonomia, que já era utilizada na área militar, passou a ser adotada pela NASA em todos os seus projetos; sua tecnologia foi repassada às empresas privadas, as quais começaram a encomendar equipamentos ergonômicos, propiciando, assim, sua inserção e reconhecimento na área civil (Laville, 1977).

Porém não foram somente os avanços científicos que impulsionaram a evolução da ergonomia. A evolução dos problemas relacionados com o trabalho também contribuiu para tanto. Exigências técnicas, econômicas e organizacionais cada vez mais intensas e, especialmente, as pressões sociais dos trabalhadores foram os maiores propulsores das inúmeras pesquisas nesse sentido.

Com a "revolução dos computadores pessoais", a partir de 1980, por exemplo, ocorreu aumento significativo das doenças denominadas *distúrbios osteomusculares relacionados com o trabalho* (DORT), conhecidas naquela ocasião por *lesões por esforços repetitivos* (LER), bem como o avanço mundial nas pesquisas sobre o assunto, avanço denominado *caminho perverso*, com propostas de solução para os distúrbios.

Por fim, houve a utilização de ergonomistas como consultores na elaboração de *laudos ergonômicos* ou como peritos ou testemunhas em litígios sobre a confiabilidade de produtos e a comprovação de nexos causais, o que propiciou, também, uma nova expansão dessa ciência.

▶ Inter-relação com outras matérias

Tal qual a enfermagem e a medicina do trabalho, a ergonomia é baseada nas ciências biológicas e relaciona-se de maneira dependente e direta com outras disciplinas, tais como:

- *Anatomia*: estuda, por meio da antropometria e da biomecânica, o corpo humano, suas dimensões, a maneira como cada órgão é estruturado e como executa suas funções
- *Fisiologia*: estuda, por meio da fisiologia do organismo, a função de cada órgão e ainda o processo biológico de sua manutenção em relação às cargas decorrentes de cada tarefa
- *Psicologia*: analisa as exigências do trabalho e estuda o comportamento humano, no que tange ao processamento de informações e à formulação de decisões, relacionando a adaptação do organismo ao meio ambiente em função de treinamento, esforços e diferenças individuais
- *Sociologia*: estuda as relações que surgem e reproduzem-se nos ambientes de trabalho (colegas, chefias, subordinados, clientes, fornecedores) em função das normas e leis vigentes e pelos valores gerados por essas relações
- *Engenharia* e *arquitetura*: atuantes no projeto e na construção de edifícios, instalações, equipamentos e postos de trabalho no sentido de propiciar ambientes saudáveis que tragam conforto e segurança para os trabalhadores. Há atualmente grande preocupação e muitos estudos para reduzir o crescente número de doenças provenientes do trabalho em edifícios fechados (*sick building syndrome*, "síndrome dos edifícios doentes", ou, ainda, *indoor air quality*, "qualidade do ar dentro dos ambientes")
- *Administração* e *engenharia de produção*: estudam fórmulas para melhores organização e lógica operatória, ciclos e horários de trabalho e sistemas automatizados.

A avaliação da eficácia da aplicação da ergonomia é formulada por meio de aspectos da área da saúde do trabalhador, da economia e da própria administração.

▶ Conceitos e suas evoluções

A grande meta das organizações sempre foi o aumento da produção como elemento principal do desenvolvimento econômico, que, neste sentido, passa por vários momentos.

O primeiro momento teve início após as revoluções industriais, em que a grande prioridade foi o aumento da produção com a construção dos mais variados tipos de máquinas, às quais o homem deveria se adaptar. É a fase em que a preocupação maior foi centrada na máquina como elemento que proporcionaria o aumento da produção e o homem, nesses "tempos modernos", era apenas uma das muitas engrenagens da máquina.

No segundo momento, acompanhando o desenvolvimento das ciências administrativas, surgiram as teorias humanísticas da administração e, em decorrência delas, preocupação maior com o estudo do homem em relação às suas ocupações. Nesse período surgiu a tendência de repensar os processos e de modificar as máquinas, buscando adaptá-los às capacidades e às limitações do homem, objetivando sempre a maior produtividade.

A ergonomia surgiu exatamente no terceiro momento, o momento centrado no sistema, em que homem e máquina são elementos mutuamente inclusivos e não há motivo para estudá-los isoladamente, visto que o que se busca é a relação perfeita entre ambos. O "sistema homem-máquina", adotado no surgimento da ergonomia como ciência, foi definido como uma combinação dinâmica entre o ser humano e a máquina que ele opera, que se complementam para a realização de uma determinada tarefa.

Capitaneando o momento atual, a ergonomia francesa coloca-se em contraposição à visão sistêmica (homem-máquina) das relações humanas e seu trabalho.

Alain Wisner (1994), por exemplo, alega que o sistema "homem-máquina" não pode jamais ser visto como uma relação estável. Se os próprios sistemas "máquina" não são idênticos, considerando a diversidade hoje existente, que varia desde operações estritamente manuais até sistemas completamente informatizados, o que poderíamos dizer da complexidade do ser humano e de suas individualidades?

Segundo Wisner, a luta entre os comportamentos inesperados, seja do ser humano, seja da máquina, deve ser o ponto principal das avaliações da ergonomia. Coerente com essa ideia, Dejours (1992) incorpora a importância da questão do conteúdo significativo do trabalho em relação a uma determinada profissão (noção que, para ele, contém a ideia de evolução pessoal e de aperfeiçoamento) e o estatuto social (ligado ao posto de trabalho).

Acredita-se, atualmente, que vivemos no quarto momento, que poderia ser denominado momento da ergonomia contemporânea, eis que incorpora à sua base anterior estudos mais avançados sobre o ser humano, sobre a Psicopatologia do Trabalho e sobre a organização do trabalho. Nesse sentido, pode-se observar que os diversos conceitos de ergonomia acompanharam um pouco essas linhas de pensamento. Murrell, em 1949 (apud Ferreira et al. In: Rocha et al., 1993, p. 215), definiu ergonomia como:

> Conjunto de conhecimentos científicos relativos ao homem e necessários para os engenheiros conceberem ferramentas, máquinas e conjuntos de trabalho que possam ser utilizados com o máximo de conforto, segurança e eficiência.

A Organização Internacional do Trabalho (OIT), em 1960, definiu-a como: "aplicação das ciências biológicas humanas em conjunto com os recursos e técnicas de engenharia para alcançar o ajustamento mútuo ideal entre o homem e o seu trabalho". Laville (1977) definiu-a como o "conjunto de conhecimentos a respeito do desempenho do homem em atividade, a fim de aplicá-los à concepção das tarefas, dos instrumentos, das máquinas e dos sistemas de produção" e alegou, na sequência, que a ergonomia só poderia prevalecer se estivesse ligada às atividades práticas, justificando a incorporação, na determinação de seu conceito, da expressão "do homem em atividade", ou seja, o conhecimento dinâmico das tarefas executadas em seu posto de trabalho. Uma colocação moderna e especialmente interessante é a constante no início da norma regulamentadora brasileira que trata especificamente de ergonomia, a NR 17, publicada em 1990, que tem por objetivo "estabelecer parâmetros que possibilitem a adaptação das condições de trabalho às características psicofisiológicas dos trabalhadores, de modo a proporcionar um máximo de conforto, segurança e desempenho eficiente".

Essa norma legal é inovadora pois estabelece que as condições de trabalho devem estar adaptadas às características individuais dos trabalhadores, tanto fisiológicas quanto psicológicas. Importante ressaltar que, de acordo com Ferreira (1999), a "psicofisiologia é o estudo científico das relações entre a atividade fisiológica e o psiquismo (conjunto dos fenômenos ou dos processos mentais conscientes ou inconscientes de um indivíduo ou de um grupo de indivíduos)". E, segundo Sell (in Vieira, 1995, vol. II, p. 259):

> Condições de trabalho englobam tudo o que influencia o próprio trabalho. Isso inclui o posto de trabalho, ambiente de trabalho, os meios de trabalho, a tarefa de trabalho, a jornada de trabalho, turnos, pausas, repouso, alimentação, serviço médico, (...) relações entre produção e salário.

É preciso destacar desse conceito e da NR 17 como um todo a ampliação de alguns aspectos. No que tange ao trabalho, a certeza de que ele não está restrito apenas a uma determinada máquina, ferramenta ou equipamento, ou ainda ao perfeito dimensionamento de um determinado posto de trabalho, inclui também questões como organização do trabalho, complexidade da tarefa, monotonia ou repetição das tarefas que ainda propiciem conforto e segurança aos trabalhadores para que eles possam ter um desempenho eficiente.

No sistema produtivo, segundo o qual os meios de trabalho utilizados pelo homem, tais como instrumentos, máquinas ou equipamentos, são pensados, projetados e construídos com o intuito básico de aliviá-lo na execução de muitas tarefas, tal alívio muitas vezes não ocorre na prática. Esses instrumentos deveriam ser compreendidos como extensões ou prolongamentos do organismo humano e visar à busca de melhor rendimento, seja ele quantitativo ou qualitativo, na execução de certas atividades. No que tange ao ambiente ocupacional, relativamente aos componentes que envolvem e interferem, direta ou indiretamente, nos postos de trabalho, sejam eles físicos, químicos ou biológicos, a constatação e o reconhecimento são de que esse mesmo ambiente influencia especialmente a saúde do trabalhador e decisivamente a produtividade da organização. Com relação ao homem, deve haver o reconhecimento de informações individualizadas quanto à capacidade psicofisiológica, a qual envolve conhecimentos sobre aspectos físicos, biológicos, químicos, especialmente os psicológicos e relacionais de cada trabalhador.

Mais recentemente, Lida (1995) definiu a ergonomia como "o estudo da adaptação do trabalho ao homem". Definiu-a mediante um entendimento bastante amplo sobre a acepção do termo *trabalho*, que para ele compreende não só as máquinas e equipamentos, mas também "toda a situação em que ocorre o relacionamento entre o homem e o seu trabalho".

Nota-se que, em sua conceituação, Lida fala em adaptação do trabalho ao homem e não em adaptação do homem ao trabalho; o que é inaceitável, segundo seu entendimento e também, contemporaneamente. Pode-se notar uma evolução conceitual nas várias definições citadas, iniciando com a busca do "conjunto dos conhecimentos científicos relativos ao homem" (Murrel, 1949), avançando para que busca desse conhecimento o "desempenho do homem em atividade" (Laville, 1977), sendo a última fase a objetivação da concepção das tarefas, dos instrumentos, das máquinas e dos sistemas de produção e não somente ferramentas, máquinas e conjunto de trabalhos.

A adaptação das condições de trabalho às características psicofisiológicas dos trabalhadores, visada pela NR 17, é complementada por Itiro Lida (1995), que entende por trabalho não só máquinas e equipamentos, mas toda a situação em que ocorre a relação entre ambos, e por Couto (1995), explicitando que essa adaptação deve proporcionar maior conforto ao ser humano e que certamente resultará em maior produtividade para o seu trabalho.

▶ Fatores que interferem nos postos de trabalho

É muito importante considerar que os fatores e as características podem interferir para que a atividade desempenhada em um determinado posto de trabalho (Figura 8.1) provoque maior ou menor intensidade de desgaste ao trabalhador em função das cargas exigidas por aquela atividade. Esses fatores são os seguintes:

- *Características físicas do trabalhador*: idade, sexo, peso, estatura e condições fisiológicas e de saúde

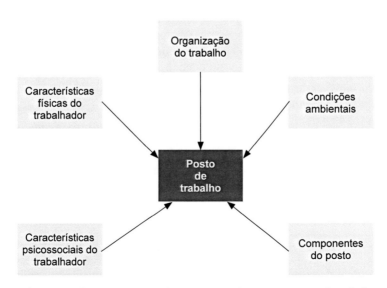

Figura 8.1 Fatores ou características que incidem em um posto de trabalho.

- *Características psicossociais do trabalhador:* diferenças individuais, capacidade de aprendizagem, treinamento, experiência profissional, capacidade de entendimento das ordens recebidas
- *Organização do trabalho:* normas de trabalho, modo de operar, conteúdo do trabalho e ritmos de trabalho
- *Componentes do posto:* características do local, área, dimensões, mobiliário, mesas, escrivaninhas, bancadas, assentos, cadeiras, bancos, apoio para os pés, ferramentas, equipamentos, comandos e superfície de trabalho e equipamentos para processamento de dados
- *Características do ambiente:* conforto visual (iluminação e cores), conforto térmico (calor, frio, umidade e velocidade do ar) e conforto acústico (som, ruído e vibração).

▶ Cargas provenientes do trabalho

Soluções ergonômicas não podem ser adquiridas prontas; elas devem ser aviadas individualmente. Uma mesma área de trabalho pode apresentar uma situação única e deve merecer atenção especial. Além de outros componentes, agregam-se a cada tarefa um ou mais tipos de cargas que podem ser definidas como o conjunto dos fatores inerentes à referida tarefa e/ou ao ambiente em que o trabalho se desenvolve e que agem diretamente sobre o trabalhador.

As cargas decorrentes das tarefas podem ser:

- *Físicas:* exigem a ação do operário utilizando a atividade muscular desenvolvida (estática ou dinâmica)
- *Sensoriais:* exigem a atenção e a observação do trabalhador, envolvendo seus órgãos sensoriais, especialmente a audição e a visão
- *Mentais:* exigem a concentração e a resolução do operador, envolvendo atividade cognitiva superior e requerendo habilidade de pensamento e raciocínio
- *Relacionais:* requerem capacidade de comunicação e envolvem, também, atividade superior complexa, capacidade de se relacionar com chefia, subordinados, colegas e público, por exemplo.

Uma tarefa que carrega consigo a carga que lhe é inerente cobrará de quem a executar esforços correspondentes às suas exigências. Dependendo também de fatores que influenciam diretamente as tarefas, especialmente as características psicofisiológicas e sociais do trabalhador envolvido, esses esforços poderão acarretar maior ou menor grau de desgaste no indivíduo.

O desgaste proveniente do esforço traduz-se primeiro como fadiga, diminuindo gradualmente a resistência do organismo em resposta àquela ação, mas a repetição da ação pode transformá-la em doença. Considerando-se as inúmeras variáveis presentes, é necessário ficar registrado que soluções ergonômicas não podem ser adotadas como se fossem simplesmente uma "receita de bolo". Cada situação dentro de um mesmo sistema de trabalho pode ser única e merece atenção especial. Dando maior ênfase a essa questão, é importante realçarmos alguns tópicos constantes nos escritos de Leda Leal Ferreira *et al.* (*in* Rocha *et al.,* 1993):

> Não existe a "cadeira ergonômica" ideal para todas as funções, a "altura ideal" para a colocação dos comandos de todas as máquinas, a maneira ideal de se regulamentar o trabalho em turnos, nem a organização do trabalho ideal para um setor de processamento de dados. Há propostas possíveis para melhorar cada situação e, isto é tudo o que o ergonomista pode propor (...). Assim, antes da confecção de uma nova cabine de controle podem ser feitos "protótipos" a serem experimentados pelos operadores que vão utilizá-la.

Também é preciso deixar assentado que uma tarefa que apresente uma forte carga, física ou sensorial, com certeza provocará fadiga; já o inverso, uma tarefa que apresente uma carga muito débil, física ou sensorial, ou ainda, um trabalho monótono, acarretará diminuição na vigilância, podendo provocar um acidente. Além disso, devem ser considerados todos os componentes da função, por exemplo, as pressões da chefia e da própria produção, a responsabilidade quanto à qualidade e ao conteúdo, a complexidade da tarefa e muitos outros fatores que influenciam diretamente o bem-estar físico, mental e psíquico do trabalhador.

Pela afirmação de Wisner (1994), a luta entre os comportamentos inesperados, seja do homem, seja da máquina, deve ser o ponto principal das avaliações da ergonomia. Coerente com essa ideia, Christophe Dejours (1992) aponta a importância de se avaliar o conteúdo significativo do trabalho em relação a uma determinada profissão (noção que para ele contém a ideia de evolução pessoal e de aperfeiçoamento) e o estatuto social (ligado ao posto de trabalho). Considera como conteúdo significativo do trabalho o meio que proporciona a realização pessoal ou o meio para se atingirem os objetivos da produção.

A ergonomia contemporânea, mais abrangente, acrescenta maior peso à humanização do trabalho, envolvendo, inclusive, aspectos do bem-estar físico, mental – cognitivo e não cognitivo (de ordem emocional e motivacional) – e psíquico do homem. Se bem desenvolvida, pode ser a resposta que buscamos aos nossos anseios de melhora qualitativa nos ambientes de trabalho (Cartwright e Cooper, 1997). Nas várias opiniões, nota-se que a adaptação do trabalho ao homem é, desde o início, a razão de existência da ergonomia, a princípio somente o interesse físico, depois o fisiológico e, finalmente, psicofisiológico; com duas finalidades principais: "o melhoramento e a conservação da saúde dos trabalhadores, e a concepção e o funcionamento satisfatório do sistema técnico do ponto de vista da produção e da segurança" (Wisner, 1994).

As condições de trabalho insatisfatórias e as atividades que têm um componente cognitivo intenso e complexo estão, segundo Wisner (1994), inseridas na razão principal do surgimento da ciência ergonômica. Os objetivos da ergonomia são a segurança, a satisfação e o bem-estar dos trabalhadores no seu relacionamento com sistemas produtivos. A eficiência virá como resultado, mas não é o seu objetivo principal, porque ela, isoladamente, poderia significar sacrifício e sofrimento dos trabalhadores.

▶ Avaliação do trabalho

Para avaliar os prejuízos causados ao homem pelos ambientes de trabalho, incluindo o posto e a tarefa, foram criados vários instrumentos que podem ser utilizados para sua análise e valoração, dentre os quais citam-se alguns: o método LEST (Laboratoire d'Économie et Sociologie du Travail), o RNUR (Regie Nationale des Usines Renault), o da ANACT (Agence Nationale pour Lámelioration des Conditions de Travail), o da Fundação Mapfre (Velázquez, 1994) e o Ergonomic Checkpoints (ILO, 1996). Da escola francesa de ergonomia, surgiu, a partir dos estudos de Faverge (1955), uma metodologia bem clara e formalizada, chamada de análise ergonômica do trabalho (AET), para ser utilizada durante uma intervenção ergonômica. Santos e Fialho (1995), no Brasil, descrevem e incentivam a aplicação dessa mesma AET, e Couto (1995) inclui nos seus escritos várias "fórmulas" para analisar diferentes postos e situações de trabalho. Como se pode observar, existem vários modelos de análise ergonômica que podem proporcionar a avaliação apurada das atividades, inclusive as atividades mentais envolvidas no trabalho desempenhado. Em qualquer deles, entretanto, a atenção deve estar voltada para o trabalho real efetuado, conforme as exigências para seu desempenho e não somente ao trabalho prescrito pela instituição.

Devem-se descobrir as consequências causadas pela resistência dos trabalhadores aos ataques sofridos, provocados pela execução do trabalho, e, coerentemente com a NR 17, verificar se ocorre a adaptação das condições de trabalho às características psicofisiológicas dos trabalhadores.

O anteriormente exposto torna possível compreender que os fatores que determinam se um posto é saudável ou não é exatamente o equilíbrio entre os vários componentes que estão presentes na relação estabelecida entre o homem e a tarefa que ele exerce em seu posto de trabalho. Mas essa não é, e não poderia ser, uma relação homogênea. Os homens, por não serem iguais, apresentam respostas e reagem diferentemente se colocados em um posto de trabalho específico para realizar a mesma função, por exemplo. Essa diferença na reação individual é que determina a diferença dos esforços despendidos por cada trabalhador ao cumprir a mesma tarefa e, portanto, expostos às mesmas cargas e aos mesmos fatores ou características que influenciam igualmente o referido posto.

Assim, é preciso cuidado, pois, cada situação, dentro de um mesmo sistema de trabalho, pode ser única e merecer um tratamento especial. Ferreira et al. (in Rocha et al., 1993, p. 225) recomendam atenção para o que segue:

> Imaginemos que, após uma intervenção ergonômica, se decida por automatizar uma determinada tarefa que foi considerada extremamente árdua para os operadores. A automatização é feita e os trabalhadores se sentem menos sobrecarregados fisicamente. Suas funções, porém, não são as mesmas. Passaram de operadores de máquinas a controladores de processos automatizados. Se houve diminuição da carga física do trabalho, por outro lado houve aumento da carga cognitiva de trabalho.

Vários componentes significativos devem ser considerados: as cargas, os fatores que incidem sobre os postos de trabalho e, especialmente, as características psicofisiológicas e sociais dos trabalhadores. Assim, as melhores ações corretivas de postos de trabalho poderão decorrer basicamente da criatividade técnica, emergente muitas vezes da visão das pessoas que trabalham nesses locais doentes. Escutar o trabalhador significa dar atenção à experiência vivida por ele, naquela circunstância e, se somada a essa experiência a visão do ergonomista, poderiam ser construídas respostas simples e racionais.

A simples mudança na sequência de uma atividade ou o acréscimo de um pequeno detalhe, por exemplo, pode tornar aquela atividade menos monótona e menos perigosa, evitando insatisfações laborais, acidentes, ou, ainda, sérios prejuízos para o trabalhador e para a instituição. Mas, lamentavelmente, soluções simples nem sempre são levadas em consideração. É desalentador perceber como a maioria das pessoas sente forte atração por soluções sofisticadas, caras e nem sempre efetivas. Finalizando, conclama-se que todos reflitam sobre os benefícios que poderão advir da melhoria das condições de trabalho em postos que possam ser considerados doentes.

▶ Considerações sobre algumas posturas

Geraldo Mota de Carvalho

A postura é a posição espacial do corpo ou de suas partes (cabeça, tronco e membros), ou seja, é o modo de sustentar o corpo e seus movimentos. A saúde do trabalhador também depende das posturas adotadas durante o desempenho de suas atividades laborais. Os vícios de postura constituem um dos principais causadores de desvios e alterações da coluna vertebral, de ossos, articulações, músculos e tendões etc., causando dores, alteração da função, entre outros problemas de saúde. A manutenção de uma correta postura, portanto, é fundamental para evitar lesões e desgastes. Ela é conseguida por meio de educação postural, atenção e vigilância constantes.

Não existe postura única adequada, pois todas, após certo tempo, podem causar dor ou desconforto. Algumas delas, como, por exemplo, a posição sentada, causam menos desconforto; entretanto, passar o dia inteiro sentado também é ruim. O homem foi projetado para o movimento, então, para sentir-se bem e evitar problemas, é necessário adotar variações posturais. A manutenção de uma posição estática por um longo período de tempo, mesmo em um posto de trabalho confortável, é prejudicial. É necessário fazer uma pausa de 10 min a cada hora para aliviar ossos, músculos, tendões e articulações de uma mesma posição. Existem, a princípio, três posições básicas do corpo: deitada, em pé ou ortostática e sentada e suas variações, como ajoelhada e agachada.

Posição deitada

A posição deitada ou de repouso é a única que possibilita o relaxamento completo dos músculos, promovendo a recuperação do indivíduo. O trabalho nessa posição é raro, e, entre os trabalhadores que a utilizam, estão os mineiros, mecânicos de automóveis e trabalhadores da construção. Um dos maiores inconvenientes dessa posição é o esforço estático para manter o tronco e a cabeça em uma posição tal que possibilite o controle visual do seu trabalho e alguma mobilidade. Para se eliminar essa inconveniência podem ser usados suportes adequados para o pescoço e o tronco. Deitar periodicamente pode ser uma opção de variação postural, mas muitas vezes é impraticável.

Posição em pé ou ortostática

Na posição ereta, o peso do corpo apoia-se na planta dos pés. A posição confortável em pé é aquela em que o corpo se inclina um pouco para frente em um ângulo de 10 a 15°. Essa posição, em geral, é adotada quando há necessidade de maior mobilidade ou de mudar frequentemente de lugar. Quando houver necessidade de manter-se nessa posição por longo tempo, deve-se alternar o peso do corpo de um pé para o outro para possibilitar que os músculos das coxas e pernas descansem. As pessoas que trabalham por muito tempo em pé costumam se queixar de dores lombares, cansaço, dores nos pés e formigamentos nos membros inferiores.

Posição sentada

Essa posição é apropriada para trabalhos que exigem pouco movimento. A posição sentada ideal é aquela em que o tronco fica ligeiramente inclinado para frente (cifose). Nessa posição, por longos períodos, com assentos inadequados, a pressão nos tecidos moles das coxas pode dilatar as veias perianais e pélvicas e formar hemorroidas. As pessoas que trabalham durante longo tempo nessa posição costumam queixar-se de dor lombar e de formigamento nos membros inferiores.

• Outras posições

O trabalho nas posições ajoelhada e agachada (ou cócoras) geralmente exige maior esforço e não é fisiológico, causando fadiga muscular e alterações do esqueleto, a menos que se permaneça assim por pouco tempo. A posição ajoelhada é adotada para polir chão, plantar, capinar jardins etc. A posição agachada é utilizada eventualmente para reparos em automóveis, consertos elétricos, pinturas, colocação de pisos, instalação de móveis, entre outros.

▶ Medidas preventivas

Para diminuir a fadiga devido à postura e aumentar a produtividade, devem ser tomadas medidas ergonômicas, medidas de organização e de treinamento.

As medidas ergonômicas incluem a inspeção antropométrica e as considerações dos movimentos de trabalho frente à máquina e o tipo de trabalho; observação dos assentos que proporcionam estabilidade e possibilitam ao corpo alterar suas posições; e evitar exercícios repetitivos, excessivos e posições não fisiológicas.

▶ Sugestões de posturas adequadas

Sugerimos, a seguir, posturas que devem ser adotadas por serem consideradas adequadas para o corpo durante o desenvolvimento de algumas tarefas em determinada posição.

▶ **Ao ficar em pé.** Manter os pés paralelos e alinhados com o joelho. O quadril e os ombros devem estar simétricos, sem pender para um dos lados. Não deixar a cabeça cair. A postura em pé acentua a lordose lombar e, com isso, a tensão sobre os discos intervertebrais. Para a realização de tarefas que exijam essa postura por muito tempo, sugere-se pôr um dos pés sobre um pequeno apoio que pode variar de 8 a 12 cm de altura, cerca 20 cm de largura e profundidade que comporte metade do pé. Isso corrigirá a hiperlordose. Os pés devem ser revezados sempre que necessário.

▶ **Ao andar.** Ao pisar, deve-se primeiro apoiar o calcanhar, depois a planta e, em seguida, a ponta do pé. Olhar sempre para frente. O tipo de calçado também é importante. Ele deve ser, preferencialmente, com salto de altura máxima de 2 cm, com base e parte anterior largas, o que garante mais conforto, equilíbrio, menos dor nas pernas e evita a compressão dos dedos. Ao andar, o importante é conservar a coluna o mais ereta possível. Para isso, a cabeça deve estar erguida, olhando para a linha do horizonte; o abdome e os músculos das nádegas devem estar contraídos. A marcha deve ser harmoniosa e suave, para não produzir impactos muito fortes sobre as articulações.

▶ **Ao se sentar.** Apoiar-se sobre as tuberosidades isquiáticas e manter as costas eretas, em ângulo de 90° com as pernas. Firmar os pés no chão. Usar apoio se eles não tocarem o chão. Mesmo quando os pés tocam o chão, podem ser usados suportes como posição alternativa para melhorar o conforto das pernas. Os joelhos devem ficar a, aproximadamente, 2 cm de altura do quadril. As cadeiras devem ser ajustáveis à estatura da pessoa, preferencialmente com assento arredondado, encosto adaptado ao corpo para proteger a região lombar e com apoio para os braços. As mais indicadas são as giratórias, com rodinhas nos pés. Para aqueles que trabalham apenas sentados, é importante levantarem-se a cada 30 min para dar uma pequena volta. Nessa postura, devemos manter a coluna ereta, formando um ângulo de 90 ou 100° com a bacia e, sempre que possível, apoiar as costas. Para se sentar: com a coluna ereta, colocar uma ou ambas as mãos sobre o assento, de modo a amortecer o movimento, tornando-o suave. Para se levantar, o impulso deve ser dado pelos braços, estando as mãos sobre o assento, e pelas pernas. A posição sentada provoca mais tensão sobre a coluna do que a deitada ou a de pé.

▶ **Ao se levantar e carregar peso.** Agachar-se, segurar o objeto bem próximo ao corpo e levantar, estendendo os joelhos. Nunca dobrar a coluna. Evitar carregar peso excessivo. Se o peso a transportar for excessivo, peça ajuda a outra pessoa. Os valores admissíveis, segundo a Organização Internacional do Trabalho (OIT), de levantamento de peso ocasional para o homem adulto são de no máximo 50 kg e peso frequente e contínuo de até 18 kg, enquanto a mulher poderia levantar ocasionalmente até 20 kg e frequente e continuamente até 12 kg.

▶ **Ao dormir.** Para um repouso prolongado, convém adotar a posição de decúbito lateral, que é mais relaxante para os músculos, discos intervertebrais e ligamentos. Deve-se dormir em decúbito lateral, com as pernas dobradas e a cabeça apoiada em um travesseiro que preencha o espaço entre a extremidade do ombro e a orelha. A posição de decúbito ventral não é adequada para o repouso, pois provoca tensão na coluna cervical, devido à rotação da cabeça, e na coluna lombar, devido à acentuação da lordose. Se não for possível outro decúbito, pode-se usar um travesseiro sob o abdome para evitar a acentuação da lordose e evitar travesseiro sob a cabeça, pois ele força ainda mais a rotação do pescoço. Para pessoas que gostam de dormir em decúbito dorsal, deve-se utilizar travesseiro baixo para não forçar a coluna para frente, em posição de cifose. Nesse caso, deve-se tomar o cuidado de colocar um pequeno travesseiro sob os joelhos para não acentuar a lordose lombar.

▶ **Ao ler ou assistir à televisão deitado na cama.** Essas atividades fazem com que a pessoa aproxime o queixo do tórax, forçando a coluna cervical para frente em uma flexão exagerada (cifose). A pessoa pode distrair-se e passar várias horas nessa postura inadequada, sem perceber que está prejudicando sua coluna cervical. A leitura nessa posição também pode provocar flexão exagerada da coluna cervical.

▶ **Ao se deitar na cama.** Assentar-se na cama, apoiar as mãos sobre ela ao lado do corpo e lentamente deixá-lo pender para o lado, flexionando o braço para amortecer a descida. Ao mesmo tempo, colocar as pernas vagarosamente sobre a cama. Evitar torcer a coluna.

▶ **Ao se deitar no chão.** Ficar de cócoras, levar as mãos para trás, apoiá-las no chão e lentamente assentar-se. A seguir, adotar a mesma sequência dos movimentos usados para deitar na cama.

▶ **Ao se levantar da cama.** Ficar de lado, apoiar uma das mãos sobre a cama (ou sobre o chão) e lentamente começar a estender o braço; a certa altura, usar também o cotovelo do outro braço, até chegar à posição sentada. Os pés devem ser colocados para fora da cama de modo lento e suave.

▶ **Ao usar o mobiliário.** Os móveis devem ser adequados à sua altura. Quando sentado, a coluna suporta o triplo do peso. Escolhendo cadeiras ou equipamentos ergonômicos (NR 17) que não nos deixem encolhidos ou obriguem a posições prejudiciais, essa pressão diminui. Evitar sentar-se no chão, torcer a coluna ou sobrecarregar apenas um lado do corpo, diminuindo a pressão sobre a coluna vertebral.

▶ **Ao usar o computador.** A tela, o teclado e o documento a ser digitado devem estar dispostos de maneira a facilitar o foco, evitando o cansaço visual. A iluminação deve ser difusa e instalada de maneira a evitar reflexos e sombras. Usar apoio no teclado e no *mouse* para facilitar o alinhamento dos punhos com as mãos. A NR 17 limita a 8.000 toques por hora a velocidade de digitação e a jornada de trabalho a 6 h, fazendo uma pausa de 10 min após cada 50 min trabalhados para descansar a musculatura envolvida nessa tarefa. Pessoas que utilizam demasiadamente o computador devem ter a mesma preocupação.

▶ **Ao escrever.** A posição de conforto para escrever por muito tempo é com o cotovelo e o antebraço apoiados na mesa de trabalho.

▶ **Ao dirigir.** Regular o banco de maneira que a altura dos joelhos ultrapasse a linha da virilha. Durante viagens longas (mais de 40 min), sair do carro e esticar os braços e pernas. Evitar ficar muito tempo na mesma posição.

▶ **Ao escovar os dentes ou lavar o rosto.** É preciso adaptar-se à altura das pias, que por vezes são baixas. Para a coluna ficar ereta, dobrar as pernas ou até mesmo sentar-se ao usar a pia.

▶ **Ao se vestir e calçar meias e sapatos.** Executar esses movimentos de preferência na posição sentada. Inicialmente, dobrar uma das pernas e colocá-la sobre a coxa da outra começando a se vestir (calças, cuecas, calcinhas, saias etc.); em seguida, colocar-se em pé para terminar o ato. Para calçar meias e sapatos, sentar-se novamente e repetir a sequência inicial de movimentos.

▶ **Ao usar vassoura ou rodo.** Manter os pés um na frente do outro, distantes em torno de 30 cm, o pé de trás levemente voltado para fora, em torno de 30°. Os movimentos com a vassoura ou o rodo devem ser feitos na direção do pé que está na frente e a coluna deve permanecer ereta. Se for necessário se abaixar, dobrar a articulação dos quadris e do joelho que está na frente.

- **Ao utilizar uma pá, em trabalhos de construção.** Os cabos das pás têm comprimento padronizado, que quase sempre são curtos. Para compensar essa defasagem, colocar as pernas uma em frente à outra, dobrar o joelho da perna que estiver na frente e esticar a perna de trás. Sempre que for necessário se abaixar, o quadril e as pernas devem ser flexionados, porém não a coluna.
- **Ao utilizar um carrinho de mão.** Avaliar a carga e a distância a ser percorrida. Segurar firmemente as hastes do carrinho, usando, para isso, toda a mão. Se estiverem baixas, dobrar os joelhos e manter os braços estendidos. Imprimir um impulso suave e firme, sem sobressaltos. Conservar a coluna ereta.
- **Ao sentir dor na coluna.** Se possível, deitar-se em decúbito dorsal com um pequeno travesseiro sob a cabeça, com os joelhos dobrados e com um travesseiro entre eles para retificar a coluna e aliviar a dor.

9 Psicologia e Trabalho | Projeto de Vida Saudável

Carlos Roberto de Castro e Silva

▶ Introdução

A proposta deste capítulo é explicitar alguns parâmetros psicológicos, mais especificamente os psicossociais, que contribuem para o trabalhador lidar melhor com seu cotidiano institucional. Em nosso cotidiano, principalmente nos centros urbanos, a rotina massacrante leva as pessoas a refletirem pouco sobre a dinâmica na qual estão inseridas. Normalmente, as pessoas atentam mais para algumas questões quando já desenvolveram algum sintoma, seja físico ou mental; ambos, em muitos casos, estão relacionados.

Como parâmetro inicial, é interessante definirmos o que se entende, aqui, por indivíduo saudável. Cremos que Winnicott (1989), médico e psicanalista inglês, traz uma abordagem que nos remete a pensar a saúde não somente como a ausência de doenças. Ele propõe como parâmetro de saúde o grau de autonomia e o desenvolvimento da criatividade do sujeito em sua relação consigo mesmo e com o meio em que vive.

Ter uma vida saudável depende da qualidade do vínculo que a pessoa estabelece com o meio social, entre outros aspectos, saber "administrar" a constante tensão entre seus desejos, expectativas e as solicitações institucionais do meio social mais abrangente. Consideramos que a prevenção em saúde mental está associada à ideia de antecipar aspectos que influenciam o cotidiano das pessoas, ou seja, propomos certo tipo de roteiro que propicie ao trabalhador alguma possibilidade de reflexão, de instrumentalização e de análise de seu cotidiano nos mais diferentes níveis de sua vida; afinal, há um intercâmbio constante entre seu trabalho, sua casa, seu lazer etc.

A base para tanto é a noção de vínculo proposta por Pichon-Rivière (1998). A noção de vínculo, segundo esse autor, refere-se principalmente à conduta do sujeito em relação à maneira como ele lida com os objetos (situações, pessoas) que satisfarão seus impulsos e desejos. Pichon-Rivière questiona a noção de escolha de objeto da teoria psicanalítica, entendida como a busca que o sujeito faz para complementar afetivamente a si mesmo, como algo que vise ser recuperado. Dessa maneira, os outros indivíduos ou os relacionamentos desse sujeito seriam vistos como objetos que supririam alguma falta afetiva dele. A noção de vínculo busca, então, extrapolar tal abordagem, caracterizando-o como uma forma particular de relação com o objeto.

A noção de vínculo permeia os níveis de investigação que Pichon-Rivière propõe. São eles: o *psicossocial,* que parte do indivíduo para fora; o *sociodinâmico,* que analisa o grupo como estrutura; e o *institucional,* que toma todo um grupo, toda uma instituição ou todo um país como objeto de investigação. (Pichon-Rivière, 1998). Essa separação, como sugere Pichon-Rivière, é didática, pois os conceitos estão dinamicamente articulados.

▶ Nível psicossocial

O nível psicossocial refere-se à relação do sujeito com o outro. A formação do sujeito, desde sua gestação, sempre perpassa as interações sociais. Em um primeiro momento, é a família: a mãe, o pai e, principalmente, os planos ou as expectativas que ambos têm em relação ao seu filho. Desde esse momento, o homem já é um ser social.

A pessoa, desde os primórdios do desenvolvimento psicológico (emocional e cognitivo), vai formando sua própria imagem e o conceito a respeito de si mesma. Isso se dá a partir do investimento (libidinal) amoroso que é transferido para a criança por meio dos cuidados com ela, por exemplo, a amamentação e a atenção, entre outros cuidados. A sobrevivência física é fundamental, pois é o suporte a partir do qual o indivíduo pode criar seu próprio mundo mental, as representações de si e do mundo. Por exemplo, junto com leite deve vir também o aconchego, o carinho e o desejo de que ele cresça, de que seja "alguém"; a criança deve se sentir querida, deve sentir prazer. O prazer/desprazer vai determinar o tipo e o grau de sensibilização ou de erotização de seu corpo e aos poucos lhe dará uma dimensão de sua autoestima, de seus conflitos emocionais, de suas limitações e de suas buscas para ser feliz.

Segundo a psicanálise, a qualidade e a maneira como essas fases de desenvolvimento se desenrolam terão um papel determinante no grau de saúde mental da pessoa (Freud, 2006). As fases de desenvolvimento, segundo Freud, são: fase oral, em que a zona de erotização é a boca; fase anal, em que a zona de erotização é o ânus; fase fálica, em que a zona de erotização são os órgãos genitais; e, em seguida, há o período de latência. Nesse período, ocorre diminuição dos impulsos e conflitos sexuais e a criança pode se dedicar, por exemplo, aos estudos. Como fase final, há a fase genital, que é marcada pela possibilidade de investimento libidinal (amoroso) no relacionamento com outras pessoas, propiciando também o ressurgimento de conflitos sexuais vividos nas fases de desenvolvimento anteriores.*

Destaca-se entre essas fases o complexo de Édipo (entre 2 e 5 anos de idade), pois é uma fase que se acirra a relação triangular entre pai, filho e mãe. O menino deseja a mãe só para si. A figura paterna serve de principal modelo de identificação; ao mesmo tempo, ele quer imitar o pai, pois, por um lado, ele representa seu objeto de desejo e, por outro lado, ele é seu principal rival.

Uma resolução saudável desse conflito é o corte simbólico (a castração), que ajuda o sujeito a construir outros relacionamentos e a ganhar novos espaços, ou seja, o sujeito é introduzido no mundo da cultura. É nesse momento, por exemplo, que ele começa a ir para escola. Esse momento é muito importante como divisor de águas, indicando o grau de autonomia do sujeito. Caso essa interdição não ocorra de maneira adequada, a dependência e a insegurança, provavelmente, marcarão os futuros relacionamentos dessa pessoa.

Em outras palavras, leva-se para a vida o que aprendemos e vivenciamos em suas etapas iniciais, marcadas por tais identificações bastante intensas afetivamente. Passa-se a vida buscando aprimorar e/ou reformular, por meio de nossos relacionamentos, os conteúdos emocionais que povoam nossas fantasias inconscientes.

No trabalho e em outras instâncias de nosso cotidiano, reproduzimos e atualizamos constantemente esses sentimentos mais primitivos. Mas, será que isso é irreversível? Até que ponto isso é determinante? O grau de reparação ou de modificação dependerá de muitos fatores individuais, mas podemos afirmar que a pessoa pode transformar a si própria, senão nenhuma psicoterapia teria eficácia. Qual a chave para isso?

Freud, nos primórdios da psicanálise, percebeu um fenômeno que permeia as relações humanas e utilizou-se dele para curar as pessoas. Tal fenômeno é a transferência. Ela sugere que as pessoas projetam seus próprios conteúdos afetivos/emocionais constantemente nas suas interações rotineiras. É essa capacidade que possibilita ao sujeito um redimensionamento de seus conflitos afetivos e a percepção de outras

---

* Para aprofundamento do tema, leia *Três ensaios sobre a teoria da sexualidade* de Freud, em *Obras completas,* v. 7. Editora Imago, 2006.

perspectivas. Assim, é pela revivência e, principalmente, pela possibilidade de reinterpretar fatos de nossa experiência passada que vivemos de maneira mais saudável.

▶ Nível sociodinâmico

No nível sociodinâmico o grupo é uma possibilidade de desenvolvimento pessoal. Para Pagés (1976), há um sentimento compartilhado pelo grupo: o sentimento de grupo. Como ele coloca: "em todo grupo, em qualquer momento, existe um sentimento dominante, compartilhado por todos os membros do grupo, com sutilezas individuais. Esse sentimento é, em geral, inconsciente, governa a vida do grupo em todos os níveis" (p. 265). Pagés busca definir melhor o que subjaz ao conceito de relação. A experiência do relacionamento, para ele, expressa uma dialética (opostos que se complementam) entre sentimento de separação e de solidariedade em relação a outra pessoa.

A vida em grupo expressa a natureza humana, com base na afirmação de que o homem é um ser social; ele se faz e precisa do outro para se tornar "gente". A vida grupal busca, por meio da solidariedade, aplacar esse sentimento inconsciente ligado à experiência comum da angústia.

A solidariedade é um fator fundamental no crescimento do grupo, porque resgata nossa humanidade e, principalmente, a percepção de nossos limites. Devemos crer que, para o profissional de saúde, isso é aplicável também em sua relação com os pacientes. Ou seja, há um estreito limite entre o profissionalismo e a solidariedade. Muitas vezes, é muito mais desgastante evitar um pouco mais de aproximação a alguém que te solicita um pouco mais de atenção e de carinho do que tratá-lo com um suposto distanciamento baseado estritamente na técnica.

A dinâmica grupal, ao respeitar as diferenças entre os sujeitos, possibilita um funcionamento mais crítico e dinâmico, contribuindo também para a maior eficácia de suas ações, pois a criatividade é estimulada. O contrário ocorre em grupos que funcionam de maneira simbiótica, não permitindo nada que seja diferente deles, por exemplo, há as famosas "panelinhas", que são observadas em todas as instituições (empresas, escola etc.).

O grupo, segundo Pagés (1976) e Rodrigué (1976), não é apenas a somatória de indivíduos, pois a reunião de pessoas gera algo diferente tanto para os indivíduos quanto para o grupo originalmente formado. Também é importante lembrar que nesta interação há certo grau de tensão ou distanciamento, favorecendo a saúde do grupo e ao mesmo tempo propiciando a expressão de cada indivíduo e suas singularidades.

A saúde do grupo pode ser prejudicada pelo acirramento de determinados mecanismos de defesa. O que são estes mecanismos psicológicos? Os mecanismos de defesa, segundo Freud,[*] são uma das principais estratégias que o sujeito utiliza para lidar com a angústia e suas frustrações. Por meio deles podemos preservar algum grau de sanidade, pois nos possibilitam o distanciamento necessário de situações que de um modo geral seriam insuportáveis, como por exemplo, a perda de um ente querido, a frustração de um projeto de trabalho, entre outras situações.

Entre os mecanismos de defesa, podemos destacar:

- *Racionalização*: tentamos justificar por meio do campo do racional/intelectual aspectos afetivos/emocionais que não conseguimos compreender ou que nos frustram de alguma maneira, como, por exemplo, a dificuldade de lidar com o impacto emocional da perda de um paciente de quem cuidamos com tanto afinco; buscamos, então, explicações lógicas que nos sirvam de consolo
- *Projeção*: deslocamos nossos sentimentos incômodos para os outros, como por exemplo, atribuir para o outro um estado de mau humor que nós próprios sentimos
- *Repressão*: é o mais radical dos mecanismos de defesa, pois, suscitado por traumas ou situações emocionais mais intensas, visa reprimir ao máximo qualquer vestígio de tal episódio traumático, por exemplo, situações de *bullying* que crianças sofrem na escola por algum traço físico ou comportamental que diferencie dos demais
- *Formação reativa*: buscamos passar uma impressão oposta àquela que estamos sentindo ou que realmente desejamos, como por exemplo, supervalorizar seu chefe na busca de abafar as contradições inerentes à sua relação com ele.

---

[*] Para melhor compreensão dos mecanismos de defesa, leia textos de Ana Freud e Freud em *Obras Completas, Cinco lições de psicanálise*.

Por outro lado, esses mesmos mecanismos de defesa, segundo Dejours (1992), podem ser coletivos, ou seja, compartilhados por um mesmo grupo. Os mecanismos de defesa coletivos são maneiras de as pessoas se defenderem da angústia e das pressões da dinâmica institucional. Os mecanismos de defesa não são patológicos, mas podem transformar-se em doença se limitarem a percepção crítica do trabalhador com relação aos perigos ou às adversidades que ele vivencia em seu cotidiano, como, por exemplo, quando é demitido um colega de trabalho, este (trabalhador) busca soluções individualistas (mecanismo de defesa-isolamento). Enquanto os outros são demitidos, a impressão é de que somos imunes, isolamo-nos, tentando nos manter ilesos e dando explicações intelectualizadas, até o momento em que nós somos demitidos.

▶ Nível institucional

No nível institucional, podemos compreender que as instituições, conforme enfatiza Spink (1996), são um dos principais lugares atualmente para compreender o comportamento humano. Peter Spink é um autor interessante para compreender melhor a dinâmica institucional a partir das interações humanas. Além dele, leia *Psicossociologia: análise social e intervenção*, de André Levy e Eugéne Enriquez.

Spink também nos lembra de que as instituições são produtos das interações humanas e, como tal, podem ser questionadas e transformadas, visando a um espaço de promoção de saúde e de qualidade de vida para os trabalhadores. Não podemos nos esquecer de que as instituições nos possibilitam um espaço de realização de nossos projetos de vida. No entanto, em um momento de crise econômica,* percebemos que o grau de estresse e de ansiedade aumenta, tornando muitas vezes o ambiente de trabalho tenso e desestimulante. Assim, o trabalho passa a ser um peso. Podemos entender essa relação entre sujeito e organização como um campo de tensão, ou seja, deve-se manter certo distanciamento entre ambos, uma distância que possibilite a construção da singularidade do sujeito.

A partir do conceito de mediação, com base na discussão que Pagés (1987) propõe, podemos debater melhor alguns aspectos da dinâmica psicossocial estabelecida entre o sujeito e a organização. O autor trabalha em torno da seguinte hipótese: a organização como um sistema de resposta às contradições sociais e psicológicas. A organização seria um meio de inventar "soluções" para as contradições sociais. Isso supõe uma íntima relação entre o inconsciente psicológico e as estruturas sociais e organizacionais. Isto implica o desvelamento de um sistema sociomental. A organização é lugar para as vivências contraditórias dos trabalhadores, ou seja, "a organização traz uma resposta mediadora às contradições inconscientes vividas pelos trabalhadores" (Pagés, p. 15), gênese endógena e exógena das relações de poder-espaço sociomental. A concepção sociomental supõe uma relação dialética entre o coletivo (organização) e o indivíduo. Nesse sentido, Pagés considera que há um nível ontológico que diz respeito a sentimentos primitivos ligados ao afrontamento do desejo e dos limites, e principalmente da morte, que funcionam como substrato psicológico a todas as relações humanas. Esses sentimentos básicos são "manipulados" e trabalhados socialmente, ou seja, por meio deles o indivíduo é modelado. Isso significa que a formação do indivíduo se dará por meio da interação constante entre estruturas sociais e psicológicas. Nesse sentido, podemos falar de um indivíduo coletivo.

> Em outras palavras, a dominação e a exploração sociais teriam em contrapartida a impossibilidade psicológica da confrontação com a morte, as instituições agiriam de maneira ameaçadora em um confronto impossível com a realidade da morte. As instituições seriam assim o lugar onde os indivíduos trabalhariam coletivamente seus problemas inconscientes mais profundos. (Pagés, p. 39)

A proposta é estudar uma zona sociomental que releve as contradições vividas pelo indivíduo em uma organização, sendo esta última a mediadora de tais conflitos. Mais do que uma mediação, o autor propõe um *processo* de mediação. A organização é um lugar privilegiado para a expressão de conflitos e de sentimentos das pessoas. A organização pode "aproveitar-se" disso reforçando certos sentimentos mais arcaicos ou não, ajudando, assim, a pessoa a se autonomizar. Nesse sentido, supõe-se que haja uma matriz psicológica básica que se expressa conforme os "estímulos" do contexto organizacional.

---

* Para aprofundar a discussão entre a relação da saúde mental e a crise econômica, leia o livro clássico de Edith Seligmann Silva, *Crise, trabalho e saúde mental no Brasil*. Editora Traço. 1986.

A mediação, é pois, um processo que transforma uma contradição subjacente entre os trabalhadores e a organização em uma contradição interna às políticas da organização. Ela absorve os termos da contradição original, transformando-os, permite evitar que essa chegue a explodir em conflito, antecipa-se a eles fazendo a organização assumir um conflito em potencial com seus trabalhadores, para o qual a organização tem uma solução pronta. (Pagés, p. 26)

O conceito de mediação é ligado ao conceito de contradição, no sentido marxista do termo, por meio do qual as contradições do sistema capitalista nem sempre são observáveis, pois são ocultadas pelo processo de mediação. "A mediação efetua-se através de outros processos: abstração, objetivação, 'desterritorialização', individuação; que levam o indivíduo a se isolar e a se submeter" (Pagés, p. 28).

O autor propõe alguns tipos de mediação:

- *Mediação econômica*: políticas de altos salários, possibilidades abertas de carreira que reduzam discriminações de diplomas, sexo, família etc. Isto com o intuito de destruir vestígios da sociedade feudal, privilégios que ainda subsistem na sociedade capitalista clássica
- *Mediação político-administrativa*: garante o respeito às diretrizes centrais da empresa e, ao mesmo tempo, promove o desenvolvimento da iniciativa individual (autonomia controlada). O foco de relação (de identificação entre sujeito e organização) não é mais o chefe, mas sim a organização por meio de suas regras e ordens; as relações tornam-se cada vez mais burocráticas e diluídas no cenário organizacional. Ainda, tais princípios organizativos são interiorizados pelos indivíduos conforme a lógica da organização
- *Mediação ideológica*: a empresa (hipermoderna) ambiciona criar e difundir conceitos e valores para toda a sociedade e o lugar autônomo de uma produção ideológica, ou seja, ela passa a ditar estilos de vida
- *Mediação psicológica*: há uma "modelação" do indivíduo pela organização. Essa modelação dá-se por meio de um processo de identificação baseado em uma figura institucional e não mais na figura do chefe, figura esta receptáculo de amores e ódios. Isso resulta em dispersão e em deslocamento dos conflitos. Eles são atribuídos às pessoas individualmente, não deixando que se coletivizem. Há uma fragmentação das relações e os indivíduos ficam sozinhos tentando resolver os conflitos introjetados (e não interiorizados).

Assim "pela primeira vez na vida econômica, a dependência psicológica despersonaliza-se e instaura-se em relação à organização. O inconsciente não investe mais contra as pessoas em primeiro lugar, mas contra as estruturas institucionais. Este fenômeno é de grande importância, pois marca uma mudança nos mecanismos de reprodução social" (Pagés, p. 37). Por mecanismos de reprodução social queremos dizer que as organizações também passam a ter um papel importante na socialização do sujeito,* não tão marcante quanto a família, mas contribuindo na retificação e legitimação das regras e normas sociais vigentes em nossa sociedade.

A eficácia da inter-relação dessas instâncias ocorrerá com a criação de um campo supostamente coerente, visando ao enquadramento do indivíduo no seio de uma ordem global econômico-político-ideológico-psicólógico definida de maneira centralizada. A mediação não evita os conflitos, mas os previne e os prevê. As empresas modernas tentam dar o máximo de benefícios a partir de uma "imagem" de solicitude. Criam-se políticas no sentido de satisfazer os empregados. A crítica a essas posturas se instalam na medida em que tais políticas tentam camuflar as contradições básicas; só aparece o lado positivo, ou seja, o da política, como meio de alcançar o bem-estar dos empregados, o sucesso da empresa etc. A empresa moderna é a empresa também da manipulação e do segredo. Os meios de silenciar os conflitos ocorrem de maneira a separar os empregados, por exemplo, dando gratificações e incentivos individuais. O modelo desse tipo de procedimento é o positivista. Importante lembrar que não estamos falando de um tipo de empresário maquiavélico ou mau caráter, pois tanto o "bom" como o "mau" empresário estão também imersos nos mesmos "jogos" ideológicos e regidos por mecanismos inconscientes. Por outro lado, não devemos eximir as pessoas (empresários e trabalhadores) de suas responsabilidades nesse processo de manipulação, desrespeito e hipocrisia.

---

* Para compreender melhor esse processo de socialização e sua relação com as instituições, leia Berger e Luckmann, *A construção social da realidade*, Editora Vozes, 1976.

A organização é um conjunto dinâmico de respostas às contradições. Não é um sistema de dados objetivos, visto de um ponto de vista positivista. O modo de apreensão das organizações que Pagés propõe refere-se a uma visão dialética que se instaura entre as classes sociais, entre os trabalhadores de um lado e as empresas e o sistema social de outro. Nesse sentido, é preciso estarmos atentos para algumas limitações nessa dialética entre sujeito e organizações: não são as organizações as responsáveis pelas contradições vivenciadas pelos indivíduos, mas elas se *aproveitam* de tais contradições vividas pelos indivíduos. A organização pode contribuir no desencadeamento de patologias no sujeito, mas não pode criá-las (p. ex., uma neurose), e o psicológico não se confunde com o individual, pois segundo Pagés (1976):

> (...) a impotência dos trabalhadores ao assumirem coletivamente suas contradições psicológicas é um fatores da dominação da organização sobre eles. Neste sentido as contradições psicológicas de base, aquelas relacionadas às do desejo e dos limites, da confrontação com a morte e que se dão quotidianamente na sua relação com os outros, são profundamente transformadas pela convivência na organização.

Para concluirmos, ressaltamos que um dos fatores que contribuem para o adoecimento das pessoas, inclusive ao pensarmos nessa rotina massacrante e com poucos espaços legítimos de expressão, é a sensação de esvaziamento que sentimos, uma desvalorização enquanto pessoa e cidadão.

A práxis da vivência do trabalhador, ou seja, a possibilidade de refletir e ao mesmo tempo de transformar o meio em que vive, tem na valorização da experiência seu principal aporte.

A experiência de vida é um ponto de partida seguro. Dentro de uma dinâmica social em que o consumismo imediato é supervalorizado, as relações humanas também passam a ter, muitas vezes, esse caráter fugaz. Resgatar e compartilhar nossas experiências são uma das melhores maneiras de manter nossa sanidade e nossa condição de cidadão.

10 Nutrição do Trabalhador

Bettina Gerken Brasil

▶ Introdução

A nutrição pode ser entendida como o estudo do alimento e de seu processo no corpo humano, abrangendo: ingestão, digestão, absorção, transporte e sua utilização. O termo nutrição inclui a ação, a interação e o balanço dos processos dos alimentos no corpo humano.

A função da nutrição é sustentar a vida, fornecer energia, promover o crescimento e repor perdas de nutrientes. Escott-Stump, Mahan e Raymond (2013) afirmam que a nutrição é a combinação dos processos pelos quais os organismos vivos recebem e utilizam os materiais (alimentos) necessários para a manutenção de suas funções, para o crescimento e a renovação de seus componentes.

O alimento é fonte de nutrientes responsável pelo funcionamento dos aparelhos e sistemas essenciais à vida: respiração, circulação, digestão etc., além de assegurar pequenas ou grandes demandas energéticas (Gomes, 1978). A nutrição adequada resulta de alimentação balanceada, isto é, com nutrientes em quantidade e qualidade suficientes para manter o bom funcionamento do organismo.

▶ Função dos nutrientes

Os alimentos são compostos de nutrientes e estes são divididos em carboidratos, lipídios, proteínas, vitaminas, minerais e água. Cada um desses grupos de nutrientes exerce uma função no organismo. É importante salientar que todos os nutrientes são imprescindíveis para o organismo. Porém, deve-se notar que cada um deles tem uma recomendação diferente, isto é, cada nutriente tem de ser consumido em quantidade mínima. A alimentação balanceada é o resultado da combinação dos diferentes grupos de nutrientes.

▪ Carboidratos

Principais fontes de energia necessária para o homem se movimentar, trabalhar e viver. Os carboidratos da dieta são a principal fonte de energia para todas as funções do corpo humano, incluindo a digestão e a absorção de outros alimentos. Embora proteínas e gorduras possam ser convertidas em energia, os carboidratos são as fontes preferidas de energia do corpo (Escott-Stump, Mahan e Raymond, 2013).

Para esses autores, os carboidratos, principalmente o amido, são os menos dispendiosos, mais facilmente obtidos e o tipo de combustível mais facilmente digerido. O excesso de consumo de carboidratos em forma de açúcar e alimentos doces pode causar deficiências nutricionais, obesidade e/ou cárie dentária. Ao contrário, o baixo consumo de carboidratos resulta em deficiências nutricionais, cetose, perdas de energia, depressão e perdas de proteínas corporais essenciais.

Em geral, os alimentos fontes de carboidratos são de origem vegetal. Uma exceção é a lactose, que é encontrada no leite e em seus derivados. O músculo animal armazena glicogênio, porém a quantidade de carboidrato na carne consumida é mínima. Os cereais são as principais fontes de amido. As frutas e vegetais contêm quantidades variadas de carboidratos simples. Não existe uma recomendação para ingestão de carboidratos, porém o National Research Council (1989) recomenda que pelo menos metade da energia necessária seja obtida a partir de carboidratos (Escott-Stump, Mahan e Raymond, 2013).

• Lipídios

Termo genérico que engloba um grupo heterogêneo de componentes, incluindo óleos, gorduras, ceras, graxas, ácidos graxos. Essas substâncias são encontradas em alimentos e no corpo humano.

Os alimentos que contêm lipídios são fontes de energia. Esses lipídios são convertidos no corpo humano em outros componentes essenciais de tecidos ou podem ser transportados para depósitos de energia como reserva de gordura em tecido adiposo. Importante lembrar que lipídio não deve ser confundido com gordura corporal.

Se uma dieta for pobre em lipídios, o corpo irá sintetizar uma pequena quantidade de ácidos graxos a partir das proteínas e dos carboidratos para manter suas atividades. Entretanto, existem alguns componentes, como o ácido linoleico e o ácido graxo ômega-3, que são essenciais para a síntese de prostaglandinas e para o desenvolvimento da visão e da função do cérebro, respectivamente, que não podem ser sintetizados pelo corpo humano. Por isso, é necessário que se ingira esse tipo de nutriente.

Os lipídios são encontrados em carnes, produtos lácteos e em algumas frutas e vegetais, como abacate, nozes, amêndoas, soja e oliva.

A gordura animal é uma das principais fontes de gordura na dieta e é a única fonte de colesterol. Existe uma relação entre o consumo de gordura e a incidência de doenças coronarianas, diabetes, câncer e obesidade. O alto consumo de gordura está associado ao aumento da incidência de doenças crônico-degenerativas. Apesar de não se ter recomendações precisas sobre o total de lipídios a ser consumido, evidências demonstram que o consumo abaixo de 30% do valor calórico total da dieta de um dia diminui o risco de doenças associadas (National Research Council, 1989).

• Proteínas

Substâncias em maior quantidade no corpo humano depois da água. Os músculos, pele, cabelo, unhas, olhos, alguns hormônios e enzimas são constituídos por proteínas. Ela tem um papel estrutural em todos os tecidos do corpo. A proteína é um nutriente essencial para o crescimento, a manutenção dos tecidos e para a formação de anticorpos.

As necessidades individuais de proteína são normalmente alcançadas com as proteínas constantes em uma dieta regular de um adulto. Quando as necessidades não são satisfeitas, o corpo pode fornecer os aminoácidos (componentes das proteínas) necessários, por meio de processo anabólico. As proteínas também podem ser fonte de energia, mas são consideradas mais dispendiosas em relação à quantidade requerida para o seu metabolismo (Escott-Stump, Mahan e Raymond, 2013).

As fontes mais comuns de proteína são as carnes, os produtos lácteos e os ovos. Os vegetais, as frutas e as leguminosas também são consideráveis fontes de proteínas, mas em menores quantidades; por isso, é necessário aumentar o consumo desses alimentos. O National Research Council (1989) recomenda a ingestão de 0,75 g/kg/dia para adultos de ambos os sexos, e o limite de consumo não pode ultrapassar 15% do valor calórico total da dieta a ser ingerida em um dia.

• Vitaminas

Substâncias orgânicas, necessárias em pequenas quantidades e essenciais para a vida, não sendo sintetizadas pelo corpo. As vitaminas não podem ser metabolizadas para a formação de energia, apesar de algumas serem necessárias para a sua produção. Normalmente, têm uma função reguladora e não construtora.

As vitaminas estão organizadas em dois grupos: lipossolúveis e hidrossolúveis. As lipossolúveis são as vitaminas A, D, E, K. Na maioria das vezes, são absorvidas com outros lipídios e estocadas em vários tecidos corpóreos. Normalmente, não são excretadas pela urina, existindo o risco de hipervitaminose (Escott-Stump, Mahan e Raymond, 2013). As hidrossolúveis são as vitaminas do complexo B, a niacina, a riboflavina, o folato, o ácido pantotênico e a vitamina C. São componentes essenciais do sistema enzimático. Comparativamente, as vitaminas hidrossolúveis são mais facilmente perdidas durante o armazenamento e a cocção dos alimentos do que as vitaminas lipossolúveis. É recomendada a ingestão diária de alimentos que são fontes de vitaminas hidrossolúveis porque essas vitaminas são armazenadas em quantidades limitadas e são excretadas pela urina.

Serão comentadas neste capítulo as vitaminas A, D, B_{12} e C.

▶ **Vitamina A.** Desempenha papel essencial na visão, no crescimento e no desenvolvimento ósseo, no desenvolvimento e na manutenção do tecido epitelial, no processo imunitário e na reprodução normal. A vitamina A é encontrada em alimentos de origem animal, como fígado, leite e ovos. É encontrada também em vegetais folhosos verde-escuros, nos vegetais amarelo-alaranjados e em frutas, afirmam Mahan e Escott-Stump.

▶ **Vitamina D.** Importante para prevenção e cura do raquitismo, osteomalácia e osteoparose. Ela está presente em tecidos animais e vegetais em formas de precursores de vitamina D. A vitamina D também é conhecida como pró-hormônios. Os precursores são convertidos em pró-vitamina D na camada epidérmica da pele. É no rim que é convertida no tipo metabolicamente ativo (Escott-Stump, Mahan e Raymond, 2013). Para estes autores, a vitamina D aumenta a absorção de cálcio e fósforo pelas células da mucosa intestinal, aumenta os depósitos de cálcio nos ossos e ajuda na mobilização de cálcio e fósforo dos ossos. A vitamina D é naturalmente encontrada em fontes animais. As quantidades encontradas na manteiga, nata, gema de ovo e fígado são variáveis. A melhor fonte alimentar é o óleo de fígado de peixe. A deficiência de vitamina D pode ser consequência de uma dieta inadequada e insuficiente exposição da pele aos raios solares ultravioletas.

▶ **Vitamina B_{12} ou cobalamina.** Importante no tratamento de anemia perniciosa. Ela é relativamente resistente ao calor e é sensível à luz. A cobalamina é importante para o funcionamento normal do metabolismo das células, principalmente as do trato gastrintestinal, medula óssea e tecido nervoso. Ela também tem um papel importante na ativação de aminoácidos durante a formação de proteínas. A única fonte de vitamina B_{12} na natureza é a síntese microbiana. Essa vitamina não é encontrada em plantas, mas é produzida por bactérias no trato digestivo de animais ou na fermentação microbiológica de alimentos. As fontes mais ricas são fígado e rins, seguidos por leite, ovos, peixe, queijo e carnes.

▶ **Vitamina C ou ácido ascórbico encontrado em meio aquoso de frutas e vegetais.** A vitamina C tem um papel importante na absorção de ferro e na síntese de colágeno; está também envolvida no processo de cicatrização de feridas, fraturas, contusões, hemorragias puntiformes e sangramentos gengivais. Também reduz a suscetibilidade às infecções (Escott-Stump, Mahan e Raymond, 2013). A vitamina C é encontrada em frutas e vegetais, principalmente nas frutas cítricas, tomates, vegetais verdes frescos e brócolis.

Água e sais minerais

A água é um componente essencial de todos os tecidos. É o maior e o mais simples componente do organismo; tem papel fundamental nos processos fisiológicos da digestão, absorção e excreção de resíduos metabólicos e não digeríveis, bem como nas estruturas e na função do sistema circulatório. A água também é o meio de transporte para os nutrientes e para as substâncias corpóreas; A água é ingerida em sua forma líquida e encontrada na composição dos alimentos. A maioria dos alimentos contém esse nutriente.

Minerais são substâncias inorgânicas que restam na queima de tecidos animais e vegetais; são componentes de tecidos corporais e de fluidos que agem nas enzimas, hormônios, vitaminas e no transporte de substância (Escott-Stump, Mahan e Raymond, 2013). Um mineral pode ser considerado essencial quando:

- Sua baixa ingestão produzir sintomas de deficiência específica, tratada pela reposição do mineral
- Sua adição à dieta contribuir para a saúde do indivíduo
- For um componente necessário de tecidos, fluidos ou de processos de regulação
- For um constituinte necessário de outro nutriente.

Serão comentados neste capítulo apenas os minerais cálcio e ferro.

▶ **Cálcio.** Mineral encontrado em maior quantidade no organismo, representando de 1,5 a 2% do peso corpóreo. Noventa e nove por cento do cálcio corpóreo são encontrados nos ossos e dentes; o percentual restante (1%) é utilizado principalmente nos impulsos nervosos.

A principal função do cálcio é construir e manter a constituição dos ossos e dentes. O exercício físico intenso juntamente com o adequado consumo de cálcio, vitamina D, proteínas e outros nutrientes são necessários para o desenvolvimento adequado da densidade óssea. O cálcio também é necessário na transmissão nervosa e na regulação dos batimentos cardíacos. A principal fonte de cálcio é o leite desnatado e seus derivados, como o iogurte e queijo desnatados. Quanto maior a concentração de gordura, menor a quantidade de cálcio encontrado no leite (Escott-Stump, Mahan e Raymond, 2013).

▸ **Ferro.** O organismo do ser humano adulto tem de 3 a 5 gramas desse mineral. O ferro é muito bem conservado e cerca de 90% são recuperados e reutilizados. Esse mineral é encontrado no corpo de duas maneiras: em razão de hemoglobina e enzimas (formas funcionais) e de transferrinas e ferritinas (formas de transporte e armazenamento).

O ferro na forma funcional (hemoglobina) tem a função de transportar o oxigênio no sangue. O ferro também está associado ao sistema imune, mas o mecanismo de atuação ainda não foi bem definido. Ótimas fontes de ferro são o fígado e as carnes. As leguminosas (feijões) e os vegetais folhosos de cor verde-escura também são fontes de ferro, apesar de a biodisponibilidade do ferro desses alimentos não ser elevada.

▸ Alimentação saudável

Conforme abordado anteriormente, alimentação saudável é aquela que garante o aporte adequado de nutrientes, tanto qualitativa quanto quantitativamente. Assim, os alimentos são fontes de diferentes nutrientes com funções específicas e essenciais para o organismo. O consumo inadequado de nutrientes, tanto em excesso quanto deficiente, pode acarretar problemas de saúde e, consequentemente, diminuição da produtividade de um indivíduo, aumentando o risco de acidentes no trabalho.

Philippi *et al.* (1999) adaptaram um guia alimentar para a população brasileira a partir do guia alimentar dos EUA (United States Department of Agriculture, 1992). Esse guia apresenta um gráfico em formato de pirâmide com os elementos que compõem uma dieta saudável (Figura 10.1). Esse guia traz recomen-

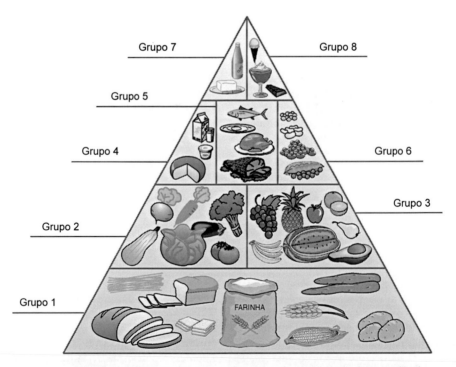

Figura 10.1 Pirâmide alimentar representando o padrão de dieta saudável.

dações alimentares, indicando o número de porções de cada grupo de alimentos que devem ser consumidos de acordo com a faixa etária e a atividade física.

Para homens com atividade física intensa, foi calculada dieta de 2.800 kcal/dia com a seguinte recomendação de porções:

- *Grupo 1 | grupo alimentar dos pães, cereais, raízes e tubérculos*: até 9 porções/dia
- *Grupo 2 | grupo alimentar das hortaliças*: até 5 porções/dia
- *Grupo 3 | grupo alimentar das frutas*: até 5 porções/dia
- *Grupo 4 | grupo alimentar dos leites e derivados*: até 3 porções/dia
- *Grupo 5 | grupo alimentar das carnes*: até 2 porções/dia
- *Grupo 6 | grupo alimentar das leguminosas (feijões, soja, lentilha etc.)*: até 4 porções/dia
- *Grupo 7 | grupo alimentar dos óleos e gorduras*: até 2 porções/dia
- *Grupo 8 | grupo alimentar dos açúcares e doces*: até 2 porções/dia.

Com essa recomendação, Philippi *et al.* (1999) garantem um aporte de nutrientes em quantidade e qualidade adequados. Dessa forma, pretende-se assegurar a prevenção de deficiências alimentares e, consequentemente, de doenças, mantendo, assim, o indivíduo nutricionalmente saudável.

▶ Influência da nutrição no trabalho

Conforme dito anteriormente, a alimentação influencia as funções do organismo. Se a alimentação do trabalhador for inadequada, podem ser consequência desde problemas com a saúde e redução na produtividade até acidentes de trabalho. A alimentação adequada resulta em mais eficiência das funções do organismo e, consequentemente, melhora na produtividade.

Não somente a adequação de nutrientes é importante para a manutenção da saúde, mas também o ambiente da refeição interfere diretamente na alimentação e, consequentemente, no estado de saúde dos indivíduos. Como já afirmava Peguignot em 1971, a produção do empregado em jejum não é boa; se o empregado faz 5 refeições por dia, sua produtividade aumenta em cerca de 10%. Vigne e Verru (1971), debatendo sobre o tempo de duração da refeição, comentaram que, com 30 min disponíveis, as perturbações digestivas são de 54% nos usuários de restaurante industrial e que tais perturbações diminuem para 40% quando o tempo para refeição é aumentado para 40 min. Os principais problemas detectados são úlceras pépticas, dispepsias e disfunção intestinal. Somado a isso, Gomes (1978) afirma que o empregado mal alimentado têm maior propensão ao cansaço em poucas horas, aumentando, possivelmente, os erros e os acidentes de trabalho.

▶ Programa de alimentação do trabalhador

Geraldo Mota de Carvalho

O programa de alimentação do trabalhador (PAT), do governo federal, foi instituído em 14 de abril de 1976, pela Lei nº 6.321 e regulamentado pelo Decreto nº 5 de 14 de janeiro de 1991 com o objetivo de melhorar o estado nutricional dos trabalhadores, priorizando os trabalhadores de renda mais baixa, visando promover sua saúde e prevenir doenças profissionais. Estruturado na parceria entre governo, empresa e trabalhador, o programa tem como unidade gestora a Secretaria de Inspeção do Trabalho/Departamento de Segurança e Saúde no Trabalho.

As despesas de custeio realizadas em programas de alimentação do trabalhador podem ser deduzidas do imposto de renda das empresas, que estão, ainda, isentas de encargos sociais incidentes sobre o valor da alimentação. A participação financeira do trabalhador fica limitada a 20% do custo direto da refeição.

Para inscrever-se no PAT, a empresa deve encaminhar o formulário ao Ministério do Trabalho, conforme modelo oficial, adquirido nas agências dos Correios. Na execução do programa de alimentação é obrigatório o atendimento da totalidade dos trabalhadores contratados pela empresa que recebem até cinco salários mínimos, independentemente da duração da jornada de trabalho. Os trabalhadores de renda mais elevada também poderão ser incluídos neste programa.

A empresa que participar do PAT deve garantir que a refeição fornecida ou a alimentação distribuída tenha um valor nutricional mínimo de 1.400 calorias nas refeições maiores (almoço e jantar) e 300 calorias nas refeições menores (desjejum e merenda).

Os serviços de alimentação podem ser de duas modalidades principais: serviço próprio (autogestão da empresa) e serviço de terceiros (formalizado por meio de contrato: administração de cozinha/refeitório, refeição transportada, refeição-convênio [tíquetes], alimentação-convênio [cupons ou tíquetes] e cesta de alimentos).

O PAT tem por objetivo melhorar as condições nutricionais dos trabalhadores, com repercussões positivas para a qualidade de vida, a redução de acidentes de trabalho e o aumento da produtividade.

Benefícios do programa

Os benefícios do programa são extensivos às seguintes estruturas:

- *Para o trabalhador*: melhoria de suas condições nutricionais e de qualidade de vida, aumento de sua capacidade física, maior resistência a fadiga e doenças, redução de riscos de acidentes de trabalho
- *Para a empresa*: aumento de produtividade, maior integração entre trabalhador e empresa, redução do absenteísmo e de atrasos, redução da rotatividade, isenção de encargos sociais sobre o valor da alimentação fornecida, incentivo fiscal (dedução de até 4% do imposto de renda)
- *Para o governo*: redução de despesas e investimentos na área da saúde, crescimento da atividade econômica e bem-estar social.

11 Imunização do Trabalhador

Lúcia de L. S. L. Campinas

▶ Introdução

A tentativa de evitar doenças por meio de vacinas era um desejo antigo da humanidade. Os chineses no século 6 utilizavam a técnica de variolização, que consistia na inoculação de material coletado das pústulas por meio de instilação nasal ou por escarificação na pele. No decorrer do século 19 foi criada a primeira vacina para humanos contra a varíola.

Alguns autores afirmam que a vacinação em seres humanos teve um importante impacto na redução da taxa de mortalidade e no crescimento da população, superando até mesmo o uso de antibióticos. A vacinação hoje é um dos recursos utilizados pela saúde ocupacional para a proteção específica dos trabalhadores. Ainda que diversas doenças possam ser prevenidas por este recurso, destacaremos apenas as vacinas que constam no programa de imunização do adulto e as vacinas segundo os riscos ocupacionais.

A prática da vacinação envolve diversos aspectos técnicos científicos e operacionais relacionados com os agentes imunizantes e a pessoa a ser imunizada.

A equipe de enfermagem do trabalho deve estar familiarizada com esses aspectos científicos e com algumas questões, tais como:

- Definição de vacina, antígenos, anticorpos, imunidade (ativa e passiva)
- Fatores inerentes à pessoa que recebe a vacina
- Componentes das vacinas
- Origem da vacina
- Requisitos básicos de uma vacina
- Controle de qualidade
- Rede de frio
- Contraindicações gerais
- Situações nas quais se recomenda o adiamento da vacinação
- Associação de vacinas
- Vacinação em situações especiais: surtos ou epidemias.

▶ Antígenos

Antígenos são estruturas reconhecidas pela resposta imune como *não próprias* e que estimulam a produção de anticorpos. Podem ser proteínas, carboidratos, lipídios, ácidos nucleicos ou haptenos. Os antígenos podem ser componentes de microrganismos, agentes infecciosos maiores (como helmintos), substâncias ingeridas (p. ex., alimentos), órgãos ou tecidos transplantados ou até mesmo do próprio organismo.

▶ Anticorpos

Glicoproteínas produzidas pelos linfócitos com a capacidade de reconhecer especificamente antígenos, além de recrutar vários componentes do sistema imune. Os anticorpos humanos são divididos em cinco classes principais de imunoglobulinas (IgM, IgG, IgA, IgE e IgD).

▶ Imunidades adquiridas | Ativa e passiva

A imunidade consiste no aumento significativo das respostas imunes a agentes agressores, produzidas entre 2 e 4 semanas após o estímulo e sua duração pode ser por toda a vida. Trata-se, portanto, da capacidade de resposta que se traduz pela modificação de linfócitos e pelo aparecimento de anticorpos no sangue.

Dizemos, portanto, que a imunidade adquirida pode ser resultante da produção ativa de anticorpos protetores (imunidade adquirida ativa), em consequência de doença ou vacinação, ou do recebimento de anticorpos protetores (imunidade adquirida passiva).

▶ Vacina

Consiste na administração de microrganismos mortos, vivos e atenuados ou partes de um microrganismo, que podem ser bactérias ou vírus, com o propósito de estimular os mecanismos de defesa do organismo contra determinada doença. São exemplos de vacina: BCG (suspensão de bactérias vivas e atenuadas), vacina contra febre tifoide (suspensão de bactérias mortas ou avirulentas), vacina contra meningite (polissacarídios da cápsula dos meningococos dos grupos A e C), toxoide diftérico (toxinas submetidas a modificações químicas ou calor), vacina contra raiva (vírus inativados) e vacina contra hepatite B (frações de vírus).

A vacina ideal contém determinantes antigênicos de todas as estirpes do patógeno que provoca a doença em quantidade suficiente para estimular o sistema imune a produzir anticorpos protetores; tem poucos efeitos colaterais (ou nenhum) e não causa doença na pessoa vacinada.

▪ Fatores inerentes à pessoa que recebe a vacina

Vários fatores inerentes ao receptor da vacina podem interferir no processo de imunização. Portanto, a resposta do organismo à vacina administrada depende da idade da pessoa imunizada, da coexistência de doenças como AIDS (síndrome da imunodeficiência adquirida), de neoplasias malignas, de insuficiência renal etc., de tratamentos imunossupressores concomitantes (p. ex., corticoides em doses elevadas, quimioterapia, radioterapia) e do estado nutricional do indivíduo.

Poderão, portanto, ocorrer falhas na resposta imunitária, seja na resposta primária, seja na secundária. A falha na resposta primária consiste na inexistência de anticorpos até o 14º dia após a imunização, que deveria ter a duração de algumas semanas ou anos. A falha na resposta secundária, ou memória imunológica no indivíduo previamente sensibilizado por doses administradas anteriormente, consiste na falta de produção e de durabilidade de anticorpos após administração de doses subsequentes.

▪ Componentes das vacinas

A vacina é produzida, com frequência, nas formas líquida e liofilizada (seca). Existem exceções, como a vacina contra febre tifoide, cuja apresentação é em cápsulas de gelatina resistentes a ácidos. A seguir são elencados alguns produtos contidos nas vacinas:

- *Agente imunizante*: os antígenos contidos nas vacinas podem ser retirados de bactérias, vírus ou toxinas, e se preparados em laboratório, tornam-se inócuos ao nosso organismo, porém não perdem a capacidade de estimular mecanismos de defesa. Portanto, poderá ser usado toxoide (toxina da bactéria), organismo vivo atenuado, morto ou inativado
- *Líquido de suspensão*: as vacinas liofilizadas são compostas por água destilada ou soro fisiológico (para sua diluição)
- *Conservantes, estabilizadores e antibióticos*: são pequenas quantidades de substâncias, tais como mercuriais e antibióticos, além de outras, necessárias para evitar o crescimento de bactérias e de fungos nas vacinas. Estabilizadores (nutrientes) são utilizados para vacinas constituídas por microrganis-

mos vivos atenuados, que, depois de preparados, são muito sensíveis ao aumento da temperatura, como, por exemplo, a vacina antissarampo. Manifestações alérgicas podem ocorrer devido à sensibilidade dos indivíduos a esses produtos
- *Adjuvantes*: compostos de alumínio (fosfato, hidróxido de alumínio) ou de outras substâncias, como o escaleno e o AsO_4, são frequentemente utilizados para aumentar a potência imunogênica de um agente por meio de estimulação prolongada, particularmente para vacinas que contenham microrganismos inativados ou seus componentes (p. ex., toxoides tetânico e diftérico).

Origem da vacina

Laboratórios internacionais e nacionais fornecem as vacinas para o país. Embora a maioria dos produtos seja obtida a partir de partes de bactérias e de vírus dos quais se origina a vacina, padronizada pela OMS (Organização Mundial da Saúde), existem particularidades no processo de produção de cada laboratório, o que explica a variação de tonalidades após a reconstituição da mesma vacina (p. ex., a vacina contra sarampo, caxumba e rubéola que, após reconstituição, por vezes, se apresenta com tonalidades que vão do róseo ao amarelo).

Requisitos básicos da vacina

A vacina, antes de ser liberada para uso em seres humanos, passa por estudos rigorosos *in vitro*, em animais de laboratório, e, por último, em um grupo de indivíduos selecionados; estes estudos são chamados *ensaios clínicos*. Após esse processo, a vacina é liberada para uso em populações maiores. Algumas características inerentes às vacinas devem ser analisadas para que comprovem sua boa qualidade. São elas:
- *Inocuidade*: não ser prejudicial ao ser humano e ter o mínimo de efeitos indesejáveis
- *Pureza*: não deve conter substâncias estranhas nem contaminação bacteriana
- *Potência*: medida que expressa a quantidade de antígenos existentes, por volume, em uma dose de vacina. É, portanto, confirmada em teste de controle laboratorial padronizado para cada vacina. No caso das vacinas atenuadas, o antígeno, além de existir em determinada quantidade, tem de ser viável
- *Poder imunizante*: é a capacidade de estimular a formação de anticorpos em quantidade suficiente para garantir um bom nível de proteção, como exemplo, temos a vacina contra o cólera com baixo poder imunizante, enquanto a vacina para a difteria e tétano (dT) tem proteção duradoura e eficaz.

Controle de qualidade

Realizado pelo laboratório produtor, deve ser submetido a critérios padronizados pela OMS. Cada lote vacinal (número gravado em cada frasco de determinada vacina fabricada), após aprovação nos testes de controle do laboratório, é submetido à análise pelo Instituto Nacional de Controle de Qualidade em Saúde (INCQS), órgão do Ministério da Saúde. Garantidos os seus requisitos básicos, a vacina é liberada para uso.

Rede de frio

As vacinas são produtos extremamente termolábeis, isto é, após exposições ao calor excessivo deterioram com facilidade. Portanto, é preciso uma rede (cadeia) de frio que assegure sua conservação adequada. A rede de frio compreende desde o laboratório produtor, no qual se faz uso de câmaras frias, o nível central de distribuição e os níveis regionais, até o nível local, no qual a vacina será administrada no indivíduo a ser imunizado. O transporte de vacinas faz-se com uso de caixas de isopor resistentes de cores claras para evitar absorção de calor ou caixas de poliuretano e o uso de termômetro digital. A temperatura ideal de conservação é de +2 a +8°C. Importante lembrar que as vacinas que não podem sofrer congelamento devem ser isoladas por papelão ou plástico polibolha dos blocos de gelo ou de Gelox®.

Contraindicações gerais

Segundo o Programa Nacional de Imunização, as vacinas de bactérias atenuadas ou de vírus vivos atenuados, em princípio, não devem ser administradas a pessoas com imunodeficiência congênita ou adquirida, com neoplasias malignas, em tratamento com doses altas de corticosteroides (equivalente a prednisona em dose ≥ 20 mg/kg/dia, para adultos, por mais de 2 semanas), submetidas a outras terapêuticas imunossupressoras (quimioterapia antineoplásica, radioterapia etc.), e grávidas (salvo em situações de alto risco, p. ex., residentes em locais endêmicos para febre amarela). Observação importante: a vacina da febre amarela não deve ser administrada durante o aleitamento materno; estudos informam a possibilidade de eventos adversos no bebê por meio da passagem de antígenos do leite materno para criança.

- ### Recomendações para adiamento da vacinação

Até 3 meses após o tratamento com imunodepressores ou com corticosteroides em dose alta a vacinação é adiada. Essa recomendação é válida para todas as vacinas, pela possível inadequação da resposta. Também se suspende a vacinação quando houver administração de imunoglobulina ou de sangue e derivados, devido à possibilidade de os anticorpos contidos nesses produtos neutralizarem o vírus vacinal. Essa recomendação é válida para as vacinas contra sarampo, caxumba e rubéola. O prazo aconselhado é de 2 semanas antes da vacinação ou até 3 meses após o uso dos produtos citados. Deve-se ainda adiá-la durante a evolução de doenças agudas febris graves, sobretudo para que seus sinais e sintomas não sejam atribuídos ou confundidos com possíveis efeitos adversos das vacinas.

- ### Associação de vacinas

Segundo o Ministério da Saúde, a administração de vários agentes imunizantes em um mesmo atendimento é conduta indicada e econômica. No caso de vacinas utilizadas no programa, as associações possíveis não aumentam a ocorrência de evento adverso nem comprometem o poder imunogênico que cada agente tem quando administrado individualmente. Nesses casos, torna-se importante, devido a efeitos adversos locais, tais como vermelhidão, calor e dor, especificar para toda a equipe de vacinadores o local de aplicação de cada vacina. Por exemplo, nas campanhas destinadas à população idosa, as vacinas antigripal, dupla tipo adulto (contra difteria e tétano – dT) e, para alguns, a vacina contra a pneumonia, foram especificados os locais para aplicação de cada uma. Assim, para cada evento adverso, tornou-se possível avaliar qual a vacina que provocou o processo.

- ### Vacinação em situações especiais

As situações especiais são surtos, epidemias ou vacinação em regiões endêmicas. Por exemplo, são indicadas as vacinas contra sarampo, rubéola e caxumba para indivíduos expostos a surtos ou em casos de epidemias. Nessas situações, serão feitas vacinações de bloqueio, isto é, todos os indivíduos comunicantes do caso (indivíduos doentes) receberão a vacina o quanto antes, interrompendo, dessa maneira, a cadeia de transmissão da doença. Lembre-se de que, para gestantes, essas vacinas são contraindicadas até o presente momento, assim como a gravidez deve ser evitada por, pelo menos, 30 dias após a aplicação da vacina.

Em regiões específicas do Brasil, algumas vacinas fazem parte do calendário de vacinação local, como, por exemplo, febre amarela nas regiões endêmicas do país. Atualmente, pessoas que irão viajar para regiões endêmicas, isto é, regiões nas quais a febre amarela ocorre com frequência, devem ser vacinadas com 2 semanas de antecedência para que haja resposta humoral (anticorpos) apropriada.

A vacina contra poliomielite também está indicada para trabalhadores que irão para países endêmicos. O trabalhador, mesmo tendo sido vacinado na infância, receberá duas gotas da vacina antipólio por via oral.

As vacinas BCG, coqueluche, varicela, rubéola e sarampo também são indicadas nesses casos (Farhat et al., 2010).

Segundo a Sociedade Brasileira de Imunização (SBIm) e a Associação Nacional de Medicina do Trabalho (ANAMT, 2012), dengue, hepatite A, febre tifoide e demais gastrenterites são doenças com grande potencial para acometer o viajante.

É aconselhável ao trabalhador consultar as embaixadas ou consulado do país para o qual irá viajar, principalmente se a permanência for prolongada, ou centros de orientação para saúde dos viajantes.

Farhat et al. (2010) recomenda que os seguintes aspectos devam ser considerados quanto à vacinação do trabalhador viajante:

- Risco de exposição à doença (local a ser visitado, atividades, tempo de permanência, época do ano)
- Idade, condições de saúde, histórico vacinal
- Fatores particulares de risco (imunossupressão, gestação)

- Reações e eventos adversos a vacinações anteriores
- Risco de transmissão a terceiros e o custo.

Dependendo do risco de exposição, alguns trabalhadores podem ser vacinados. São eles: veterinários, carteiros etc. (vacina antirrábica), trabalhadores em áreas endêmicas (vacina contra a febre amarela) e profissionais da área da saúde (vacina contra hepatite B e contra *influenza*). Profissionais que trabalham com rede de esgoto e tratamento de água recebem, além das demais vacinas, a vacina contra febre tifoide e hepatite A. Soldados do exército, trabalhadores da construção civil e outros profissionais que se dirigem a países em situações de maior risco para algumas doenças devem receber as vacinas do calendário do adulto e as vacinas contra hepatite A, cólera e febre tifoide.

Atualmente, algumas empresas estão fornecendo para seus trabalhadores a vacina antigripal, o que contribui para diminuir o absenteísmo causado pela gripe nas empresas. A vacina é preparada anualmente, mudando sua constituição em função dos vírus que estão circulando no momento. Deve ser administrada antes do inverno e provoca poucos eventos adversos.

Por meio de estudo, com confirmação laboratorial, a vacinação contra a *influenza* é uma medida altamente eficaz para prevenir a infecção por esta doença, particularmente em adultos saudáveis (Haris *et al.*, 2009; Talbot *et al.*, 2010).

Segundo os autores citados, o propósito da vacinação de trabalhadores é a prevenção da *influenza* para pacientes, incluindo aqueles que tenham dificuldades na resposta imunológica, a redução da infecção dos trabalhadores, a criação da "imunidade de rebanho" e a manutenção da força de trabalho durante os surtos/epidemias.

Para esclarecimento do leitor, a imunidade de rebanho (sinônimo de imunidade coletiva) é a resistência de um grupo ou população à introdução ou à disseminação de um agente infeccioso. Essa resistência é identificada pela elevada proporção de indivíduos imunes entre os membros desse grupo ou população e a uniforme distribuição desses indivíduos imunes.*

Na Tabela 11.1 sugerimos um calendário de vacinação geral para os trabalhadores, o mesmo sugerido pelo CVE (2013) para adultos.

---

* Para maiores informações consulte o *site* http://portalses.saude.sc.gov.br/arquivos/sala_de_leitura/saude_e_cidadania/ed_07/10.html.

Tabela 11.1 Calendário de vacinação geral para trabalhadores.

Intervalo entre as doses	Vacina	Esquema
Primeira visita	dT (contra difteria e tétano)[1]	Primeira dose
	Sarampo-caxumba-rubéola[2]	Dose única
	Febre amarela[3]	Dose inicial
	Hepatite B[4]	Primeira dose
2 meses após a primeira visita	dT[1]	Segunda dose
	Hepatite B[4]	
6 meses após a primeira visita	dT[1]	Terceira dose
	Hepatite B[4]	
Anualmente	Influenza[5]	–
A cada 10 anos	Dt[1]	Reforço
	Febre amarela[3]	

[1] Caso a pessoa apresente documentação com esquema vacinal incompleto, é suficiente completar o esquema já iniciado.
[2] Indicada para pessoas nascidas a partir de 1960 e mulheres no puerpério.
[3] Na região onde houver indicação, de acordo com a situação epidemiológica.
[4] Disponível na rede pública para pessoas com até 29 anos de idade.
[5] Disponível na rede pública para pessoas ≥ 60 anos, crianças < 2 anos, gestantes, imunodeprimidos e pessoas com comorbidade.

A imunização passiva deve ser realizada com soro antitetânico e teste prévio, na dose de 5.000 unidades, via intramuscular (IM); ou, preferencialmente, com imunoglobulina humana antitetânica, na dose de 250 unidades, IM. Aplicar em local diferente do qual foi aplicada a vacina.

▶ Profilaxia do tétano após ferimento

Após ferimentos, convém adotar alguns procedimentos profiláticos. Isso previne o tétano e as infecções em geral. Sendo assim, atente para os seguintes itens:

- Limpeza do ferimento com água e sabão e desbridamento profundo, se necessário, o mais rapidamente possível
- Não há indicações para o emprego de penicilina-benzatina; o uso de outros antibióticos não tem valor comprovado

- A necessidade de vacinação contra o tétano, com ou sem imunização passiva, depende do tipo e das condições do ferimento, assim como da história de imunização prévia (Tabela 11.2).

▶ Planejamento e organização das ações de imunização

As ações gerais de enfermagem são: considerar a exposição do trabalhador ao risco; conhecer a população-alvo e, tecnicamente, a vacina (é aconselhável dispor antes de material técnico-científico, em geral oferecido pelo fabricante) e trabalhar em parceria com o setor de recursos humanos; treinar e/ou reciclar a equipe de enfermagem; providenciar infraestrutura para o evento da vacinação; planejar futuras doses a serem administradas; e estabelecer a prioridade dos diversos setores da empresa. Do mesmo modo, o profissional deve supervisionar todas as atividades do processo; adequar, se necessário, o local da vacinação; realizar orientações gerais de imunização ocupacional; fornecer a carteira de vacinação ao trabalhador; realizar relatórios para a empresa; dar retorno aos trabalhadores a respeito de campanhas de vacinação; estimular os trabalhadores, quando necessário, a mudanças de comportamento para promoção da saúde; e a vacinação em massa somente deverá ocorrer em condições ideais de conservação da vacina.

No local, deverá haver refrigerador no período disponível apenas para vacinas com termômetro digital, realizando-se a leitura pelo menos 2 vezes/dia. Aconselha-se o uso de caixa de isopor ou poliuretano com termômetro digital no preparo das doses a serem aplicadas. Nos casos de vacinas virais, como febre amarela e sarampo, caxumba e rubéola, por exemplo, em locais muito quentes, lembre-se de que essas vacinas não resistem a temperaturas acima de 10°C por mais de 30 min, perdendo sua potência e seu poder imunogênico.

Ao se planejar a vacinação dos trabalhadores da empresa, é necessário manter contato com a unidade de saúde mais próxima do local de trabalho. Caso seja viável e factível, a empresa deve comprar um refrigerador exclusivo para estocar as vacinas. É terminantemente proibida a guarda de vacinas no refrigerador usado para guarda de insulina, medicamentos, ou qualquer outro produto.

A facticidade desta operação com a ajuda de serviços de saúde é cada vez mais difícil, dadas as demandas dos serviços no atendimento à população de sua área de abrangência. Porém, não podemos nos esquecer de que, em casos de surtos e epidemias, a vacinação na empresa é obrigatória, a fim de romper a cadeia de transmissão da doença.

▶ Cuidados de enfermagem específicos em imunização

- Preparo da caixa de isopor ou poliuretano:
  - Retirar os Gelox® ou bobinas de gelo do congelador ou do *freezer*, antes do preparo das caixas, retirando assim, a camada de gelo que envolve o Gelox® durante o congelamento, o chamado "véu de noiva" ou névoa

Tabela 11.2 Imunizações mais frequentes em saúde ocupacional.

Histórico de imunização contra o tétano	Ferimento superficial e limpo		Outros ferimentos	
	Vacina	Imunização passiva	Vacina	Imunização passiva
Incerta ou com menos de três doses[1]	Sim	Não	Sim	Sim
Três doses ou mais	Não	Não	Não	Não
Última dose há menos de 5 anos	Não	Não	Não	Não
Última dose entre 5 e 10 anos	Não	Não	Sim	Não
Última dose há mais de 10 anos	Sim	Não	Sim	Não

[1] Aproveitar a oportunidade para indicar a complementação do esquema de vacinação.
Fonte: Norma do Programa de Imunização Secretaria do Estado da Saúde – SP.

- Retirar a quantidade suficiente de bobinas ou Gelox® do *freezer* ou congelador e colocar sobre uma bancada ou pia até que desapareça a névoa que normalmente cobre a superfície externa da bobina
- Ao mesmo tempo, colocar uma das bobinas sob o material isolante (tampa da caixa de isopor) e colocar sob a bobina o bulbo de um termômetro digital, para indicar quando as bobinas terão alcançado a temperatura de 0°C
- Após o desaparecimento da névoa e confirmação da temperatura positiva por meio do termômetro, colocá-las nas laterais da caixa térmica
- Mensurar a temperatura da caixa térmica com um termômetro de cabo extensor ou digital, antes de colocar as vacinas em seu interior

- A correta lavagem das mãos, antes e após o preparo e administração das vacinas, é recomendada. O uso de álcool gel também é considerado como um procedimento correto, desde que o local não ofereça as facilidades de um lavatório adequado
- Deve-se ter atenção nas reações locais (principalmente calor, rubor e dor): antes da vacinação, oferecer informações para o trabalhador dos eventos adversos; caso ocorram estes eventos no local de trabalho, colocar compressa de gelo, ou luvas com água gelada, a fim de diminuir o desconforto. O trabalhador dará continuidade ao tratamento após a jornada de trabalho. A fim de evitar esta ocorrência, temos que saber escolher o local de aplicação, o tamanho da agulha (quanto mais profunda for aplicada este tipo de vacina melhor) e o preparo adequado da vacina, evitando que o adjuvante fique depositado no fundo do frasco. Para isso movimente bem o frasco antes de preparar a vacina e não estoque vacinas preparadas no isopor ou qualquer outro local. O preparo é conforme a demanda
- Vale lembrar que os trabalhadores vacinados contra sarampo, caxumba e rubéola podem apresentar febre, sendo um evento benigno
- Quanto à técnica de aplicação, a técnica em Z, intramuscular, tem sido indicada. Esta técnica consiste em realizar uma tração aplicada à pele e aos tecidos subcutâneos antes da inserção da agulha. Deste modo, a vacina atinge o músculo com mais facilidade e não há refluxo da vacina para o tecido subcutâneo, reduzindo, assim, a dor e os eventos adversos. O uso de luvas na rede básica de saúde não é costumeiro (Centers for Disease Control Research Data Center)
- O uso de luvas em sala de vacinas é necessário quando houver riscos. A obrigatoriedade da proteção se dá quando há o contato com fluidos corporais e situações que exponham o profissional a riscos de contágios. Porém, se usadas, a troca deve ser feita a cada procedimento com suspeita de contaminação e ao mudar os locais de aplicação da vacina em uma mesma pessoa (Garcia, 2010)
- Estar alerta para a síncope pós-vacinação. A síncope após vacinação é um efeito conhecido. É comum em adultos e adolescentes. Em geral ocorre pela ansiedade do trabalhador. Muitas vezes o trabalhador já refere que passa mal quando submetido a injeções. Os sintomas após a administração da vacina são: palidez, sudorese e fraqueza, e, o indivíduo pode até sofrer uma queda. Nesses casos, aplicar as vacinas com o trabalhador sentado. Caso ocorra a síncope, manter o trabalhador deitado, com membros inferiores elevados, em observação por 10 a 15 min
- Manter o registro e acompanhamento do estado vacinal dos trabalhadores. Nas empresas, é importante a presença do profissional médico durante a imunização para atendimento de casos graves, apesar de serem raros. O profissional deve estar atento às reações adversas locais e sistêmicas. Atualmente, aconselha-se a aplicação de compressas frias, ou mesmo de gelo, nos locais de aplicação das vacinas que contenham adjuvantes como hidróxido de alumínio e outros similares. Por exemplo: na vacinação contra difteria e tétano, é comum a ocorrência de dor local e vermelhidão, provocada muitas vezes pela falta de administração adequada ou mesmo pelo próprio produto.

▶ Doenças de notificação compulsória

Algumas doenças são de notificação compulsória, ou seja, devem ser comunicadas aos serviços de saúde pública, para que estes tomem as providências cabíveis nos casos de surtos e epidemias. Às vezes, doenças de notificação compulsória ocorrem nas empresas e não são notificadas ao órgão público competente, tornando o sistema de informação no nosso país ainda mais deficiente. Outro aspecto relevante é a transmissão e disseminação da doença dentro da empresa, o que pode ser interrompida com a quebra da cadeia de transmissão da doença, por meio de bloqueio vacinal. Confira na Tabela 11.3 algumas doenças de notificação compulsória.

Muitas vacinas, como a dupla tipo adulto, contra hepatite B, para algumas categorias, e a tríplice viral (contra sarampo, caxumba e rubéola) estão disponíveis na Secretaria de Saúde por meio dos órgãos por ela designados. A classe trabalhadora precisa, portanto, conhecer os mecanismos de aquisição dessas vacinas, adquirindo, inclusive, material técnico relativo a elas antes da elaboração do plano de trabalho.

Tabela 11.3 Doenças de notificação compulsória.

Suspeitas ou confirmadas	
Cólera	Oncocercose
Coqueluche	Outros agravos inusitados à saúde
Dengue	Outras meningites
Diarreia/hepatite/conjuntivite	Paresias e paralisias
Difteria	Peste
Doença de Chagas	Poliomielite
Doença meningocócica	Sarampo
Encefalites por arbovírus	Sífilis congênita
Febres amarela, purpúrica e tifoide	Raiva humana
Leptospirose	Rubéola
Leishmanioses tegumentar americana e visceral	Tétano
Malária	Varíola
Confirmadas	
Síndrome da imunodeficiência adquirida (AIDS)	Hanseníase
Esquistossomose	Tuberculose

▶ Considerações finais

Conclui-se que planejar e operacionalizar a imunização de trabalhadores é tarefa complexa que envolve trabalho em equipe. Algumas empresas optam por exigir no exame admissional a carteira de vacinação completa. O setor de recursos humanos e os recrutadores incluem nos editais a necessidade de certificado de vacinação completa. Uma vez vacinada a maior parte dos trabalhadores, e, à medida que ocorrerem os exames clínicos ocupacionais, os trabalhadores deverão ser encaminhados para a vacinação na rede básica de saúde ou em clínicas autorizadas. Para a vacinação rotineira, estão indicadas campanhas quando o número de trabalhadores a serem vacinados for grande ou quando o reforço for coletivo,* como a vacinação contra a *influenza*, que deve ocorrer no outono de cada ano.

No mais, as ações gerais de enfermagem são:

- Considerar a exposição do trabalhador ao risco
- Conhecer a população-alvo e o material técnico-científico (em geral oferecido pelo fabricante e órgãos governamentais)
- Trabalhar em parceria com setor de recursos humanos ou com a Comissão de Controle de Infecção Hospitalar (CCIH), no caso dos hospitais
- Treinar e/ou reciclar a equipe de enfermagem
- Providenciar infraestrutura para o acontecimento da vacinação
- Planejar futuras doses a serem administradas
- Estabelecer a prioridade dos diversos setores da empresa também faz parte das ações gerais
- Realizar orientações gerais de imunização ocupacional
- Fornecer a carteira de vacinação ao trabalhador
- Realizar relatórios para a empresa e dar retorno aos trabalhadores a respeito de campanhas de vacinação
- Estimular os trabalhadores, quando necessário, a mudanças de comportamentos para promoção da saúde

---

*A vacinação em massa somente deverá ocorrer em condições ideais de conservação da vacina.

12 Higiene Ocupacional

Esther Archer de Camargo

▶ Introdução

A saúde não tem preço. A saúde dos trabalhadores deve ser protegida contra a exposição às substâncias tóxicas sem ter em conta o custo das medidas necessárias. (Supremo Tribunal dos Estados Unidos da América, 1981)

A industrialização e o consequente desenvolvimento econômico e social trazem muitos benefícios ao homem, incluindo a melhoria das condições de saúde e da qualidade de vida. Por outro lado, todas as atividades envolvidas nesse processo, tais como a produção e estocagem de alimentos, a produção e a geração de energia, a extração de minerais, a manufatura de diferentes produtos, a prestação de serviços, incluindo transportes, estão geralmente associadas à exposição a agentes químicos, físicos, biológicos, ergonômicos ou psicossociais capazes de gerar agravos à saúde não só dos trabalhadores, mas também da população em geral, bem como danos ao meio ambiente. Entre os diversos agentes perigosos associados a esses processos estão incluídos contaminantes ambientais como os solventes, o chumbo, os pesticidas e a sílica, entre outros; agentes físicos, como o calor, as radiações e o ruído; agentes biológicos, como os vírus, as bactérias e os fungos; agentes ergonômicos, como os movimentos repetitivos e o levantamento de cargas pesadas; e vários fatores psicossociais.

Para que o desenvolvimento econômico e social sustentável seja possível, a exposição a esses agentes e fatores de risco deve ser evitada ou controlada. Esta uma das principais contribuições da higiene ocupacional.

▶ Conceito e objetivos

A higiene ocupacional, também conhecida como higiene do trabalho ou higiene industrial, pode ser definida como:

A ciência e a arte devotadas à antecipação, ao reconhecimento, à avaliação e ao controle dos fatores ambientais e de agentes "tensores" originados no ou em razão do trabalho, os quais podem causar enfermidades, prejuízos à saúde e ao bem-estar, ou significantes desconforto e ineficiência entre os trabalhadores ou entre cidadãos da comunidade. (American Conference of Governmental Industrial Hygienists – ACGIH, 1999)

Tem como principais objetivos proporcionar ambientes de trabalho salubres, proteger e promover a saúde dos trabalhadores, proteger o meio ambiente e contribuir para os desenvolvimentos socioeconômico e sustentável.

O desenvolvimento sustentável possibilita suprir as necessidades das gerações presentes em termos de alimentação, habitação, serviços etc., sem prejudicar a saúde dos trabalhadores, o meio ambiente (inclusive a estratosfera) e sem diminuir excessivamente os recursos naturais, de modo que as necessidades das gerações futuras possam continuar a ser supridas (Goelzer, 1994).

▶ Fases da higiene ocupacional

▪ Antecipação de riscos

Nessa fase é realizada a avaliação dos riscos potenciais e o estabelecimento das medidas preventivas antes que sejam necessárias medidas em escala industrial.

▪ Reconhecimento de riscos

O levantamento detalhado de informações e de dados sobre o ambiente de trabalho é realizado com a finalidade de identificar os agentes existentes, os potenciais de risco a ele associados e qual a prioridade de avaliação e controle para esse ambiente de trabalho. Para realizar essa fase, é necessário conhecer o seguinte:

- Tecnologia de produção, processos usados (manual ou automático), fluxogramas, parâmetros de pressão, temperatura etc.
- *Layout* das instalações, dimensões dos locais de trabalho, área sob a influência potencial dos contaminantes
- Inventário de matérias-primas, produtos intermediários, produtos de decomposição, produtos de combustão, produtos finais, aditivos e catalisadores
- Organização do processo de produção (fluxos), características (se contínuo ou intermitente), tipo de equipamentos (fechado, aberto, periodicamente aberto)
- Fontes potenciais de contaminantes, circunstâncias que podem gerar vazamento, possibilidade de se criarem condições perigosas, disposição de máquinas
- Condições climáticas, direção e intensidade de correntes de ar, temperatura, umidade, pressão atmosférica
- Propriedades físico-químicas dos produtos envolvidos (pressão de vapor, densidade, reatividade, entre outras)
- Toxicologia dos produtos em uso: vias de penetração, meia-vida biológica, limites de exposição, estabilidade das matérias-primas, produtos intermediários, finais e auxiliares
- Condições de saúde dos trabalhadores e suas queixas
- Informações a respeito do trabalhador, como tipo de exposição ao trabalho (contínua, intermitente, esporádica), exigências físicas do trabalho efetuado, tipo de jornada (turno, ciclo de trabalho), número de trabalhadores que circulam na área, posicionamento dos trabalhadores em relação às máquinas, número de trabalhadores por operação etc.
- Programas de manutenção preditiva, preventiva, corretiva e os procedimentos adotados
- Natureza e resultados de avaliações ambientais, biológicas e clínicas.

▪ Avaliação de riscos

Compreende a avaliação quantitativa dos agentes reconhecidos no ambiente de trabalho. É realizada por meio de medições ou coleta de amostras que devem ser representativas das condições reais de trabalho e de exposição do trabalhador ou do posto do trabalho. Para tal, faz-se necessário conhecer as diferentes técnicas de amostragem para facilitar a seleção de metodologia adequada para a avaliação.

▪ Controle de riscos

Consiste na eliminação ou na redução dos potenciais de exposição antecipados, reconhecidos e avaliados no ambiente de trabalho considerado. A implementação das medidas de controle deve, sempre que possível, obedecer a uma hierarquia proposta por meio dos princípios básicos da tecnologia de controle, que são:

- Evitar que um agente potencialmente perigoso seja utilizado ou formado e liberado. Caso isso não seja possível, contê-lo de tal maneira que não se propague no ambiente de trabalho
- Se não for possível ou suficiente, isolá-lo ou diluí-lo no ambiente
- E, em último caso, colocar um bloqueio nas vias de entrada ao organismo para impedir que o agente nocivo alcance órgãos críticos.

A estratégia a ser adotada para o controle dos riscos deve visar principalmente à prevenção por meio da implantação de medidas de proteção coletiva ou de engenharia relativas ao ambiente de trabalho, tanto na fonte quanto na trajetória de propagação. Essas medidas promovem alterações permanentes no ambiente de trabalho, no maquinário e equipamentos, dispensando a necessidade de decisão ou de opção por parte do trabalhador ou qualquer outra pessoa em controlar o risco, como ocorre na utilização de equipamentos de proteção individual.

O momento ideal para a instalação das medidas de controle de engenharia é durante a construção ou a instalação do processo que requeira o manuseio de agentes potencialmente agressivos. No planejamento dessas medidas, devem ser levados em consideração:

- *Fonte geradora de contaminantes*: com objetivo de impedir sua formação ou, caso gerados, impedir sua passagem para o meio ambiente
- *Meio de difusão ou trajetória dos contaminantes*: para evitar que se propaguem pelo ambiente e atinjam níveis perigosos para o trabalhador ou outras pessoas próximas ao posto de trabalho em questão
- *Receptor ou trabalhador*: para que os contaminantes não penetrem em seu organismo.

Um complemento importante para as medidas de engenharia consiste nas boas práticas de trabalho. A maneira de executar determinadas tarefas pode influenciar tanto a geração e dispersão de contaminantes no ambiente de trabalho quanto as condições de exposição do trabalhador.

A adoção de medidas relativas ao trabalhador, tais como o rodízio de função, a limitação no tempo de exposição, a educação e o uso de equipamentos de proteção individual (EPI), não substituem as medidas relativas ao ambiente de trabalho, constituindo apenas medidas complementares a uma prática adequada de higiene ocupacional.

Estratégias bem elaboradas de controle de riscos no ambiente de trabalho integram todos os tipos de medidas preventivas necessárias, incluindo sistemas de vigilância ambiental e de saúde dos trabalhadores, o impacto ambiental dos processos de produção utilizados, além de cuidadoso planejamento de manutenção de máquinas e de equipamentos, entre outros.

▶ Classificação dos fatores de risco

▪ Riscos ou agentes químicos

Substâncias ou produtos químicos que podem se apresentar de diversas maneiras no meio ambiente, tais como particulados ou aerodispersoides, gases, vapores, névoas e neblinas.

▪ Riscos ou agentes físicos

Apresentam-se como energia:

- Ruídos, como ultrassom e infrassom
- Vibração
- Temperaturas extremas, como calor e frio
- Radiações Ionizantes, como α, β, γ, nêutrons e raios X; radiação não ionizantes, como infravermelho (IV), ultravioleta (UV), radiofrequências (VHF, UHF e outras), micro-ondas (MO); e radiação a *laser*.

▪ Riscos ou agentes biológicos

Formas vivas ou produtos e substâncias deles derivados, tais como:

- Animais em geral, pelos de gato etc.
- Plantas, pólen etc.
- Vírus, como os das hepatites A, B, C, D; da AIDS; do herpes; papilomavírus etc.
- Bactérias, como estafilococos, estreptococos, pseudômonas etc.
- Fungos, como *Candida albicans* (candidíase), e vários outros
- Protozoários, como *Tripanossoma cruzi* (doença de Chagas) etc.

▶ Limites de tolerância

Limites de tolerância (LT) ou limites de exposição ocupacional (LEO), são concentrações de agentes químicos ou intensidade de agentes físicos presentes no ambiente de trabalho, às quais os trabalhadores podem ficar expostos durante toda a sua vida laboral sem sofrer efeitos adversos à sua saúde.

Têm como objetivo garantir proteção à saúde dos trabalhadores. No entanto, devido a variações nas suscetibilidades individuais, reduzido número de trabalhadores poderá apresentar algum nível de desconforto ou mesmo algum dano se expostos a concentrações iguais ou mesmo inferiores aos limites de exposição.

Esses limites (LT ou LEO):

- Têm como base a melhor informação disponível no momento, proveniente da experiência industrial e de estudos experimentais com animais. A precisão dos LT/LEO pode estar sujeita a variações, uma vez que a quantidade e a natureza da informação disponível para seu estabelecimento variam

a cada substância. A American Conference of Governmental Industrial Hygienists (ACGIH) revisa periodicamente os valores por ela estabelecidos
- Representam um instrumento essencial no controle dos ambientes de trabalho, ajudando a reduzir riscos advindos de agentes ambientais
- Possibilitam a comparação dos resultados das avaliações de campo com valores padrões, servindo, então, como guias de prevenção.

A Norma Regulamentadora (NR) 15 | Atividades e Operações Insalubres, em seus anexos 11 e 12, estabelece os limites de tolerância para alguns agentes químicos.

Há três categorias de limites de exposição:
- *Média ponderada* (ACGIH = TLV-TWA – *time-weighted average*): trata-se da concentração ou intensidade média ponderada no tempo para uma jornada normal de trabalho de 8 h e 48 h semanais no Brasil (ACGIH = 40 h semanais), à qual a maioria dos trabalhadores pode estar exposta diariamente sem que efeitos adversos à sua saúde sejam observados. O valor do limite de tolerância (TLV – *threshold limit value*), ou simplesmente limite de tolerância (TL), é a concentração máxima permitida. Muitos dos valores limite de tolerância referem-se a concentrações de média ponderada no tempo para 1 dia normal de trabalho, mas alguns são níveis que não devem ser excedidos em momento algum
- *Exposição de curta duração* (ACGIH = TLV-STEL – *short term exposure limit*): concentração à qual os trabalhadores podem estar expostos continuamente, por um curto período de tempo, sem que seja observado um efeito adverso agudo ou crônico ou que possa aumentar a probabilidade de lesões acidentais, desde que seja observada a média ponderada (ou TLV-TWA). Observar também alguns requisitos para essa exposição: período máximo de 5 min; ocorrência até quatro vezes durante 1 dia de trabalho de 8 h; intervalo mínimo entre essas exposições deverá ser de 60 min.

Segundo a NR 15, para substâncias que não tenham o valor-teto discriminado, o valor máximo para a exposição de curta duração deve ser estimado da seguinte maneira:

$$\text{Valor máximo} = LT \times FD,$$

em que LT = limite de tolerância para o agente químico, segundo o Quadro nº 1 da NR 15, e FD = fator de desvio, segundo definido no Quadro nº 2 da NR 15, constante na Tabela 12.1.

A ACGIH recomenda que, para a maioria das substâncias que tenham TLV-TWA, e para as quais não existam dados toxicológicos suficientes para garantir o TLV-STEL, as elevações nos níveis de concentração de um agente podem exceder mais de três vezes o TLV-TWA, por não mais de 30 min no total, durante todo o dia de trabalho, e sob nenhuma circunstância poderão exceder cinco vezes o TLV-TWA, embora esse limite não tenha sido excedido
- *Valor-teto* (ACGIH = TLV-C – *ceiling*): é a concentração que não pode ser excedida em nenhum momento da jornada de trabalho. Algumas substâncias têm apenas como limite o valor-teto, como é o caso dos gases irritantes.

Algumas substâncias têm também índice biológico de exposição, o índice biológico máximo permitido (IBMP). Representam os níveis dos agentes ou de seus metabólitos observados em materiais biológicos coletados de trabalhadores sadios, que estiveram expostos ao agente na mesma extensão que um trabalhador com exposição por via respiratória a concentrações iguais ao LT/LEO. Trata-se de uma estimativa de dose interna.

A NR 7 | PCMSO, em seu Quadro I, estabelece os parâmetros para o controle biológico da exposição a alguns agentes químicos.

Tabela 12.1 Limite de tolerância para o agente químico.

LT (ppm ou mg %)	FD
0 a 1	3
1 a 10	2
10 a 100	1,5
100 a 1.000	1,2
> 1.000	1,1

Agentes químicos

Noções básicas de toxicologia ocupacional

A toxicologia é a ciência que estuda os aspectos relativos a origem, natureza, propriedades, identificação, mecanismo de atuação e qualidades de qualquer substância tóxica. A toxicologia ocupacional dedica-se ao estudo dos efeitos produzidos nos indivíduos que estiveram expostos a substâncias tóxicas em decorrência de sua manipulação e de seu uso durante a atividade laboral.

Um agente tóxico pode ser definido como qualquer substância química que, introduzida no organismo e absorvida, provoca efeitos considerados nocivos, podendo ocasionar morte ou provocar grandes transtornos ao sistema biológico.

O conjunto de sinais e sintomas que revelam o desequilíbrio produzido pela interação do agente tóxico com o organismo é conhecido como intoxicação. As intoxicações podem ser classificadas segundo:

- *Intensidade*: letal, grave, moderada ou leve
- *Efeito*: aguda, subaguda e crônica
- *Duração da exposição ao agente químico*: curto prazo, médio prazo e longo prazo.

Um agente ou concomitante químico é toda substância orgânica ou inorgânica, natural ou sintética, que, durante a fabricação, manuseio, transporte, armazenamento ou uso, pode incorporar-se ao ar ambiente como poeira, fumos, gás ou vapor.

Classificação dos agentes químicos

Os agentes químicos podem ser classificados de diversas maneiras. As classificações segundo a apresentação e os efeitos no organismo são as de maior interesse para a higiene ocupacional.

Quanto à apresentação

Baseia-se na forma física em que se apresentam os agentes químicos no ambiente de trabalho.

▶ **Gases.** Estado físico normal de uma substância a uma temperatura de 25°C e a uma pressão atmosférica equivalente a 760 mmHg. São fluidos amorfos que ocupam todo o espaço que os contém. Suas partículas têm tamanho molecular. Exemplos: oxigênio (O_2) e monóxido de carbono (CO).

▶ **Vapores.** Fase gasosa de uma substância normalmente sólida ou líquida a uma temperatura de 25°C e a uma pressão atmosférica de 760 mmHg. Suas partículas também apresentam tamanho molecular e, da mesma maneira que os gases, podem ocupar todo o espaço que os contém. Exemplos: vapor d'água, vapor de tolueno, vapor de mercúrio metálico, vapor de naftalina.

▶ **Aerodispersoides.** Tipo de dispersão de partículas sólidas ou líquidas cujo tamanho é inferior a 100 μ (micra) em meio gasoso. Podem apresentar-se em diversos estados físicos, a saber:

- *Poeira*: partículas sólidas cujo tamanho varia entre 0,1 e 25 μ, geralmente originadas de processos físicos de desagregação tais como lixamento, quebra etc. De modo geral, as poeiras não se difundem no ar e depositam-se por força da gravidade. Exemplos: poeira de madeira, de carvão, de sílica, de chumbo etc. As partículas que, devido ao seu tamanho, conseguem alcançar os alvéolos, são denominadas fração respirável. São chamados de fibras os particulados cujo comprimento é maior do que 5 micrômetros, o diâmetro inferior a 5 μ e a relação comprimento/diâmetro é menor do que 3:1. Exemplos: fibras de algodão, de asbesto ou amianto, de poliéster, fibra de vidro etc.
- *Fumos*: suspensão no ar de partículas sólidas, geralmente de tamanho inferior a 0,1 μ, originadas por processo de combustão incompleta. Os fumos metálicos consistem em partículas sólidas metálicas geradas pelo processo de condensação do estado gasoso obtido por sublimação ou volatilização de um metal. Exemplos: fumos de chumbo, de cobre, de níquel etc.
- *Névoa*: suspensão no ar de diminutas gotas de líquido produzidas pela desintegração do estado líquido por atomização (*spray*, aerossol), ebulição etc. O tamanho dessas gotículas pode variar muito, desde 0,01 a 10 μ
- *Neblina*: é facilmente visível. Define-se como pequenas gotas suspensas no ar, originadas por condensação do estado gasoso. Seu tamanho oscila entre 2 e 60 μ.

Quanto aos efeitos no organismo

Baseia-se, principalmente, na ação tóxica exercida pelos agentes químicos no ambiente de trabalho. O local e intensidade dependem da concentração do agente químico na atmosfera, do tempo de exposição ao agente químico, do estado físico dos agentes químicos contaminantes, da solubilidade, da hidrossolubilidade e lipossolubilidade da substância, da afinidade do agente tóxico com as moléculas orgânicas e da suscetibilidade individual.

Para essa classificação dos agentes químicos, considera-se a principal ação da substância no organismo, conforme se segue.

▶ **Irritantes.** Compostos químicos que produzem inflamação devido a ação química ou física nas áreas anatômicas com as quais entram em contato, principalmente a mucosa do sistema respiratório. A intensidade da ação depende da concentração dessas substâncias e o local em que ocorre a ação irritante depende da solubilidade na água da substância considerada. Os agentes irritantes podem ser divididos em:

- *Irritante primário*: a ação local é mais evidente após a inalação do agente. Exemplos:
  - Irritantes do trato respiratório superior: amônia, ácido clorídrico, ácido fluorídrico
  - Irritantes tanto das vias respiratórias superiores quanto do tecido pulmonar: ozônio, halogênios (Br_2, Cl_2, I_2)
  - Irritantes do tecido pulmonar: fosgênio, dióxido de nitrogênio
- *Irritante secundário*: exerce ação irritante local e ação sistêmica. Exemplos: sulfeto de hidrogênio (irritante local e depressor do centro respiratório), fosfina (irritante local e neurotóxico).

▶ **Asfixiantes.** Capazes de impedir a chegada do oxigênio aos tecidos sem interferir no mecanismo de ventilação. Classificam-se em:

- *Asfixiantes simples ou mecânicos*: considerados fisiologicamente inertes, atuam principalmente por estarem em concentrações elevadas no ambiente de trabalho e diminuírem a pressão parcial de oxigênio inalado. Em condições normais de temperatura e pressão, o teor de oxigênio na atmosfera não deve ser inferior a 18%, sob risco de não ser possível a oxigenação dos tecidos. Exemplos: hélio, hidrogênio, propano, acetileno e outros
- *Asfixiantes químicos*: provocam asfixia por agirem bioquimicamente, impedindo o transporte eficiente de oxigênio ou sua utilização normal. Encontram-se nesse grupo substâncias muito diversas. Exemplos: monóxido de carbono, cianeto, anilina e outros.

▶ **Anestésicos e narcóticos.** Apresentam ação depressora do sistema nervoso central. A intensidade do efeito depende da concentração do agente tóxico e de sua ação específica. Geralmente, trata-se de substâncias lipossolúveis. Exemplos: éter etílico, acetona e outros.

▶ **Sistêmicos.** Compostos químicos que, independentemente da via de entrada, distribuem-se por todo o organismo produzindo efeitos diversos. Algumas substâncias apresentam efeitos específicos ou seletivos sobre um órgão ou sistema. Exemplos:

- *Hepatotóxicos*: percloroetileno, clorofórmio, cloreto de vinila etc.
- *Nefrotóxicos*: α e β-naftilamina, mercúrio, cádmio, crômio etc.
- *Neurotóxicos*: sulfeto de carbono, manganês, mercúrio, dicloro-difenil-tricloroetano (DDT) etc.

▶ **Pneumonióticos.** Substâncias sólidas que, chegando aos pulmões, depositam-se e acumulam-se, produzindo pneumopatia e degeneração fibrótica do tecido pulmonar. Exemplos: sílica, asbesto, talco, óxido de ferro e outros.

▶ **Alergizantes.** Promovem reações alérgicas. Exemplos: resinas, pólen, fibras de algodão, diisocianato de tolueno (TDI).

▶ **Cancerígenos.** São substâncias que podem gerar ou potencializar o crescimento desordenado de células. Exemplos: benzeno, níquel, benzidina, formaldeído e outros.

▶ **Produtores de dermatoses.** Substâncias que, independentemente de exercer outros efeitos tóxicos sobre o organismo, em contato com a pele geram alterações de diferentes maneiras: irritação primária, sensibilização alérgica e fotossensibilização.

▪ Exposição e vias de entrada de agentes químicos no organismo humano

A presença de substâncias químicas nos ambientes de trabalho possibilita a exposição dos trabalhadores a esses produtos. Ocorrendo a exposição, o agente químico poderá ser introduzido no organismo por meio de uma ou mais vias, tais como a respiratória, a cutânea ou a digestiva.

▶ **Via respiratória.** Compreende um sistema formado pelo nariz, boca, faringe, laringe, traqueia, brônquios, bronquíolos e pulmões e trata-se da via de entrada mais importante para a maioria dos contaminantes químicos no campo da higiene ocupacional. Qualquer substância em suspensão no ambiente pode ser inalada, porém somente as partículas menores, solúveis nos fluidos do sistema respiratório, chegarão dos alvéolos. A quantidade total de um contaminante absorvido por via respiratória é função da concentração da substância no ambiente, do tempo de exposição e da ventilação pulmonar.

▶ **Via cutânea ou dérmica.** Compreende toda a superfície que envolve o corpo humano. Nem todas as substâncias podem penetrar a pele. Algumas conseguem atravessar a barreira cutânea diretamente e outras são veiculadas por outras substâncias. A via cutânea é a segunda via em importância para a higiene ocupacional.

▶ **Via digestiva ou oral.** Compreende o sistema formado pela boca, faringe, esôfago, estômago e intestinos. Trata-se de uma via de pouca importância do ponto de vista ocupacional. No entanto, pode assumir importância quando é permitido aos trabalhadores comer ou beber nos postos de trabalho.

▶ **Via parenteral.** Entende-se como a penetração direta do contaminante químico no organismo em razão de descontinuidade da pele (ferida ou punção). Do ponto de vista de higiene ocupacional, salvo exceções, não tem maior significado como via de entrada de agentes químicos no organismo.

▪ Dose

Corresponde à quantidade de substância química introduzida no organismo por uma das vias de entrada, principalmente oral, dérmica e intraperitoneal. Geralmente é expressa em miligrama (mg), grama (g), mililitro (mℓ) ou quilo (kg). Quando a substância é introduzida por via respiratória, utiliza-se a medida de concentração expressa por miligrama da substância por metro cúbico de ar (mg/m³) ou por partes por milhão (ppm).

▪ Efeito

Corresponde às alterações bioquímicas, morfológicas e/ou fisiológicas produzidas devido à exposição ao agente químico.

▪ Resposta

Corresponde à taxa de incidência do efeito, ou seja, indica a proporção da população que manifesta um determinado efeito.

De modo geral, a toxicidade das substâncias é expressa por meio de estudos de sua toxicidade aguda, conforme se segue:

- *DL50 – dose letal 50*: quantidade em mg/kg de peso corpóreo necessária para provocar a morte de 50% de um lote de animais submetidos a um experimento
- *CL50 – concentração letal 50*: concentração em mg/m³ ou ppm de uma substância química na atmosfera capaz de provocar a morte de 50% de um lote de animais submetidos a experimento por tempo determinado
- *DE50 – dose efetiva 50*: dose de uma substância química que provoca determinado efeito em 50% do lote de animais utilizados em experimento
- *CE50 – concentração efetiva 50*: concentração de uma substância química no ar em mg/m³ ou ppm que provoca determinado efeito em 50% do lote de animais utilizados em experimento.

▪ Toxicocinética

Nessa fase, ocorre a movimentação do agente tóxico no interior do organismo da seguinte maneira: absorção, distribuição e acumulação, biotransformação e eliminação.

▶ **Absorção.** Consiste na passagem do agente tóxico através das membranas biológicas (p. ex., membrana alveolar), alcançando a corrente sanguínea. A absorção está na dependência de fatores relacionados com o agente químico, tais como solubilidade, grau de ionização e tamanho e forma da molécula, e de fatores relacionados com a membrana biológica. O transporte das substâncias químicas pode ocorrer de diversas maneiras, tais como difusão simples ou passiva, filtração, transporte especial pelo "carregador", fagocitose e pinocitose.

▶ **Distribuição.** Condicionada a vários fatores relativos tanto ao agente tóxico quanto ao próprio organismo. Entre outros, os principais fatores envolvidos são solubilidade do agente químico, grau de ionização do agente no meio biológico, afinidade do agente tóxico com as moléculas orgânicas, maior ou menor vascularização de determinadas áreas do organismo, capacidade de biotransformação do organismo, condições orgânicas, ou seja, existência ou não de lesões. Após serem distribuídos, os agentes tóxicos acumulam-se no próprio local de ação, em locais específicos ou, enfim, são transportados a órgãos com capacidade de realizar sua biotransformação e eliminação. Entre os principais locais de acumulação, podem ser citados:

- Proteínas plasmáticas. Exemplos: cobre, dieldrina, DDT, entre outros
- Lipídios. Exemplos: clordano, DDT, bifenilas policloradas, entre outros
- Ossos. Exemplos: chumbo, fluoreto, estrôncio, urânio, entre outros
- Fígado e rins. Exemplos: compostos clorados, metais pesados, entre outros

▶ **Biotransformação.** Após a absorção de agente químico pelo organismo, tem início uma série de reações orgânicas que podem modificar a composição do tóxico ou modificar suas propriedades com o propósito de diminuir seus efeitos e de facilitar sua eliminação. Também pode ocorrer a eliminação do tóxico sem que ele tenha sofrido qualquer modificação. No entanto, nem sempre as modificações que ocorrem são favoráveis. Ao sofrer a transformação, alguns tóxicos têm potencializadas as suas qualidades deletérias, uma vez que o produto da transformação é elemento de maior toxicidade do que o agente tóxico por si só.

▶ **Eliminação.** Conforme o tipo de agente tóxico absorvido, ele pode ser eliminado inalterado ou como produtos de biotransformação. As principais vias de eliminação são as vias renal, pulmonar, biliar, gastrintestinal, o suor, a saliva e o leite.

Toxicodinâmica

Essa fase caracteriza-se pela presença do agente tóxico ou de seus produtos de biotransformação em locais específicos. Como consequência da interação desses agentes com as moléculas orgânicas, ocorrem alterações bioquímicas, morfológicas e funcionais que caracterizam o processo de intoxicação.

Embora os mecanismos envolvidos nos processos de interação entre o agente tóxico e o sistema biológico não sejam inteiramente conhecidos, é conhecido que a intensidade da ação tóxica depende da concentração do agente no local de ação, da reatividade desse agente no organismo e da suscetibilidade orgânica aos efeitos adversos, entre outros fatores.

Tipos de interação entre agentes tóxicos

A exposição a dois ou mais agentes químicos presentes nos ambientes de trabalho pode resultar em interações caracterizadas por alterações da toxicocinética e toxicodinâmica. São elas:

- *Ação independente*: os agentes tóxicos têm ações distintas e produzem efeitos diferentes
- *Efeito aditivo*: a magnitude do efeito produzido por dois ou mais agentes tóxicos é quantitativamente igual à soma dos efeitos produzidos individualmente por cada agente
- *Sinergismo*: o efeito produzido por dois ou mais agentes tóxicos é maior do que o efeito aditivo
- *Potenciação*: ocorre quando o efeito de um agente tóxico é aumentado por agir simultaneamente com outro agente tóxico
- *Antagonismo*: o efeito produzido por dois ou mais agentes tóxicos é minimizado; um agente reduz o efeito do outro.

Avaliação ambiental de agentes químicos

Agentes químicos agressivos no ambiente de trabalho podem constituir risco para a saúde dos trabalhadores. No entanto, isso não significa que todos os trabalhadores expostos apresentarão doença profissional, visto que sua ocorrência irá depender de mais fatores, tais como a concentração do contaminante no ambiente de trabalho, o tempo de exposição do trabalhador, as características físico-químicas da substância e a suscetibilidade individual.

A avaliação ambiental consiste no diagnóstico de uma situação produzida por um ou vários fatores ambientais ou ainda a ação resultante da combinação de diversos agentes. Baseia-se em dados obtidos em medições utilizadas para estimar a exposição e comparados a padrões de referência adequados.

Para determinar da maneira mais correta possível a concentração de um agente químico em um ambiente de trabalho, é necessária a definição de uma boa estratégia de amostragem que envolva o uso de equipamentos adequados, a coleta de amostras representativas da exposição e o uso de métodos laboratoriais apropriados para a análise do material obtido.

Tipos de equipamentos e de coleta de amostras

A coleta de amostras pode ser realizada por meio de amostradores ativos ou passivos.

Amostradores ativos

Um amostrador ativo é um sistema que força a passagem de ar através de um dispositivo que realiza uma das seguintes funções:

- Detecção direta dos contaminantes presentes no ar
- Coleta do ar em um recipiente para seu posterior encaminhamento ao laboratório
- Fixação e concentração do(s) contaminante(s) sobre suportes.

▶ **Instrumentos para a medição direta dos contaminantes.** Realizam a amostragem e a análise no próprio instrumento e no local, obtendo-se, de modo geral, a concentração de determinado contaminante. Podem ser usados para a avaliação de gases, vapores e alguns aerodispersoides.

▶ **Vantagens de sua utilização:** rapidez nas determinações, obtenção de amostras pontuais de interesse, economia, fácil manuseio.

▶ **Desvantagens:** pouca precisão, frequentes interferências de outros agentes.

Quanto ao tipo, podem ser:

- *Colorimétricos*: fornecem a concentração de um contaminante existente no meio ambiente pela alteração de cor devido a reação química. Exemplos: tubos indicadores com reagentes sólidos, filtros de papel tratados quimicamente, líquidos reagentes
- *Elétricos*: os parâmetros elétricos do sensor sofrem mudanças induzidas pelas propriedades físicas ou químicas do contaminante. Exemplo: potenciômetro
- *Eletromagnéticos*: utilizam a energia da radiação ultravioleta, visível e infravermelha para realizar a análise dos contaminantes
- *Outros*: térmicos, quimioeletromagnéticos, magnéticos.

▶ **Instrumentos para a coleta direta de amostras de ar.** Dispositivos que possibilitam armazenar e conservar porção do ar que se deseja avaliar.

▶ **Vantagens:** necessidade de pouca manipulação da amostra, evitando os procedimentos de absorção e de adsorção, redução da possibilidade de reações entre os contaminantes amostrados ao se proceder à sua concentração, muito útil se for necessário coletar amostras ambientais de contaminantes desconhecidos, gases inorgânicos, fréons etc.

▶ **Desvantagens:** dificuldades de se obter quantidade suficiente do contaminante que possibilite sua análise em laboratório (concentração abaixo do limite de detecção do método), relação desfavorável entre o custo e a duração do material usado, dificuldades do trabalhador em usar o dispositivo durante a execução do seu trabalho.

Quanto aos tipos, podem ser bolsas inertes, seringas e frascos a vácuo.

▶ **Concentração do contaminante sobre um suporte.** Técnica de coleta mais utilizada. A passagem de ar, que contém substâncias químicas potencialmente perigosas, é forçada com auxílio de uma bomba de amostragem por meio de um suporte de captação gerando uma amostra de campo que é preparada em laboratório, possibilitando, dessa maneira, o emprego de técnicas analíticas. Os tipos e as características dos suportes devem estar de acordo com o estado físico, a natureza e o comportamento do contaminante que se deseja reter, originando as amostras estáveis. Da mesma maneira, devem ser compatíveis com as técnicas instrumentais que serão utilizadas posteriormente no laboratório.

Os tipos de suporte de captação são:

- *Soluções absorventes (retenção em meio líquido)*: fixam os contaminantes por meio de processos de solubilização ou de outras reações químicas (neutralização, oxidação, redução etc.). São empregados diferentes tipos de borbulhadores ou *impingers* com a finalidade de modificar o tamanho e o número de bolhas, obtendo-se, dessa maneira, uma área de contato eficaz entre o ar contaminado e a solução absorvente

- *Membranas porosas ou filtros*: podem ser feitos de diversos materiais, tais como celulose, ésteres de celulose, politetrafluoretileno, entre outros. As membranas, segundo seu tamanho, natureza e diâmetro dos poros constituem dispositivos eficazes para a coleta de amostras de poeiras (inerte, metálica, pneumoconióticas), fibras, fumos metálicos, aerossóis etc. Para facilitar seu manuseio, são colocadas sobre um suporte, geralmente celulose, em porta-filtros, também conhecidos como cassetes. Algumas vezes é necessário o uso de certos acessórios, tais como o ciclone utilizado quando se deseja separar as partículas por tamanho, permitindo que cheguem ao filtro apenas aquelas na faixa de 0,5 a 10 μ
- *Sólidos adsorventes (retenção em meio sólido)*: fixam os contaminantes graças à sua elevada atividade superficial. Um sólido poroso, geralmente carvão ativado ou sílica gel, acondicionado em um tubo de vidro distribuído em seu interior em duas seções. O ar é forçado a passar pelo interior desse tubo com o auxílio de uma bomba de amostragem e a amostra é processada por meio da aplicação de técnicas que tornam possível que o contaminante coletado seja removido e analisado.

Amostradores passivos

O amostrador passivo consiste em um dispositivo cujo processo para se obterem amostras ambientais, que serão analisadas posteriormente em laboratório, não exige forçar a passagem de ar através do captador. O funcionamento desses dispositivos explica-se pelos fenômenos da difusão (tendência de um gás em se distribuir uniformemente em meio a um outro) e da perfusão (capacidade de atravessar uma membrana sólida com permeabilidade específica).

▶ **Vantagens**: leveza, manuseio simples, não requer pessoal altamente especializado ou outros equipamentos, tais como bombas de amostragem.

▶ **Desvantagens**: limitam-se à amostragem de gases ou de substâncias na fase de vapor, sua sensibilidade sofre forte interferência de outros fatores físicos e químicos ambientais (temperatura, pressão, velocidade do ar etc.). Para cada contaminante é necessário conhecer exatamente o seu coeficiente de difusão.

▪ Medidas de controle para agentes químicos

Medidas relacionadas com o ambiente de trabalho

Relativas à fonte

As medidas de controle relativas à fonte a serem adotadas para evitar ou minimizar a exposição aos agentes químicos devem obedecer aos princípios básicos da tecnologia de controle, levando em conta os aspectos a seguir.

▶ **Substituição de materiais/produtos perigosos.** Medida que, quando possível ser aplicada, é a melhor maneira de resolver um problema de exposição a riscos químicos. Dessa maneira, frente à exposição a uma substância tóxica, a primeira ação deverá ser a busca por um substituto isento ou de menor toxicidade do que aquele que se pretende utilizar ou que venha sendo usado no processo. Como exemplos, substituição de solventes por água e sabão, rebolos de arenito por rebolos sintéticos, jato de arenito por jato de limalhas de aço, tintas à base de solventes por tintas à base de água etc.

▶ **Projeto de instalação.** Nessa fase, devem ser levados em consideração os riscos que podem ser gerados no processo em questão. O desenho adequado do processo de produção, bem como do maquinário e instrumentos a ser utilizados, resultará em redução da exposição do trabalhador a agentes potencialmente tóxicos.

▶ **Modificação do processo ou operação.** Há trabalhos em que se pode modificar processo sem que ocorram alterações no resultado desejado, alterando, porém, de maneira significativa, as condições de exposição a agentes agressivos. Exemplos: utilização de pintura com pistola eletrostática, ou ainda por processo de imersão, em vez de pintura com pistola a ar comprimido; redução da temperatura de um processo, como o uso de solvente em temperaturas mais baixas para reduzir sua evaporação; automação ou mecanização do processo etc.

▶ **Umidificação do processo.** Exemplo: uso de material na forma de pasta em vez de pó por meio da adição de água ou de solução umectante.

▶ **Manutenção de equipamentos e maquinário.** Constitui uma importante medida complementar das medidas de prevenção relacionadas. Os programas de manutenção devem ser rigorosamente seguidos. Exemplo: regulagem de motores (o processo de combustão completa elimina ou reduz a produção de monóxido de carbono) etc.

Relativas à trajetória

As medidas de controle relativas à trajetória a serem adotadas para evitar ou minimizar a exposição aos agentes químicos devem obedecer aos princípios básicos da tecnologia de controle, considerando-se os aspectos a seguir.

▶ **Encerramento ou enclausuramento da operação.** Consiste na colocação de uma barreira física entre a fonte e o operador, impedindo a dispersão do contaminante por todo o ambiente de trabalho. Exemplo: câmaras de jateamento abrasivo.

▶ **Isolamento do trabalhador.** O trabalhador pode executar suas atividades/operações por meio de painéis de controle remoto montados em cabinas adequadamente isoladas e ventiladas.

▶ **Segregação do processo ou operação.** Ocorre:

- *No espaço*: isolamento do processo a distância. As operações ou tarefas são realizadas em zonas especiais isoladas. Exemplo: setor de jateamento de areia
- *No tempo*: as operações ou tarefas são realizadas fora das horas normais de trabalho. Exemplo: lavagem de tanques. Ambos os tipos de segregação devem reduzir o número de expostos.

▶ **Ventilação local exaustora.** Trata-se de um dos sistemas mais eficazes para prevenir a propagação de contaminantes no meio ambiente. Consiste na captação do poluente no seu ponto de formação ou em suas proximidades por meio de bocas ou cúpulas (captores), adequadamente ligadas a sistemas de aspiração eficazes. Para os projetos de ventilação local exaustora (VLE), deve-se atentar para os seguintes princípios:

- Envolver ao máximo a zona de produção dos poluentes
- Colocar o dispositivo de captação o mais próximo possível da zona de emissão do poluente
- Repartir uniformemente as velocidades de aspiração na zona de captação dos poluentes
- Compensar as saídas de ar por entradas de ar correspondentes
- Evitar as correntes de ar e as sensações de desconforto térmico
- Descontaminação e lançamento do ar captado para longe das entradas de ar novo.

▶ **Ventilação geral diluidora.** Consiste na introdução de ar limpo em quantidade suficiente para reduzir as concentrações de contaminantes a valores inferiores aos limites de exposição adotados. Como esse método tolera certo nível de poluição ambiental, seria preferível utilizá-lo como complemento da VLE.

Outras medidas relativas ao meio

Outras medidas de controle relativas ao meio a serem adotadas para evitar ou minimizar a exposição aos agentes químicos devem obedecer aos princípios básicos da tecnologia de controle, considerando-se os aspectos a seguir.

▶ **Instalação de sistemas de alarme.** Instalação de equipamentos de leitura direta conectados a sistemas de alarme que disparam quando a concentração ambiental do contaminante monitorado alcança níveis preestabelecidos.

▶ **Ordem e limpeza.** A limpeza do posto de trabalho é fundamental para o controle adequado dos contaminantes. Correntes de ar e o trânsito de pessoas, entre outros fatores, podem dispersar novamente a poeira acumulada em bancadas, parapeitos e chão. O pó acumulado nunca deve ser removido com o auxílio de bicos de ar comprimido e sim por processos úmidos e de aspiração. Solventes derramados no chão ou na máquina, vazamentos, frascos e vasilhas mantidos abertos, trapos impregnados com a substância e jogados sobre bancadas, piso ou em recipientes abertos originam novas fontes de dispersão do contaminante.

▶ **Armazenamento e rotulagem adequados.** Os recipientes que contêm produtos químicos devem estar adequados à natureza do agente, evitando dessa maneira a corrosão de embalagens e outros danos. Os recipientes devem estar corretamente identificados, em idioma compreensível pelos trabalhadores e em linguagem apropriada. Os riscos no manuseio do produto devem ser informados. Produtos químicos devem ser cuidadosamente armazenados. Para tal, devem ser consideradas as características do agente, a compatibilidade com outras substâncias em caso de derramamento acidental etc. O local deve ser corretamente sinalizado e ter boa ventilação.

Medidas relativas ao trabalhador

As medidas de controle relativas ao trabalhador a serem adotadas para evitar ou minimizar a exposição aos agentes químicos devem obedecer aos princípios básicos da tecnologia de controle, considerando-se os aspectos a seguir.

▶ **Adoção de boas práticas de trabalho.** A maneira com que o trabalhador executa a tarefa e posiciona-se na máquina pode alterar significativamente o seu nível de exposição aos contaminantes. Devem ser adotadas medidas no sentido de reduzir a formação ou a liberação de contaminantes para o meio ambiente, evitar ou diminuir o contato entre o trabalhador e as substâncias utilizadas e evitar a necessidade de adoção de posturas que geram desconforto. Exemplos: transferir cuidadosamente produtos de um vasilhame para outro, não ingerir alimentos ou fumar no ambiente de trabalho, não usar embalagem de um produto para nele colocar outro, manter boa higiene corporal etc.

▶ **Educação, treinamento e comunicação de riscos.** O trabalhador deve ser adequadamente informado sobre os riscos existentes no desenvolvimento de suas atividades, procedimentos a serem adotados em caso de emergências etc.

Equipamentos de proteção individual

As máscaras ou respiradores devem ser utilizados como complemento às medidas de proteção coletiva ou durante sua fase de implantação. Um programa de proteção respiratória (PPR) deve ser elaborado e implementado. Segundo Torloni *et al.* (1995), esse programa deve conter, no mínimo:

- Uma pessoa responsável por sua implantação, acompanhamento e avaliação, ou seja, pela administração do programa
- Os procedimentos operacionais escritos referentes a:
  - Política da empresa na área de proteção respiratória
  - Treinamento dos trabalhadores: supervisores, trabalhadores, equipes de emergência e de salvamento e o responsável pela distribuição de respiradores devem receber treinamento específico e ser periodicamente reciclados acerca dos diversos fatores que podem influenciar a eficiência no uso de respiradores e garantir o uso correto desses equipamentos
  - Ensaios de vedação: têm o objetivo de verificar se o respirador se ajusta bem ao rosto. Todos os trabalhadores que necessitem usar equipamentos de proteção respiratória devem ser submetidos a ensaios de vedação antes de iniciar seu uso a cada 12 meses. O teste deve ser repetido caso ocorra alguma alteração de condição que possa interferir com a vedação facial, tais como modificação na arcada dentária pelo uso de próteses, extração dentária etc., alteração de 10% ou mais no peso, cicatrizes na área de vedação etc.
  - Limpeza, guarda e manutenção dos equipamentos
  - Inspeção: os respiradores dever ser inspecionados imediatamente antes do uso para verificar se estão em boas condições de uso, se necessitam de reparos, de substituição de partes ou se serão descartados. Equipamentos guardados para resgate ou emergências devem ser inspecionados rotineiramente, no mínimo uma vez por mês
  - Monitoramento do uso
  - Monitoramento do risco
  - Seleção dos respiradores
  - Situações de emergência e de salvamento
- Os critérios utilizados para a seleção de respiradores envolvem os seguintes fatores:
  - A natureza da operação ou processo para o qual há necessidade de uso desses dispositivos
  - O tipo de risco respiratório: o(s) tipo(s) de contaminante(s), incluindo suas propriedades físicas; efeitos fisiológicos sobre o organismo; concentração do(s) agente(s) tóxico(s) ou seu nível de radioatividade, se houver; limites de exposição estabelecidos; concentração imediatamente perigosa à vida ou à saúde (IPVS) estabelecida para o agente; deficiência de oxigênio etc.
  - A localização da(s) área(s) de risco e sua(s) posição(ões) em relação à área mais próxima em que o ar é respirável
  - O tempo durante o qual o respirador deverá ser usado
  - As condições e o tempo para troca programada de filtros
  - As características e as limitações dos vários tipos de respiradores
  - O fator de proteção atribuído para os diversos tipos de respirador, que pode ser obtido por meio do fabricante ou na literatura especializada
- A descrição das limitações fisiológicas e psicológicas dos usuários de respiradores: cabe ao médico determinar se uma pessoa tem ou não condições de usar um respirador. A existência de deformidades faciais, pelos faciais (barba), doenças pulmonares, cardiovasculares e neurológicas, bem como alterações psíquicas, deve ser criteriosamente avaliada.

Outros equipamentos individuais de proteção

Cremes protetores, uniformes etc., quando indicados, devem estar adequados aos riscos, devem ter sua qualidade e eficiência comprovadas, ser confortáveis e estar disponíveis em quantidade suficiente e modelos variados, possibilitando, assim, a boa adequação ao usuário. O trabalhador deve ser treinado quanto ao uso e manutenção corretos.

▶ Agentes físicos

• Ruído

Introdução e conceito

O som pode ser definido como qualquer perturbação vibratória em meio elástico que produza sensação auditiva (Merluzzi, 1981).

De modo geral, o termo ruído é utilizado para descrever um som incômodo ou indesejado, tal como o produzido por máquinas, trânsito, buzina etc., enquanto para sensações sonoras agradáveis, como a música ou a conversação, o termo som é mais utilizado.

O ruído é um dos tipos de poluição encontrados com maior frequência no meio industrial. A exposição a ruído intenso pode lesar os órgãos sensoriais da orelha interna e acarretar redução permanente e irreversível da sensibilidade auditiva, sendo que o risco de lesão aumenta com o nível sonoro e com a duração da exposição.

Para que um som seja percebido pelo homem, é necessário que sua frequência esteja dentro da faixa que a orelha tem condição de captar, ou seja, entre 16 e 20.000 hertz (Hz), e ocorra certa variação na pressão atmosférica (entre 0,00002 newton/m² e 200 newton/m²). Portanto, um som só será percebido como tal se sua frequência de propagação e as variações de pressão que provoca estiverem nos limites detectáveis pela orelha humana. Um som cuja frequência é inferior a 16 Hz é denominado infrassom e é geralmente inaudível, da mesma maneira que um som com frequência superior a 20.000 Hz é denominado ultrassom.

Devido à larga faixa de variação de pressão percebida pela orelha humana como som, utiliza-se uma relação logarítmica para exprimir esses resultados, em que o decibel (dB) é a unidade de medida (de nível de pressão sonora ou NPS) em uma escala relativa. A Figura 12.1 mostra a

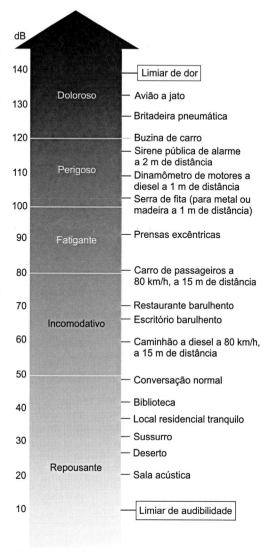

Figura 12.1 Relação entre os níveis de pressão sonora (dB) e as fontes sonoras.

relação entre níveis de pressão sonora (dB) com alguns exemplos de fontes sonoras que produzem tais níveis ou pressões.

Características do ruído

Os ruídos podem ser caracterizados quanto à intensidade e à frequência. A intensidade é a quantidade de energia vibratória que se propaga a partir de uma fonte emissora. Pode ser expressa em termos de energia (watt/m²) ou em termos de pressão (newton/m² ou pascal). A frequência é o número de vibrações completas em 1 s. É expressa em hertz (Hz).

Tipos de ruído

Quanto à frequência

Os ruídos podem ser classificados quanto à sua frequência da seguinte maneira:

- Espectro contínuo, em que a energia sonora é distribuída por uma grande parte das frequências audíveis
- Espectro com poucos tons audíveis
- Predomínio de poucas frequências, podendo chegar ao tom puro
- Com predomínio de altas ou baixas frequências.

Quanto à variação no tempo

Quanto à variação no tempo, os ruídos são classificados em:

- *Contínuo*: ruído com poucas variações (aproximadamente 3 decibels) durante o período de observação. Exemplos: sistemas de ventilação, bombas, motores elétricos etc.
- *Intermitente*: ruído cujo nível varia de maneira apreciável (mais de 3 decibels) e que continua durante o período de observação. Exemplos: compressores, máquinas automáticas durante um ciclo.
- *Ruído de impacto ou impulso*: apresenta-se em picos de energia com duração inferior a 1 s. Exemplos: rebitagem, prensas automáticas etc.

Medição do ruído | Avaliação ambiental

Avaliações ambientais de ruído na indústria podem ser realizadas com diversos objetivos, tais como:

- Caracterizar a exposição ocupacional ao ruído, determinando os níveis de pressão sonora a que os trabalhadores estão expostos durante sua jornada de trabalho
- Determinar de modo preciso a emissão sonora de uma determinada fonte obtendo uma referência útil para a priorização, a adoção de medidas de controle e sua consequente avaliação
- Auxiliar na seleção adequada de equipamentos de proteção individual para ruído, isto é, protetores auditivos
- Assegurar-se de que o nível de pressão sonora não incomode terceiros, como no caso de zonas residenciais.

Para a realização dessas medidas, podem ser utilizados diversos tipos de equipamentos. A seleção do equipamento mais adequado dependerá tanto do tipo de medida que se deseja obter quanto do tipo de ruído a ser avaliado. Entre os equipamentos mais utilizados estão os medidores de nível de pressão sonora, os calibradores, os dosímetros de ruído, os registradores gráficos e os analisadores de frequência.

▶ **Medidores de nível de pressão sonora.** Registram de maneira direta o nível de pressão sonora, expressando o resultado em dB. São dotados de microfone, amplificador, atenuador, filtros de ponderação de frequências e circuitos de integração.

O microfone transforma as variações de pressão em um sinal elétrico que é dirigido ao amplificador e ao atenuador. Os filtros de ponderação têm como finalidade aproximar a medição das características de percepção da orelha humana. Existem quatro tipos, A, B, C e D, sendo mais utilizado o filtro A, pois é o que apresenta a resposta mais próxima à da orelha humana. Quando utilizados esses filtros, o resultado é expresso em decibels (dB), acompanhado da letra que identifica o filtro utilizado, por exemplo, dB (A), dB (C) etc. Geralmente, esses equipamentos têm ainda circuitos de respostas de três tipos: lenta, rápida e impulso. Na resposta lenta, ou *slow*, as variações de pressão sonora são integralizadas em 1s. Na resposta rápida, ou *fast*, a integração se efetua em 125 milissegundos e, na resposta impulso, a integração se efetua em 35 milissegundos.

▶ **Calibradores.** Equipamentos utilizados com a finalidade de verificar se os valores discriminados pelo medidor estão corretos e ajustar o medidor caso esteja descalibrado. Tanto medidores quanto dosímetros devem ser ajustados exclusivamente com os calibradores recomendados pelo fabricante.

▶ **Dosímetros de ruído.** Recomendáveis quando se deseja avaliar a exposição de trabalhadores sujeitos a variações aleatórias de pressão sonora ao longo de sua jornada de trabalho. Esse equipamento consiste em um monitor de exposição que acumula o sinal de maneira contínua. Da mesma maneira que os medidores de pressão sonora, são constituídos por um microfone e demais circuitos. Expressa a dose acumulada durante o período em que foi utilizado.

▶ **Registradores gráficos.** Acessórios que, acoplados a medidores de nível de pressão sonora ou a dosímetros, possibilitam o registro gráfico do fenômeno acústico avaliado, possibilitando, assim, a análise posterior de suas características.

▶ **Analisadores de frequência.** São equipamentos que indicam a distribuição do som segundo as faixas de frequências que o compõem.

A obtenção de resultados confiáveis nas avaliações depende da observação de algumas regras básicas, tais como:

- Conhecer bem as tarefas ou as operações que o avaliado executa durante sua jornada de trabalho, bem como as condições em que são executadas as mesmas
- Selecionar o equipamento mais adequado para realizar a avaliação e estar familiarizado com ele
- Verificar o estado de carga das baterias do equipamento e do calibrador
- Calibrar o equipamento em ambiente silencioso antes e após serem realizadas as medições
- Assegurar-se de que as condições de temperatura e umidade locais não avariarão o microfone
- Desenhar um croqui do local e realizar algumas medições de controle antes de iniciar o registro dos valores reais
- Determinar os parâmetros a serem utilizados para as condições a serem avaliadas: curvas de ponderação (A, B, C, D) e circuito de resposta (rápida, lenta ou impulso), entre outros
- Manter o medidor na extremidade dos braços ou utilizar uma extensão quando necessário. Dessa maneira, serão evitadas as reflexões causadas pelo corpo do operador
- Amostrar um tempo significativo da jornada de trabalho ou execução da tarefa ou operação (pelo menos 3/4 da jornada diária de trabalho)
- Durante as medições: manter-se afastado de superfícies refletoras; tomar as medidas na zona auditiva do trabalhador; fazer a mensuração a uma distância adequada da fonte; não medir por trás de obstáculos; e proteger o microfone com anteparos caso a velocidade do ar seja elevada
- Todas as medições devem ser anotadas, tais como tipo de equipamento, parâmetros utilizados, calibração inicial e final, tipo e localidade das fontes de ruído, material utilizado na operação no momento da avaliação, número de pessoas que trabalham na zona em estudo, nível de exposição, local, data e hora das medições efetuadas, técnico responsável, intercorrências etc.

Limites de tolerância

A NR 15, em seus anexos 1 e 2, da Portaria nº 3.214, de 08/07/78, estabelece os limites de tolerância para os ruídos contínuo ou intermitente e de impacto.

Medidas de controle para ruído

Quando evidenciadas condições ambientais que possam causar perdas da audição, deve ser elaborado pela empresa um programa de conservação auditiva (PCA). Nesse programa são arrolados o conjunto de medidas a serem adotadas com o objetivo de impedir a ocorrência de danos à saúde em função da exposição ocupacional a ruído.

Um PCA deve ser composto basicamente em razão dos seguintes itens:

- Avaliação e monitoramento da exposição a ruído
- Medidas de controle ambiental e administrativas
- Avaliação e monitoramento audiológico
- Seleção e uso de protetores auditivos
- Comunicação de risco e aspectos educativos
- Avaliação da eficácia do PCA.

Medidas de controle na fonte

As medidas de controle relativas à fonte a serem adotadas para evitar ou minimizar a exposição ao ruído devem obedecer aos princípios básicos da tecnologia de controle levando em conta os seguintes aspectos:

- Eliminação de máquinas ou sua substituição por outras mais silenciosas. Exemplos: substituição de prensas mecânicas por prensas hidráulicas; substituição de equipamentos portáteis a ar comprimido por equipamentos elétricos; substituição de partes metálicas por partes plásticas (náilon) mais silenciosas etc.
- Modificação no ritmo de funcionamento da máquina. Exemplo: reduzir progressivamente os movimentos alternativos etc.
- Aumento da distância da fonte emissora e redução da concentração de máquinas
- Implantação de programas de manutenção preditiva ou preventiva. Exemplos: lubrificar e manter em bom estado as engrenagens, adaptar a velocidade da tela do transportador às quantidades a transportar a fim de evitar ao máximo as paradas e os arranques
- Alteração na fonte emissora. Exemplo: munir de silenciadores as saídas de ar comprimido etc.

Medidas de controle na trajetória

As medidas de controle relativas à trajetória a serem adotadas para evitar ou minimizar a exposição ao ruído devem obedecer aos princípios básicos da tecnologia de controle, levando em conta os seguintes aspectos:

- Blindagem ou enclausuramento parcial ou total da máquina
- Instalação de máquinas sobre suportes antivibrantes
- Utilização de barreiras absorventes ou refletivas. As barreiras absorventes, geralmente usadas como revestimento, reduzem o som refletido. As barreiras refletivas impedem a passagem do som, bloqueando-o.

Medidas de controle para o trabalhador

As medidas de controle relativas para o trabalhador a serem adotadas para evitar ou minimizar a exposição ao ruído devem obedecer aos princípios básicos da tecnologia de controle, levando em conta os seguintes aspectos:

- Redução do tempo de exposição. Exemplos: redução da jornada, reorganização do trabalho, aumento nas pausas
- Cabines isolantes. Também classificadas como medida de controle do tipo barreira
- Uso de protetores auriculares juntamente com medidas complementares às medidas de caráter coletivo e não como uma medida de proteção única, como muitas vezes ocorre. Os protetores têm como objetivo reduzir a potência da energia sonora que atinge o aparelho auditivo. Os tipos mais usados são: os de inserção ou *plug* e os circum-auriculares ou tipo concha.

Os protetores do tipo circum-auricular são constituídos por duas conchas com capacidade para atenuar o ruído com suas bordas revestidas em material macio interligadas por um arco que as mantêm sob tensão junto às orelhas quando em uso.

Os protetores de inserção são introduzidos no canal da orelha externa. Podem ser confeccionados em diversos tipos de materiais.

▶ **Protetores auriculares descartáveis.** Feitos com espuma de baixa expansão, espuma de vidro, podendo ser encontrados também em algodão parafinado. São geralmente considerados confortáveis pelos trabalhadores e os mais indicados quando a atividade do trabalhador estabelece o uso concomitante de outros EPI e, devido ao seu pequeno volume, não apresenta problemas quando necessário o seu uso em ambientes com espaço limitado. Sua remoção e inserção repetida no canal auditivo durante a jornada de trabalho pode propiciar a ocorrência de lesões no local.

▶ **Protetores pré-moldados.** Confeccionado em material flexível como o PVC, o silicone e outros produtos. Da mesma maneira que o conforto, a atenuação do ruído depende do tamanho e do ajuste adequado no canal auditivo.

▶ **Protetores do tipo moldável.** Sua forma é moldada pelo próprio canal auditivo. São confeccionados em silicone.

Independentemente do tipo de protetor auditivo utilizado, erros no seu posicionamento, manutenção e tempo de uso durante a jornada de trabalho, entre outros fatores, podem afetar de maneira significativa sua eficiência em proteger os trabalhadores da exposição ao ruído.

▪ Vibrações

Pode se dizer que um corpo vibra quando suas partículas estão imbuídas de movimento oscilatório com relação a uma posição de equilíbrio ou referência.

Nem todas as vibrações podem ser percebidas pelo tato, como é o caso do ar que se movimentando ao redor de uma corda de violão que vibra. O homem percebe as vibrações compreendidas entre 1 e 1.000 Hz, sendo que o efeito da exposição a essas vibrações depende da frequência que apresentam.

As vibrações podem ser classificadas segundo:

- Área do corpo afetada
  - Vibrações de corpo inteiro: afetam o corpo na sua totalidade
  - Vibrações localizadas: afetam determinadas áreas do corpo. As mais conhecidas são as vibrações que afetam a mão e o braço
- Características físicas
  - Vibrações livres, periódicas ou sinusoidais: quando não existem forças externas que modifiquem a amplitude de sucessivas ondas
  - Vibrações aleatórias: quando forças externas atuam modificando sua amplitude
  - Vibrações não periódicas: choques

- Origem
  - Vibrações produzidas em processos de transformação: as interações entre as peças das máquinas e os elementos que serão transformados produzem choques repetidos que serão traduzidos em vibrações de materiais e estruturas, cuja transmissão se efetuará de maneira direta mediante meios de propagação adequados. Exemplos: prensas, marteletes pneumáticos
  - Vibrações geradas pelo funcionamento da máquina ou materiais: produzidas como consequência de forças alternativas não equilibradas. Exemplos: motores, alternadores etc. No mesmo grupo, encontram-se as vibrações provenientes de irregularidades do terreno sobre os veículos de transporte que nele circulam
  - Vibrações devido a problemas em máquinas ou equipamentos: falhas na concepção, utilização, funcionamento ou manutenção capazes de gerar forças dinâmicas suscetíveis de gerar vibrações. Exemplos: desgaste de superfícies, desequilíbrio de elementos giratórios, amortecedores defeituosos etc.
  - Vibrações de origem natural: dependem de fenômenos naturais. São produzidas de maneira aleatória. Exemplos: ventos, tempestades, abalos sísmicos etc.

Avaliação da exposição

O equipamento utilizado para avaliação da exposição ocupacional a vibrações tanto de corpo inteiro quanto localizadas é composto por:

- Um transdutor (acelerômetro), que transforma energia mecânica em sinal elétrico. A escolha do tipo mais adequado depende do efeito do peso da massa, do tipo de vibração, da temperatura, da umidade e dos campos acústicos e magnéticos. Deve ser colocado na mesma posição e direção em que as vibrações incidem sobre o corpo humano
- Um amplificador, que aumenta o sinal recebido
- Um analisador de frequências em bandas de oitava ou de 1/3 de oitava
- Um medidor devidamente calibrado.

Medidas de controle para vibrações

Nem sempre é possível eliminar as vibrações, porém é sempre factível reduzi-las. As medidas de controle podem ser adotadas na fonte ou sobre os esforços excitadores, reduzindo ou limitando sua propagação ou transmissão.

Medidas adotadas na fonte

- *Tratamento da máquina*: projeto de máquina ou equipamento com aplicação de recursos técnicos que reduzem ou limitam as vibrações criadas pela máquina ou sua transmissão ao homem
- *Evitar o contato com a ferramenta/fonte*:
  - Fixação da ferramenta sobre um suporte estável, operação da ferramenta a distância, apenas guiando-a
  - Amortecimento dos impactos provocados por motor e rodas por meio de um sistema de suspensão e amortecedores em caso de veículo a motor.

Medidas adotadas sobre os esforços excitadores

- *Propagação ou transmissão*:
  - Supressão do meio transmissor das vibrações. Exemplo: tornar independente uma superfície de uma fonte vibratória (um motor)
  - Uso de suportes antivibratórios
  - Manutenção adequada: melhora o equilíbrio de rotores, a supressão de instabilidades etc.

Limites de tolerância

A NR 15, em seu anexo 8, estabelece que devem ser adotados como limites de tolerância na exposição a vibrações os valores definidos pela Organização Internacional para Normalização (ISO) em suas normas ISO nº 2.631 e ISO/DIS nº 5.349 ou suas substitutas.

▪ Temperaturas extremas

Diversas atividades profissionais expõem os trabalhadores a temperaturas ambientais muito elevadas ou muito baixas. Conforme ocorre a interação térmica entre o organismo humano e o meio ambiente, o homem pode ganhar ou perder calor para esse ambiente, desencadeando diversos problemas para sua saúde.

Os órgãos vitais do corpo humano devem manter uma temperatura dentro de limites estreitos para seu perfeito funcionamento. O homem pode tolerar temperaturas internas abaixo de 35°C ou acima de 41°C por apenas curtos períodos. Para manter a temperatura interna dentro desses limites, desenvolveram-se respostas fisiológicas ao estresse térmico muito eficientes e, em alguns casos, muito especializadas. Esses mecanismos, para facilitar a conservação, produção ou eliminação do calor corpóreo, envolvem a coordenação bem controlada de diversos sistemas do corpo.

Mecanismos de troca térmica entre o homem e o meio ambiente

O calor tende a passar dos corpos em que a temperatura é mais alta para aqueles com temperatura inferior. Quando essa transferência de calor se realiza pelo contato entre corpos sólidos, o processo recebe o nome de condução; quando ocorre por meio de fluidos em movimentos, é conhecido como convecção. O calor também pode ser transferido de um corpo a outro, mesmo não havendo um meio de propagação entre eles, por emissão de radiação infravermelha do corpo que está com temperatura maior para o corpo de temperatura menor. Esse mecanismo é denominado radiação. Um quarto mecanismo de grande importância para a fisiologia é a evaporação. Por esse mecanismo, um líquido que envolve um sólido em determinada temperatura transforma-se em vapor, passando assim para o meio ambiente. Para que isso ocorra, é necessário que esse líquido absorva calor do sólido a fim de passar para o estado gasoso. Assim sendo, é possível afirmar que o sólido perdeu calor para o meio ambiente. O processo de evaporação ocorre em função da quantidade de vapor já existente no meio e da velocidade do ar na superfície do sólido, uma vez que influenciam de modo importante esse mecanismo.

Perda e ganho de calor pelo organismo

O organismo tem como principais meios de perda e de ganho de calor os seguintes processos:

- Produção de calor pelo próprio organismo, que varia expressivamente de acordo com a atividade desenvolvida
- Condução, convecção e radiação, que podem conduzir ao ganho ou à perda de calor do organismo, conforme a relação entre a temperatura da pele e a temperatura do ambiente
- Perda de calor pela evaporação do suor.

Uma vez que os mecanismos termorreguladores do organismo têm como principal finalidade a manutenção de uma temperatura interna constante, torna-se evidente que deve haver um equilíbrio entre a quantidade de calor produzido pelo corpo e sua transmissão para o meio ambiente. A equação que descreve esse estado de equilíbrio, conhecido como balanço térmico, é:

$$M \pm C \pm R - E = S$$

Em que M = calor produzido pelo metabolismo; C = calor ganho ou perdido por condução ou convecção; R = calor ganho ou perdido por radiação; E = calor perdido por evaporação; S = sobrecarga térmica (ou calor acumulado pelo organismo).

Quando S for igual a zero, o organismo encontrar-se-á em equilíbrio térmico.

Principais efeitos da exposição a temperaturas extremas sobre o organismo

Altas temperaturas ou calor

Ocorre aumento na temperatura corporal quando o calor cedido pelo organismo ao ambiente é menor do que o recebido ou produzido pelo metabolismo. Para evitar essa hipertermia, o corpo ativa mecanismos de defesa com a finalidade de aumentar a perda de calor. Entre eles, podemos citar a vasodilatação periférica e a sudorese como os principais mecanismos de defesa.

▶ **Vasodilatação periférica.** Quando o calor perdido pelo organismo por condução, convecção e radiação é menor do que o calor ganho ou gerado pelo metabolismo, o organismo promove como ação corretiva a vasodilatação periférica. O calor do núcleo do corpo é conduzido para a sua superfície por meio do fluxo sanguíneo, o que provoca aumento na temperatura da pele, em consequência, aumento nas trocas térmicas.

▶ **Sudorese.** As glândulas sudoríparas são ativadas, o que provoca maior perda de calor por meio da mudança do estado físico do suor de líquido para vapor. Teoricamente, é possível perder para meio ambiente 600 kcal/h pela produção de 1 ℓ de sudorese por hora.

Caso esses mecanismos não sejam suficientes para promover a perda adequada de calor ou deixem de funcionar adequadamente, podem ocorrer diversos distúrbios tais como a fadiga, a exaustão de calor, as erupções cutâneas, a desidratação, as cãibras do calor e a intermação.

Baixas temperaturas ou frio

Quando o calor cedido ao meio ambiente é superior ao calor recebido ou produzido no metabolismo, a temperatura corporal tende a reduzir-se, o que pode resultar em hipotermia. Os principais mecanismos de defesa acionados pelo organismo para evitar que isso ocorra são descritos a seguir.

▸ **Vasoconstrição e redução da circulação sanguínea periférica.** O fluxo sanguíneo na superfície corporal é reduzido em proporção direta com a queda da temperatura ambiental, ocorrendo redução na frequência cardíaca, na pressão arterial e na taxa metabólica.

▸ **Tremores.** Produção de calor por meio de contrações musculares. O número de contrações musculares em reduzido intervalo de tempo é elevado.

▸ **Consumo das gorduras armazenadas.** Transformação química de lipídios em glicídios por metabolização direta.

Caso a produção de calor permaneça insuficiente para manter o equilíbrio, a temperatura corporal declina, resultando em hipotermia. À medida que esse fenômeno progride, ocorrem mal-estar geral, diminuição da destreza manual, congelamento das extremidades, confusão mental, coma e morte.

Calor

Nas indústrias siderúrgicas de vidro, têxtil, de borracha, de fundição, entre outras, os processos de fabricação liberam grandes quantidades de energia térmica, bem como em algumas atividades executadas ao ar livre, tais como a agricultura e a construção civil.

Avaliação da exposição

Entre os diversos fatores que influem nas trocas térmicas entre o corpo humano e o meio ambiente, cinco deles são levados em consideração quando é realizada a quantificação da sobrecarga térmica: a temperatura, a umidade relativa, a velocidade do ar, o calor radiante e o tipo de atividade.

▸ **Temperatura do ar.** Quando a temperatura do ar é mais alta do que a da pele, o organismo ganha calor por condução/convecção. A temperatura do ar é obtida por meio de um termômetro de mercúrio bem calibrado, cuja escala permita leituras de até 1/10 de grau Celsius, conhecido por termômetro de bulbo. As leituras devem ser realizadas após a estabilização do equipamento.

▸ **Umidade relativa do ar.** Influi na troca térmica pela evaporação. Quanto maior for a umidade relativa do ar, menor será a perda de calor por evaporação. Para sua avaliação, é utilizado um aparelho denominado psicrômetro. É constituído por um par de termômetros idênticos, montados em paralelo. Um deles tem o bulbo revestido por um tecido de musselina que deve ser umedecido em água destilada durante todo o tempo que durar a medição. São realizadas duas leituras após a estabilização: a do termômetro de bulbo seco (temperatura do ar) e a do termômetro de bulbo úmido. Para a obtenção da umidade relativa do ar, as medidas obtidas são colocadas em um gráfico conhecido como carta psicrométrica.

▸ **Velocidade do ar.** Interfere tanto nas trocas por condução/convecção quanto nas por evaporação. O aumento na velocidade do ar promove a troca nas camadas de ar próximas ao corpo, implicando maior perda de calor deste para o meio ambiente e facilitando o mecanismo de evaporação do suor. A medição da velocidade do ar é realizada por meio de anemômetros.

▸ **Calor radiante.** A existência de fontes apreciáveis de calor radiante (emissoras de radiação infravermelha) no ambiente pode levar o organismo a ganhar calor por radiação. A avaliação desse parâmetro é realizada de maneira indireta, por meio de um instrumento conhecido por termômetro de globo, que consiste em uma esfera de cobre com 15 cm de diâmetro, pintada externamente em cor preta fosca, e um termômetro cujo bulbo deve ficar localizado no interior dessa esfera, exatamente em seu centro. O local da medição é fixado a um suporte, sem contato direto com este. Após 30 min de estabilização do aparelho a primeira leitura pode ser obtida. Essa medida é denominada temperatura de globo.

▸ **Tipo de atividade exercida pelo trabalhador.** Quanto mais intensa a atividade muscular realizada pelo indivíduo, maior será o calor produzido pelo metabolismo. Para a avaliação desse parâmetro, são utilizadas tabelas que estabelecem valores em função do tipo de atividade desenvolvida pelo indivíduo. Diversos índices podem ser utilizados na avaliação da exposição ocupacional ao calor. Independentemente do tipo de índice utilizado, os equipamentos de avaliação devem ser posicionados o mais próximo possível do posto de trabalho e à altura da zona mais atingida do corpo do trabalhador.

Limites de tolerância

A NR 15, em seu anexo 3, estabelece que a exposição ao calor deve ser avaliada por meio do índice de bulbo úmido-termômetro de globo (IBUTG) e estabelece os limites de tolerância.

Índice de bulbo úmido | Termômetro de globo

Consiste na ponderação fracionada das temperaturas de bulbo úmido de globo e, por vezes, da temperatura de bulbo seco. Para o cálculo do índice, utiliza-se uma equação matemática, que varia em função de ambientes internos ou externos, sem carga solar:

$$IBUTG = 0,7 \text{ tbn} + 0,3 \text{ tg,}$$

e de ambientes externos com carga solar:

$$IBUTG = 0,7 \text{ tbn} + 0,2 \text{ tg} + 0,1 \text{ tbs,}$$

em que tbn = temperatura de bulbo úmido natural; tg = temperatura de globo e tbs = temperatura de bulbo seco.

A temperatura de bulbo úmido natural é obtida por meio do termômetro de bulbo úmido natural. Ele é constituído por um termômetro de mercúrio cuja escala possibilita leituras de até 1/10 de grau Celsius. Tem o bulbo revestido por um tecido que é umedecido, permanecendo sua outra extremidade imersa em água destilada durante todo o tempo que durar a medição. A leitura dever ser realizada após 30 min de estabilização.

Obtidas as medidas, o IBUTG é calculado por meio da aplicação da equação matemática adequada à condição avaliada. A interpretação é realizada por meio das tabelas apresentadas no anexo 3 da NR 15.

Medidas de controle

Da mesma maneira que outros riscos, as medidas de controle a serem adotadas para a minimização da exposição devem obedecer aos princípios básicos da tecnologia de controle.

Medidas relativas ao meio ambiente

Diversos recursos e dispositivos podem ser usados para o controle da exposição ao calor. A Tabela 12.2 apresenta algumas dessas medidas acompanhadas pelo fator alterado.

Medidas relativas ao pessoal

▶ **Limitação do tempo de exposição.** Tem como objetivo reduzir a sobrecarga térmica.

▶ **Aclimatação.** Tem como objetivo promover o ajuste fisiológico à exposição ao calor. Pode ser alcançada por exposição passiva a ambiente quente e úmido por um período de 8 a 10 dias. Cessada a exposição ao calor, a aclimatação é perdida depois de aproximadamente 2 semanas.

▶ **Equipamentos de proteção individual.** Óculos de proteção com lentes especiais que tenham capacidade de reter pelo menos 95% da radiação infravermelha incidente (sempre que existirem fontes apreciáveis de calor radiante), luvas, mangotes, aventais e capuzes para a proteção de partes expostas do corpo, confeccionados em material que evite a absorção de calor.

Os EPI contra o calor devem apresentar algumas características, tais como não sofrer alterações pelo calor; não dificultar os movimentos do trabalhador; ser cômodos e fáceis de cuidar; possibilitar a comunicação; e proteger contra agentes químicos.

Tabela 12.2 Medidas de controle relativas ao meio ambiente.

Medida adotada	Fator alterado
Extração localizada do ar quente gerado no processo; insuflação de ar fresco no local em que o trabalhador permanece	Temperatura do ar
Maior circulação de ar existente no local de trabalho	Velocidade do ar
Captação de vapores de água gerados em um processo	Umidade relativa do ar
Fonte externa (radiação solar): utilização de materiais isolantes na construção e na pintura de paredes com tintas que aumentem a reflexão (cal viva, pintura plástica, pintura de alumínio etc.); Fonte interna: utilização de barreiras refletoras, tais como alumínio polido ou aço inoxidável, ou barreiras absorventes de radiação infravermelha, tais como ferro ou aço oxidado, colocadas entre a fonte e o trabalhador	Calor radiante
Automatização do processo, como no caso de substituição do transporte manual de cargas por transporte mecanizado: esteira, ponte rolante etc.	Calor produzido pelo metabolismo

▶ **Reposição de água e eletrólitos.** O déficit mineral decorrente da sudorese excessiva pode ser importante em indivíduos não aclimatados, uma vez que a concentração de sódio no suor pode ser três ou quatro vezes maior do que entre pessoas aclimatadas. A suplementação pode ser feita na forma líquida, utilizando caldo de carne, suco de tomate etc. A melhor maneira de reidratação dá-se com a ingestão de água pura. A reposição de eletrólitos deverá ser realizada sob supervisão médica e de um nutricionista.

▶ **Educação e treinamento.** Os trabalhadores devem ser orientados em relação aos riscos decorrentes da exposição ao calor intenso, às medidas de proteção coletiva adotadas, ao uso correto de EPI e às práticas adequadas de trabalho, tais como evitar esforço físico desnecessário, longa permanência próximo à fonte sem necessidade etc.

▶ **Exames médicos.** Conforme determinado na NR 7, comentados no Capítulo 5, *Ambulatório de saúde ocupacional*.

Frio

Ambientes frios são aqueles em que o balanço térmico calculado com base nas trocas por convecção e radiação é negativo. Atividades desenvolvidas em câmaras frigoríficas de conservação e trabalhos ao ar livre em climas frios em regiões de grande altitude são exemplos de atividades que podem gerar esse tipo de resposta.

Avaliação da exposição

Para a avaliação da exposição a baixas temperaturas podem ser utilizados três índices: o índice de sobrecarga térmica (IST), o índice de sensação térmica e o índice de resfriamento pelo vento (WCI – *wind chill index*). Embora todos esses índices apresentem limitações em sua aplicação, se aplicados de maneira adequada proporcionam informações muito úteis para a avaliação da exposição.

Medidas de controle

O controle da exposição ao frio pode ser realizado com o monitoramento do estresse térmico ou das funções fisiológicas do corpo.

Estresse térmico

Os principais parâmetros a serem considerados são:

- *Velocidade do ar*: a sensação de frio é resultante da temperatura e da velocidade do ar. O esfriamento das zonas expostas do corpo aumenta rapidamente com a velocidade do ar
- *Roupas de trabalho*: asseguram o isolamento térmico entre o trabalhador e o ambiente frio. Devem cumprir os seguintes requisitos:
   - Isolar o frio
   - Proteger contra o vento e a chuva
   - Eliminar parcialmente a transpiração.

Funções fisiológicas

Esse tipo de controle leva em consideração as características individuais do pessoal exposto e seu nível de aclimatação e adaptação ao frio, o que consiste na "aceitação" pelo organismo de uma temperatura corporal mais baixa com redução dos calafrios e pequeno aumento na pressão arterial depois da adaptação ao frio. Se os trabalhadores estiverem protegidos com roupas adequadas, somente as partes descobertas estarão submetidas aos efeitos do frio.

Outras medidas de controle

▶ **Educação e treinamento.** Os trabalhadores devem ser orientados quanto aos riscos decorrentes da exposição ao frio, às medidas de proteção coletiva adotadas, ao uso correto de roupas de proteção, sobre a necessidade de troca das roupas e calçados quando estiverem úmidos, molhados ou apertados, entre outras informações.

▶ **Exames médicos.** Devem ser realizados conforme determina a NR 7, comentados no Capítulo 5, *Ambulatório de saúde ocupacional*.

▶ **Aclimatização.** Medida que ainda não está bem estudada. Entretanto, observa-se que alguns indivíduos têm respostas termorreguladoras satisfatórias quando expostos gradualmente a ambientes frios.

▪ Radiações eletromagnéticas

As radiações eletromagnéticas são um tipo de energia que consiste em ondas elétricas vibratórias que se propagam por um campo magnético vibratório com as propriedades de um movimento ondulatório. Suas principais características são:

- *Frequência (f)*: número de ondas que passam por unidade de tempo. São medidas por ciclos por segundo ou hertz (Hz)
- *Comprimento de onda (λ)*: distância entre dois pontos em fase de ondas adjacentes. São medidas em unidades de comprimento (metro)
- *Energia*: é proporcional à frequência. Mede-se em elétron-volts.

Seu espectro eletromagnético compreende desde as radiações ionizantes de grande energia, com frequências elevadas e comprimentos de onda curtos até as radiações não ionizantes, com frequências baixas e comprimentos de onda maiores.

A exposição do corpo humano a radiações e a sua absorção pelo organismo podem provocar diversas lesões e doenças. Os principais efeitos observados na absorção das radiações são:

- *Efeito de ionização*: ao atingir um átomo, a radiação tem a capacidade de subdividi-lo em partes eletricamente carregadas denominadas paraiônico
- *Efeito de excitação*: o átomo, ao ser atingido pela radiação, sofre aumento em sua energia interna uma vez que a radiação incidente não apresentava energia suficiente para ionizá-lo.

• Radiações ionizantes

As radiações ionizantes, em função de sua origem e de seu elevado poder energético, ao interagirem com a matéria, têm a capacidade de penetrar e arrancar os átomos que a constituem, provocando, dessa maneira, a ionização.

Podem ser encontradas naturalmente, pois alguns elementos que compõem a Terra, tais como o carbono-14, o urânio-238 e o tório-232, são normalmente radioativos. Podem ainda ser produzidas artificialmente. Os raios X, o iodo-31 e o cobalto-60 são alguns exemplos de radiações ionizantes produzidas por tecnologias desenvolvidas pelo homem.

Entre os diversos ramos que utilizam as radiações ionizantes, destacam-se as áreas:

- *Médica*: são utilizadas na execução de exames diagnósticos (raios X, iodo-131), no tratamento de doenças (cobalto-60, césio-136) etc.
- *Industrial*: verificação de falhas em estruturas metálicas, identificação de soldas defeituosas (raios X), análise de soldas em equipamentos, ductos (raios γ), determinação de espessura de chapas etc.
- *Atividades de pesquisa*: produção de novas fontes de radiações ionizantes, laboratórios de pesquisa etc.

O organismo humano não tem mecanismos sensoriais que possibilitem a detecção de radiações ionizantes quando presentes no meio ambiente. Tal fato acaba por constituir maior risco para a ocorrência de exposições despercebidas, uma vez que os indivíduos não podem evitá-las naturalmente.

Classificação

Quanto à sua natureza, as radiações ionizantes podem apresentar comportamento corpuscular ou eletromagnético. Na primeira categoria, encontram-se os raios alfa (α), cuja partícula é constituída por dois prótons e dois nêutrons; os raios beta (β), cuja partícula é o elétron; e os nêutrons, que são uma das partículas elementares que compõem o núcleo do átomo. Os raios gama (γ) e os raios X (RX) são ondas eletromagnéticas constituídas por fótons. A radiação γ tem sua origem no núcleo atômico e os RX nas camadas de elétrons do átomo.

Unidades de medida

As magnitudes e as unidades de medida têm sofrido modificações ao longo do tempo. A Tabela 12.3 apresenta de maneira resumida as principais magnitudes, as medidas utilizadas e a equivalência entre as unidades antigas e as do sistema internacional que são atualmente utilizadas.

Tabela 12.3 Magnitudes e unidades de medida das radiações ionizantes.

Magnitude	Unidade antiga	Unidade do Sistema Internacional	Equivalência
x = exposição (carga/massa ar)	Röentgen	Coulomb/kg	1 Ckg = 3.880 R
D = dose absorvida (energia/massa, qualquer material)	Rad	Gray (Gy)	1 Gy = 100 rad
Dose integral (dose absorvida × massa irradiada)			Joule/kg (J)
H = dose equivalente (H = D × Q) Q = fator de qualidade	REM	Sievert (Sv)	1 Sv = 100 Rem
E = dose equivalente efetiva (ou dose efetiva): soma das doses equivalentes ponderadas em todos os tecidos e órgãos do corpo			

Efeitos biológicos das radiações ionizantes

A ação das radiações ionizantes sobre a célula pode ser: direta, quando o dano produzido pela ionização ocorre em uma micromolécula biológica; ou indireta, quando os danos produzidos são uma consequência de reações químicas iniciadas pela ionização de gorduras ou de água.

Os danos produzidos podem ser classificados em:

- *Somáticos*: ocorrem somente no organismo atingido. Não se transmitem hereditariamente
- *Genéticos*: transmitem-se hereditariamente. São mutações que ocorrem nos cromossomos ou nos genes das células reprodutivas. Esses danos podem ser:
  - Estocásticos: quando a gravidade não depende da dose. Têm caráter probabilístico, são sempre graves quando produzidos e não têm dose mínima
  - Não estocásticos: a gravidade do efeito depende da dose. Existe uma relação de causalidade entre dose e efeito
- *Agudos*: ocasionados por exposição a grandes doses de radiação em curto período de tempo
- *Crônicos*: causados devido à exposição a baixas doses de radiação por um longo período.

Avaliação da exposição

De modo geral, a avaliação da exposição tem como objetivo medir a dose produzida pela radiação. Essa medida pode ser realizada por meio de dosimetrias ambientais ou de área e dosimetrias pessoais.

Para a determinação do método de avaliação e de seleção de equipamentos adequados, devem ser considerados os objetivos da avaliação, o tipo de radiação, as condições de exposição dos envolvidos, entre outros fatores.

Dosímetros de área

▶ **Detectores de cintilação.** Apresentam maior eficiência na avaliação de raios γ, mas também podem ser utilizados para a avaliação de radiação α e β. Registram tanto a radiação quanto sua energia.

▶ **Detectores de câmaras de gás.** Classificam-se de acordo com a tensão aplicada. São eles:

- *Câmaras de ionização*: discriminam radiações de diferentes naturezas, sendo mais utilizadas para detecção de partículas α e β. Operam com baixas tensões
- *Detector Geiger-Müller*: tem alta sensibilidade. Não distingue o tipo nem mede a energia da radiação incidente
- *Contador proporcional*: tem a capacidade de discriminar radiações de diferentes naturezas. Indicado para a avaliação de partículas β e raios X.

Detectores pessoais

São de uso obrigatório para todos os trabalhadores que executam suas atividades diretamente relacionadas com fontes de radiação ionizante. Têm como finalidade quantificar a dose de radiação acumulada no indivíduo exposto; são, portanto, detectores de uso individual. Devem ser usados fixados na roupa, localizados na área mais exposta do tronco. Os tipos de dosímetros mais utilizados são:

- *Câmaras de ionização de bolso*: também denominadas dosímetros de bolso ou tipo caneta. São utilizadas por curtos períodos, em geral a jornada diária de trabalho
- *Dosímetros de filme*: com base no fato de os filmes fotográficos enegrecerem devido à exposição à radiação ionizante. É possível determinar a exposição do trabalhador comparando-se o enegrecimento da película utilizada em seu dosímetro com uma película exposta a quantidades de radiação conhecidas (padrão). Uma das vantagens no uso desse dispositivo é a possibilidade de armazenamento de informação permanente, de maneira que seu uso possa ser repetido por um determinado tempo. É o tipo de dosímetro mais utilizado em unidades de radiologia.

Limites de tolerância

Segundo o anexo 5 da NR 15, os limites de tolerância, os princípios, as obrigações e os controles básicos para a proteção do homem e do meio ambiente são os constantes nas normas da Comissão Nacional de Energia Nuclear (CNEN) – NE-3.01 – Diretrizes Básicas de Radioproteção, de julho de 1988, aprovadas pela Resolução CNEN nº 12/88, ou por aquela que venha a substituí-la.

Princípios básicos de proteção radiológica

A proteção radiológica tem como finalidade defender individualmente as pessoas, seus descendentes e a humanidade em seu conjunto contra os riscos que possam advir das atividades que, por suas características ou pelos equipamentos e materiais usados, possam produzir radiações ionizantes.

Conforme normas internacionais, para alcançar esse objetivo recomenda-se a utilização do sistema de limitação de dose, cujos princípios são:

- *Justificação*: não se realizarão atividades que tragam riscos, a menos que se obtenha delas um benefício expressivo
- *Otimização*: toda exposição será a mais baixa possível
- *Limitação individual de dose*: a dose equivalente individual não superará os limites recomendados.

Em caso de fontes externas, ou seja, fontes de radiação que estejam fora do organismo, a dose de radiação recebida ao permanecer na área depende fundamentalmente de três fatores: a distância entre a fonte e a pessoa exposta, o tempo de permanência e a matéria interposta entre a fonte e a pessoa.

▶ **Distância.** A intensidade da radiação diminui à medida que se afasta da fonte (lei de proporcionalidade do inverso do quadrado da distância). Em algumas situações, o afastamento da fonte radioativa será suficiente para que a radiação diminua a valores toleráveis.

▶ **Tempo.** Quanto menor o tempo empregado na operação, menor será a dose recebida. Dessa maneira, torna-se fundamental que os trabalhadores que manuseiam fontes radioativas estejam muito bem preparados para o desempenho de suas atividades, investindo o menor tempo possível em sua realização.

▶ **Blindagem.** Barreiras constituídas por materiais que tenham a capacidade de absorver a radiação. Para que um sistema de proteção seja eficaz, a seleção do material a ser utilizado bem como a determinação de sua espessura devem ser adequadas ao tipo e à energia da radiação incidente. O chumbo e o concreto são materiais muito utilizados na construção de barreiras contra radiações ionizantes.

Em algumas situações de trabalho, há o risco de as fontes radioativas serem introduzidas no organismo por inalação, ingestão ou absorção através da pele, depositando-se em seu interior. Tal situação é extremamente perigosa, uma vez que ocorre exposição contínua até que a fonte seja eliminada do organismo ou até que cesse sua capacidade de emitir radiação. Nesse caso, as medidas de proteção compreendem a adoção de técnicas de trabalho, métodos e equipamentos adequados, além do cumprimento de rotinas e normas rígidas na realização das atividades que envolvam o manuseio de material radioativo.

Todos os trabalhadores que realizam atividades em que estejam envolvidas fontes radioativas devem ser submetidos periodicamente a exames médicos, conforme preconizado na NR 7.

As áreas sob risco de irradiação devem estar corretamente sinalizadas.

- **Radiações não ionizantes**

As radiações não ionizantes, ao interagirem com a matéria biológica, não provocam ionização. No entanto, podem produzir outros efeitos, tais como os apresentados na Tabela 12.4.

Tabela 12.4 Efeitos das radiações não ionizantes.

Tipo de radiação	Efeito
Ultravioleta	Térmico e fotoquímico
Luz visível	Térmico e fotoquímico
Infravermelha	Térmico
Micro-ondas	Térmico
Radiofrequências	Térmico

Ultravioleta

No espectro eletromagnético, a radiação ultravioleta situa-se entre os raios X e o espectro visível com comprimento de onda entre 100 e 400 nanômetros (nm). Dividem-se em três zonas, A, B e C, conforme os efeitos biológicos que provocam:

- *UV-A (λ = 315 a 400 nm)*: denomina-se luz negra e tem a capacidade de produzir fluorescência em diversas substâncias
- *UV–B (λ = 280 a 315 nm)*: produz eritema cutâneo
- *UV–C (λ = 100 a 280 nm)*: produz efeitos germicidas.

As principais fontes de exposição ocupacional à UV são a radiação solar nos trabalhos ao ar livre (agricultura, pesca, obras públicas etc.), lâmpadas germicidas utilizadas em alguns processos industriais, processos de soldagem e de corte, fotocopiadoras etc.

Para a medição da radiação UV podem ser utilizados equipamentos do tipo detector fotoquímico, célula fotelétrica, célula fotocondutiva ou célula fotovoltaica, sendo este último o mais usado.

Medidas de controle

As medidas de controle podem ser:

- *Técnico-administrativas*:
  - Projeto adequado das instalações: realização de operações em cabinas, uso de cortinas especiais como barreiras etc.
  - Revestimento antirreflexivo das paredes: sinalização, limitação do tempo de exposição, acesso restrito a pessoas autorizadas etc.
- *Medidas de proteção pessoal*: uso de proteção ocular (óculos, protetor facial, máscara facial etc.), por meio de lentes adequadas ao tipo de radiação UV gerada no processo; roupas adequadas, cremes protetores etc.
- *Educação e treinamento*: os trabalhadores devem ser orientados quanto aos riscos decorrentes da exposição à radiação UV, às medidas de controle de caráter coletivo adotadas, ao uso correto de EPI, às boas práticas de trabalho etc.

Radiação visível

Compreende a região entre 400 a 750 nm do espectro eletromagnético, incluindo os seguintes gamas: 400 a 424 nm = violeta; 425 a 491 nm = azul; 492 a 575 nm = verde; 576 a 585 nm = amarelo; 586 a 647 nm = laranja; e 648 a 750 nm = roxo.

As principais fontes são as de origem natural (solar) e as de origem artificial (incandescentes, fluorescentes etc.)

Para a medição da radiação visível (nível de iluminamento), é utilizado equipamento denominado luxímetro. Constitui-se de uma célula fotelétrica e de um amperímetro. As leituras devem ser realizadas no campo de trabalho visual, na mesma posição das atividades realizadas pelo trabalhador avaliado.

Medidas de controle

Tanto o excesso quanto a deficiência no iluminamento podem trazer prejuízos ao trabalhador. Segundo a NR 17 – Ergonomia, os níveis de iluminamento devem ser adequados, conforme o preconizado na NBR nº 5.413, a norma brasileira registrada no Inmetro.

Radiação infravermelha

Compreende a região entre 750 e 10^6 nm (1 mm) do espectro eletromagnético.

A fonte de exposição à radiação infravermelha (IV) pode ser qualquer corpo com temperatura superior à do receptor. O sol é a principal fonte natural. Entre as principais fontes de origem artificial, podem ser citados os corpos incandescentes e as superfícies muito quentes (operação de fornos metalúrgicos e siderúrgicos, fabricação e transformação do vidro, forja, operações de solda elétrica etc.), as chamas, as lâmpadas incandescentes e fluorescentes etc.

A avaliação da exposição, os limites de tolerância e as medidas de controle já foram apresentados no item referente a temperaturas extremas – calor.

Micro-ondas e radiofrequências

As micro-ondas (MO) encontram-se na região do espectro eletromagnético entre 1 e 1.000 nm (1 m) e as radiofrequências entre 1 e 3 m. Seu espectro é subclassificado de acordo com faixas de frequência características, conforme é mostrado na Tabela 12.5.

Tabela 12.5 Classificação do espectro eletromagnético das micro-ondas.

Frequências	Designação	
< 3 Hz	ELF	
3 a 30 Hz	ULF	
30 a 300 Hz	LF	
300 a 3.000 Hz	MF	
3 a 30 MHz	HF	
30 a 300 MHz	VHF, UHF	Radiofrequências
300 a 3.000 MHz	SHF	
3 a 30 GHz		
30 a 300 GHz	EHF	Micro-ondas

As principais fontes de exposição a MO e a radiofrequências (RF) são as estações de emissoras de rádio e de televisão, instalação de radar e sistemas de radiocomunicação, fornos de micro-ondas e equipamentos de micro-ondas utilizados em processos de solda, fusão, esterilização, diatermia médica, secagem do tabaco etc.

Os efeitos biológicos advindos da exposição a essas radiações dependem da capacidade absorção da matéria e da intensidade dos campos elétricos e magnéticos que se produzem em seu interior. De modo geral, ocorre elevação da temperatura corporal, embora possam aparecer outros efeitos do tipo eletromagnético.

Medidas de controle

As medidas de controle podem ser:

- *Técnico-administrativas*:
  - Projeto adequado das instalações; isolamento da operação, utilizando cabines de madeira revestidas em lâminas de metal etc.
  - Revestimento de superfícies com materiais que tenham a capacidade de atenuar os níveis de densidade de potência
- *Medidas de proteção pessoal*: utilização de EPI (uso de trajes absorventes que reduzem os campos de altos níveis e servem de proteção frente à alta voltagem)
- *Educação e treinamento*: os trabalhadores devem ser orientados quanto aos riscos decorrentes da exposição a MO e a RF, às medidas de controle de caráter coletivo adotadas, ao uso correto de EPI, às boas práticas de trabalho etc.

Laser

O termo *laser* é uma sigla na língua inglesa que significa "amplificação de luz mediante emissão estimulada de radiação" (*light amplification by stimulated emission of radiation*). Segundo a Norma da Comissão Eletrotécnica Internacional nº 825/884 (CEI), pode ser definido como "qualquer dispositivo que se possa construir para produzir ou amplificar radiação eletromagnética em um intervalo de 200 nm a 1 mm essencialmente pelo fenômeno de emissão estimulada controlada". Estas emissões produzem uma superposição de ondas, resultando em uma onda perfeita, muito estreita e de larga duração.

Os fatores que caracterizam um *laser* são:

- *Comprimento de onda da emissão*: oscila entre 250 nm e 1 mm, o que corresponde aos espectros eletromagnéticos de radiações UV, visível e IV
- *Duração*: podem emitir de maneira contínua, com duração superior a 0,25 segundo, ou em pulsos cuja duração pode variar desde microssegundos até dezenas de milhares de segundos
- *Potência ou energia*: os contínuos têm uma potência que varia entre microwatts até quilowatts. Já os pulsáteis podem apresentar alta potência. Existem três tipos de meios geradores de raios *laser*:
  - Estado sólido: o mais comum é o cristal de rubi
  - Estado gasoso: o hélio; o neon é o mais comum
  - Semicondutor ou injetor: é empregado um cristal semicondutor.

Os *laser* podem ser classificados em cinco categorias, conforme os possíveis riscos em caso de exposição:

- *Classe I*: não emitem radiação em níveis perigosos. Não necessitam de nenhum rótulo de advertência ou de medida de controle
- *Classe II*: dispositivos de baixa potência e de pequeno risco. Podem provocar lesão na retina quando direcionadoss aos olhos por um período prolongado. Necessitam de sinal de advertência
- *Classe IIIa*: equipamentos com potência moderada que não lesionam o olho desprotegido de uma pessoa com resposta normal à luz brilhante, porém podem causar dano quando a energia é recolhida e transmitida ao olho. Necessitam de sinal de advertência
- *Classe IIIb*: inclui aqueles capazes de provocar lesões quando olhados diretamente. Devem ser identificados com rótulo de advertência
- *Classe IV*: são os equipamentos de maior risco. Incluem os que podem produzir lesões tanto pela exposição direta ao raio quanto por seu reflexo, além de constituírem também risco de incêndio. Devem ser identificados com rótulo de advertência adequado.

A radiação *laser* pode ser utilizada em diversos processos industriais, tais como microusinagem, alinhamento óptico, soldagem de micropeças, entre outros. Na medicina, é usada em microcirurgias, cauterização de verrugas, depilação definitiva, eliminação de tatuagem etc. Pode-se destacar ainda o uso dessa radiação para levantamentos topográficos, operações de dragagem, espetáculos de luzes etc.

Em função da diversidade de equipamentos geradores de radiação *laser* e ao alto risco em caso de exposição, é aconselhável que somente especialistas abordem as questões referentes à avaliação ambiental e à interpretação dos limites de exposição.

Medidas de controle

As medidas de controle podem ser:

- *Técnico-administrativas*: todos os equipamentos de classes IIIa, IIIb e IV devem ter os seguintes dispositivos de segurança:
  - Chave de controle para evitar seu uso por pessoas não autorizadas
  - Atenuador e/ou obturador do feixe para evitar a saída de radiações superiores aos níveis máximos permitidos
  - Sinais de aviso com, no mínimo, as palavras "cuidado/perigo", classe do equipamento, sua potência, comprimento de onda, além de frases de risco ou de atenção etc., de acordo com normas vigentes
  - A trajetória do feixe deve terminar sobre superfície revestida de material absorvente ou de material com reflexão difusa e propriedades técnicas adequadas
  - Outras medidas: manter o ambiente em que está sendo utilizado bem iluminado, evitar causas de reflexão especular ou acidental, proibição de trânsito de pessoas, passagem de veículos não alvo e aviões na área considerada perigosa etc. Precauções especiais devem ser tomadas em relação aos riscos referentes à eletricidade, principalmente quanto utilizados sistemas de alta energia etc.
- *Medidas de proteção pessoal*: com a utilização de EPI (uso de óculos de proteção confeccionados com lentes especiais selecionadas de acordo com as características de radiação *laser* utilizada). Para a proteção da pele, devem ser usadas luvas de proteção, roupas e escudos
- *Educação e treinamento*: os trabalhadores devem ser orientados quanto aos riscos decorrentes da exposição ao *laser*, sobre as medidas de controle de caráter coletivo adotadas, o uso correto de EPI, boas práticas de trabalho etc.

Pressões não comuns

Uma série de atividades exige que os trabalhadores se exponham a pressões acima ou abaixo da pressão atmosférica a que estamos habitualmente expostos.

Pilotos de aviões não pressurizados ou trabalhos realizados a grandes altitudes são exemplos de condições que expõem profissionais a baixas pressões.

Outras atividades, como o mergulho, o trabalho realizado em caixões pneumáticos (usados na construção de pontes e barragens), tubulhões de ar comprimido (usados em escavações abaixo do lençol freático), campânulas e câmaras hiperbáricas exigem que os trabalhadores permaneçam em ambientes cuja pressão pode exceder muitas vezes a pressão atmosférica normal.

Indivíduos que atuam sob altas pressões podem sofrer graves danos para a sua saúde, tanto na fase de compressão quanto na fase de descompressão.

A NR 15, em seu anexo 6 (Trabalhos sob pressões hiperbáricas), estabelece os critérios para a execução de atividades sob alta pressão atmosférica, envolvendo as medidas de segurança e os critérios a serem utilizados durante os procedimentos de compressão e de descompressão e a execução dos trabalhos sob pressões anormais, limites de exposição para agentes químicos e físicos nos ambientes de trabalho, padrões para seleção de pessoal, controle médico etc.

Agentes biológicos

Os contaminantes biológicos estão em diversos ambientes de trabalho e do contato entre eles e os trabalhadores pode resultar situação de risco biológico.

O trabalho em laboratórios clínicos e de pesquisa, em hospitais, na agricultura e pecuária, nas indústrias alimentícias (láctea, processamento de gordura vegetal, farinha e derivados, refinação de açúcar, matadouros e processamento de carne etc.), indústria da lã, curtimento e acabamento de peles, indústria de algodão, produção de adubos orgânicos, serviço de limpeza urbana, entre outros, são exemplos de ambientes em que são encontrados diversos tipos de contaminantes biológicos.

Conceito e classificação dos contaminantes biológicos

São considerados contaminantes biológicos todos os seres vivos, sejam animais ou vegetais, e todas as substâncias deles derivadas, presentes no posto de trabalho, e que possam provocar efeitos negativos na saúde dos trabalhadores, tais como processos infecciosos, tóxicos ou alérgicos. Podem ser classificados em:

- *Organismos vivos*: diferentes grupos microbianos (vírus, bactérias, protozoários etc.) e alguns grupos de parasitos invertebrados (helmintos e artrópodes). Geralmente são causas de enfermidades infecciosas e parasitárias, embora possam também estar envolvidos no desenvolvimento de transtornos alérgicos
- *Derivados animais e vegetais*: afetam geralmente a pele e as vias respiratórias, causando diferentes transtornos do tipo alérgico ou irritativo. Os derivados animais são os anexos cutâneos (pelos, plumas), excrementos, substâncias antigênicas (proteínas, enzimas), larvas de invertebrados etc.; e os derivados vegetais são o pólen, a madeira, a poeira vegetal resultante de tratamento industrial, esporos, micotoxinas, substâncias antigênicas (polissacarídios, antibióticos) etc.

Esses agentes podem estar presentes em diferentes meios de transmissão, conforme a seguir.

▶ **Água.** O risco na transmissão das diversas enfermidades que podem ser veiculadas pela água depende do grau de contaminação e do seu uso nas diferentes atividades laborais. São exemplos as doenças:

- *Bacterianas*: febres tifoide e paratifoide, disenteria e diarreia, cólera etc.
- *Virais*: hepatite A, poliomielite, meningite linfocitária etc.
- *Fungos*: dermatofitoses
- *Amebíases*: disenteria amebiana, diarreia, algumas meningoencefalites etc.

▶ **Ar.** Atua como veículo de transmissão dos agentes que podem permanecer em suspensão, tal como a maior parte dos derivados animais e vegetais, bem como determinados microrganismos. São exemplos:

- *Doenças infecciosas*: legionelose, ornitoses
- *Doenças do tipo alérgico*: rinites, asma, alveolites etc.

▶ **Solo.** Os principais riscos biológicos que podem se originar no contato do trabalhador com o solo são as doenças:

- *Infecciosas*: tétano, histoplasmose e coccidioidomicoses

- *Parasitárias*: ancilostomose, ascaridíase etc.
- *Picadas de animais venenosos*: cobras, aranhas, escorpiões etc.

▶ **Animais.** Animais domésticos ou selvagens podem ser transmissores de diversas doenças conhecidas como zoonoses. A penetração do agente no organismo humano ocorre principalmente por contato ou inoculação. A raiva e a leptospirose são exemplos de zoonoses.

▶ **Matérias-primas.** Fungos e bactérias podem desenvolver-se nos óleos utilizados para lubrificação e resfriamento de peças em processos mecânicos (usinagem, torno) e de deformação de metais (prensas). Outras matérias-primas naturais podem constituir risco não só por si próprias, mas também podem se tornar um meio adequado para o desenvolvimento de microrganismos.

• Avaliação de contaminantes biológicos

A metodologia aplicada para a medição dos contaminantes biológicos dependerá da natureza e do meio no qual estão presentes e que se deseja quantificar.

A avaliação ambiental de muitos derivados animais ou vegetais é realizada por meio de técnicas aplicadas para a avaliação de agentes químicos.

O isolamento e a quantificação de microrganismos na água e nos alimentos são técnicas bem estabelecidas no âmbito da saúde pública sob o enfoque da prevenção.

No campo da higiene ocupacional, os métodos mais utilizados para amostragem de bactérias e fungos no ar e superfícies são:

- *Sedimentação*: consiste na exposição de placas de Petri ao ambiente por um determinado período. É o meio mais rudimentar de medição de microrganismos no meio ambiente
- *Coleta em meio líquido*: consiste em fazer passar um determinado volume de ar (borbulhamento) através de um meio de cultura líquido ou uma solução isotônica. A contagem de microrganismos por meio de diversas técnicas de análise é realizada a partir de alíquotas da amostra
- *Filtração*: um determinado volume de ar é forçado a passar através de um filtro no qual ficam retidas as partículas portadoras de microrganismos

- *Impactação*: um determinado volume de ar é impactado sobre um meio de cultura sólido.

Para instrumentos de trabalho, roupas, mobiliário ou outro tipo de superfície que possa atuar como reservatório de contaminantes biológicos devido a condições de uso ou desinfecção insuficiente, são utilizados outros meios específicos para a coleta de amostras.

Medidas de controle para contaminantes biológicos

As medidas de controle para contaminantes biológicos devem estar descritas em um programa de biossegurança abrangente de caráter coletivo e individual, considerando:

- *Projeto adequado de instalações com*:
  - Condições que evitem o acúmulo de sujidades
  - Teto, paredes, piso e superfícies de trabalho que devem ser impermeáveis, fáceis de limpar e resistentes aos diferentes produtos desinfetantes
  - Ambientes com pressão negativa em relação à pressão atmosférica local nos casos em que possam ser produzidos contaminantes biológicos passíveis de causar risco individual ou para a população
  - Sistemas de ventilação geral e ventilação local exaustora, projetados levando em consideração o ponto de geração do contaminante
- *Programas de saúde*:
  - Avaliações médicas preventivas que incluam provas para detecção de indivíduos hipersensíveis a contaminantes causadores de alergias
  - Campanhas de vacinação
  - Instalações sanitárias adequadas
- *Limpeza e desinfecção*:
  - Sanitários com chuveiros, lavabos e armários separados para uniformes e roupas pessoais em número suficiente
  - Instalações para limpeza, desinfecção e destruição, caso necessário, de uniformes e outras roupas de trabalho
  - Controle de pragas e roedores que possam servir como reservatórios e transmissores de enfermidades
  - Utilização de métodos de limpeza adequados aos tipos de contaminantes gerados no processo. Exemplo: métodos úmidos para material particulado
  - Métodos de desinfecção dos locais e instrumentos também devem levar em consideração o tipo de agente e o tipo de atividade realizada no local
  - Identificação adequada do material contaminado e esterilização antes de sua eliminação
- *Proteção individual*: na seleção de equipamentos de proteção individual, devem ser levados em consideração o tipo de agente e o tipo de atividade realizada
- *Educação e treinamento*:
  - Os trabalhadores devem ser informados sobre os riscos de contaminação biológica na execução de suas atividades
  - Práticas de trabalho corretas que assegurem a prevenção de riscos biológicos e outros advindos da realização de operações ou atividades.

13 Segurança do Trabalho

Geraldo Mota de Carvalho

▶ Introdução

A higiene do trabalho foi definida pela Associação Americana de Higienistas Industriais – American Industrial Hygiene Association (AIHA, 1959) como:

> A ciência e a arte que tem por objetivo a antecipação, o reconhecimento, a avaliação, a prevenção e o controle daqueles fatores ambientais ou tensões originadas no local de trabalho ou em razão dele, que podem provocar doenças, prejuízos à saúde ou ao bem-estar, desconforto significativo nos trabalhadores ou entre as pessoas da comunidade (*e no meio ambiente em geral – acréscimo nosso*).

Segurança do trabalho pode ser definida como a ciência e a arte do conhecimento, avaliação e controle dos riscos de acidentes. Apesar da linha tênue de separação entre essas duas disciplinas, pode-se dizer que a higiene do trabalho aborda o monitoramento quantitativo e qualitativo do ambiente de trabalho no qual o trabalhador está inserido, com foco na importância do programa de prevenção dos riscos ambientais. A segurança do trabalho, por sua vez, estuda os meios de segurança aplicados ao trabalhador e ao ambiente de trabalho para a prevenção de acidentes e de doenças ocupacionais, tendo em vista a legislação especifica para a área ocupacional.

Em outras palavras, a higiene do trabalho tem a finalidade de proteger o trabalhador contra as consequências crônicas advindas do trabalho, enquanto a segurança do trabalho procura resguardá-lo das agressões de caráter agudo.

Regras gerais de segurança, proteção coletiva, uso de equipamentos individuais de proteção, entre outros, são os meios de que dispõe a segurança do trabalho para erradicar os acidentes que causam prejuízos aos trabalhadores, às empresas e a toda a coletividade. Para alcançar seus objetivos, a higiene e a segurança do trabalho necessitam de uma equipe de profissionais especializados, da qual a enfermagem do trabalho é parte fundamental. Estes profissionais da saúde ocupacional complementam-se, permutando conhecimentos técnicos; trabalhando em conjunto conseguem não só reconhecer os riscos ocupacionais, mas também estudá-los e propor a aplicação de medidas para eliminação, diminuição dos acidentes ou, ao menos, diminuir sua gravidade.

O anuário estatístico da Previdência Social de 2009 (MPS, 2009) destaca que naquele ano foram registrados cerca de 723,5 mil acidentes do trabalho; a maioria destes com grandes perdas econômicas para o país, o que poderia ser evitado por meio da adoção de programas preventivos de higiene e segurança no trabalho.

Dados da Organização Internacional do Trabalho (OIT) mostram que ocorrem aproximadamente 5 milhões de acidentes do trabalho por ano no mundo e apenas 4% do produto interno bruto (PIB) mundial são gastos com despesas relacionadas com doenças e acidentes de trabalho (Brasil, 2012).

▶ Conceitos de acidente do trabalho

• Conceito técnico ou prevencionista

O conceito técnico ou prevencionista define acidente do trabalho como ocorrência não programada, inesperada ou não, que interfere no andamento normal de um trabalho qualquer, ocasionando perda de tempo e/ou lesão nos trabalhadores ou perdas materiais. Esse é um conceito bastante amplo. Podemos observar isso no exemplo a seguir:

> Se uma pessoa estiver carregando uma caixa e deixá-la cair, acontecerá uma pequena interrupção no trabalho, já caracterizando um acidente ou, como propõem alguns, um incidente (circunstância acidental, quase um acidente). Mas, se essa caixa ao cair se quebrar e inutilizar o seu conteúdo, teremos um acidente com perda de material. Contudo, se a caixa ao cair atingir o pé da pessoa que está carregando, ferindo-a, teremos um acidente mais grave, pois, para além da perda material, haverá um dano físico. Se a caixa cair em cima do carregador e matá-lo, teremos um dano ainda maior: sua morte.

Portanto, é mais importante o acidente que provoca lesão ou dano físico, e para evitar todo e qualquer tipo de acidente, devem-se evitar os acidentes sem lesão porque, sendo esses eliminados, automaticamente estará afastada a quase totalidade dos outros. No exemplo anterior, se o trabalhador evitar que a caixa caia no chão, ela não cairá sobre o seu pé. Ou seja, é mais seguro e mais fácil evitar a queda da caixa do que tirar o pé na hora em que ela cair.

Frequentemente, as consequências dos acidentes do trabalho são estragos materiais nas máquinas, nos equipamentos da fábrica e atrasos e perturbações na produção; no entanto, os acidentes com lesões são, obviamente, mais importantes para a segurança do trabalho.

• Conceito legal

Legalmente, acidente do trabalho será aquele que:

> Ocorrer pelo exercício do trabalho, a serviço da empresa, provocando lesão corporal, perturbação funcional ou doença que cause a morte, a perda ou a redução, permanente ou temporária, da capacidade para o trabalho (artigo 19 da Lei nº 8.213/91).

Segundo Pedrotti (1998), o conceito de acidente do trabalho assenta-se sobre três requisitos básicos:

> *Causalidade*, porque o acidente do trabalho é um acontecimento, é um evento que não é provocado, mas que acontece por acaso e, assim, não há dolo; *prejudicialidade*, porque provoca lesão corporal ou perturbação funcional que causa morte, perda ou redução, permanente ou temporária, da capacidade para o trabalho; *nexo etiológico ou causal*, que é a relação de causa e efeito entre trabalho e o acidente-tipo (ou doença profissional equiparada ao acidente), ou seja, a ligação entre ambos, por exemplo, o fato de o trabalho ter sido a causa de um infortúnio.

Consideram-se acidentes do trabalho a doença profissional ou ocupacional e a doença do trabalho. Outros conceitos previdenciários necessários para a compreensão deste capítulo são:

- *Acidentes típicos*: são os acidentes decorrentes da característica da atividade profissional desempenhada pelo acidentado. Exemplo: um metalúrgico que corta um dedo em uma máquina
- *Acidentes de trajeto*: são os acidentes ocorridos no trajeto entre a residência e o local de trabalho e vice-versa
- *Acidentes em razão de doença do trabalho*: são os acidentes ocasionados por qualquer tipo de doença profissional peculiar a determinado ramo de atividade constante na tabela da Previdência Social
- *Doença profissional ou ocupacional*: doença produzida ou desencadeada pelo exercício do trabalho peculiar a determinada atividade e constante da respectiva relação elaborada pelo Ministério do Trabalho e Emprego e da Previdência Social. Ação traumatizante específica e diluída. Exemplo: um trabalhador que manipula chumbo e que apresenta saturnismo
- *Doença do trabalho*: doença adquirida ou desencadeada em função de condições especiais em que o trabalho é realizado e que

com ele se relacione diretamente. A ação é inespecífica e diluída. Exemplo um bancário que adquire lesão por esforços repetitivos (LER).

De acordo com o exposto, o acidente do trabalho pressupõe estreita vinculação entre acidente e o trabalho do acidentado; deve existir o chamado *nexo etiológico*. Por essa razão, são importantes o local de trabalho e o horário. Para fins legais, o local de trabalho deve ser entendido como aquele em que o empregado deve estar para realizar suas atividades; e horário de trabalho, o período no qual o empregado executa as atividades que lhe foram determinadas, mesmo que seja fora do expediente normal.

A legislação brasileira (artigo 21 da Lei nº 8.213/91) considera como acidente de trabalho todos os acidentes sofridos pelo empregado no local e durante o trabalho em consequência de:

- Ato de sabotagem ou de terrorismo praticado por terceiro, inclusive companheiro de trabalho
- Ofensa física intencional, inclusive de terceiros, por motivo de disputa relacionada com o trabalho
- Ato de imprudência ou de negligência de terceiros, inclusive de companheiro de trabalho
- Ato de pessoa privada do uso da razão
- Desabamento, inundação e incêndio e outros casos fortuitos ou em decorrência de força maior.

No período destinado às refeições, ao descanso ou à satisfação de outras necessidades fisiológicas, no local de trabalho ou durante o expediente, o empregado está a serviço do empregador. Estão fora da lei de proteção de acidentes aqueles provocados intencionalmente ou por desobediência a uma ordem expressa do empregador. A lei de proteção estendeu o conceito de acidente para proteger o trabalhador quando estiver fora do local e horário de trabalho (artigo 21 da Lei nº 8.213/91) nas seguintes condições:

- Na execução de ordem ou realização de serviço sob a autoridade da empresa
- Na prestação espontânea de qualquer serviço à empresa para lhe evitar prejuízo ou proporcionar proveito
- Em viagem a serviço da empresa, inclusive para estudo, se financiada por ela dentro de seus planos para melhor capacitação de mão de obra, independentemente do meio de locomoção utilizado, inclusive por veículo de propriedade do segurado
- No percurso da residência para o trabalho, ou deste para aquela, qualquer que seja o meio de locomoção, inclusive de propriedade do segurado
- No percurso de ida e volta para refeição e no intervalo do trabalho.

Não é considerada complicação do acidente do trabalho a lesão que, resultante de outro acidente, se associa ou sobrepõe às consequências do anterior.

Entende-se como percurso o trajeto da atual residência ou do local de refeição, ou deste para aquele. O disposto nos dois últimos itens mencionados anteriormente não se aplica ao acidente sofrido pelo segurado que, por interesse próprio, tenha interrompido ou alterado o percurso.

É importante ficar claro que a diferença entre acidente do trabalho e doença profissional ou ocupacional é inerente ou peculiar a determinada profissão. O acidente caracteriza-se pela violência, já a doença é instituída após processo crônico com certa duração que, em determinado momento, provocar lesão corporal, perturbação funcional, ou até mesmo a morte do empregado.

A perícia do Instituto Nacional do Seguro Social (INSS) confirmará a existência ou não da relação entre a doença profissional e o acidente e a configuração do nexo etiológico.

▶ Causa dos acidentes do trabalho

▪ Causas imprevisíveis

Apesar de serem tomadas precauções tanto pelos empregadores quanto pelos empregados, existem causas de acidentes imprevisíveis, que não podem ser afastadas pelo caráter de sua imprevisibilidade.

Podem-se incluir aqui duas situações, as quais o Direito denomina de força maior e de caso fortuito. Força maior é um acontecimento inevitável e estranho à vontade tanto do empregado quanto do empregador, ou seja, independente de atos inseguros ou condições inseguras, mas proveniente de eventos da natureza, como, por exemplo, um raio que cai sobre um funcionário ou uma tempestade muito forte que destelha uma construção vizinha e atinge uma fábrica, vitimando um trabalhador, entre outros casos. No caso fortuito, o acidente é imprevisível e inevitável, proveniente de ato humano de terceiro alheio ao ambiente laboral sem nenhuma ligação, ainda que indireta, com o empregador. Trata-se, portanto, de uma causa estranha à atividade e à vontade deste. Como exemplo, pode-se citar um caminhão que, por alguma razão, perde a capacidade de frenagem e, não conseguindo ser parado, invade uma fábrica, provocando uma explosão que provoca a morte de um funcionário. Outro exemplo poderia ser uma falha da administração municipal na limpeza de bueiros e da galeria de águas pluviais, causando a inundação de uma indústria e vitimando algum trabalhador. Outro acontecimento, este verídico, é o acidente de um operário da construção civil que, trabalhando no canteiro de obras, é atingido por parte da hélice de um helicóptero em queda.

• Causas previsíveis

Ocorrências evitáveis pela observação ou tomada de algumas providências. São de grande importância para estudo, não só porque podem ser eliminadas, mas também por constituírem a maioria das causas responsáveis pelos acidentes, estimadas em 98% dos casos. Resta somente uma minoria, cerca de 2%, de causas de acidentes de trabalho que não podem ser evitadas porque são imprevisíveis e alheias à vontade de empregados e empregadores.

Para fins didáticos e de praticidade de estudo, as causas previsíveis podem ser divididas em duas classes: atos inseguros e condições inseguras. Os atos inseguros são, às vezes, chamados de causas subjetivas, porque pertencem ao sujeito que as comete, enquanto as condições inseguras estão relacionadas com as causas objetivas ou materiais existentes no local ou posto de trabalho. Entretanto, na busca das causas de acidentes, recomenda-se descrever o risco encontrado, não havendo necessidade de classificá-lo como ato inseguro ou condição insegura.

Vale ressaltar que um posto de trabalho representa o ponto onde se juntam os diversos meios de produção – homem, máquina, energia, matéria-prima etc. – que originarão uma operação de transformação, resultando um produto ou um serviço.

Condições inseguras

As condições inseguras estão ligadas às instalações físicas, à infraestrutura da empresa, às máquinas, aos equipamentos, aos objetos, às substâncias, aos processos laborais etc. com os quais lidamos ou dos quais dependemos para o desenvolvimento das atividades laborais, ou seja, condições de responsabilidade do empregador (Vieira et al., 1996). Entretanto, não se deve confundir a condição insegura com o risco inerente a certas atividades laborais, que, por sua natureza, são perigosas. Por exemplo, o risco de um médico-cirurgião ter um corte em sua mão com um bisturi ou um trabalhador que executa suas atividades em alturas ter uma queda. Assim, nessas situações, há risco controlado, e não condição insegura.

A seguir, apontamos algumas das inúmeras condições inseguras capazes de provocar acidentes, a fim de sabermos como agir para eliminá-las ou, ao menos, minimizá-las.

▸ **Construção inadequada.** O reaproveitamento de construções e de prédios já existentes faz com que alguns problemas surjam e aumentem as condições inseguras. Assim, encontramos escadas e passadiços sem corrimão, andaimes inseguros, pavimentação defeituosa com pisos mal construídos, degraus, desníveis bruscos ou buracos etc. Encontramos também:

- *Iluminação inadequada*: tanto a iluminação deficiente quanto a excessiva podem causar problemas. Sombras e contrastes excessivos dificultam a adaptação visual de uma área para outra, assim como podem obscurecer a área
- *Ruídos e trepidações excessivos*: os ruídos não devem exceder os limites fixados pelas normas internacionais. Os excessos provocam fadiga e tendência à produção de acidentes. Da mesma maneira, as trepidações devem ser eliminadas ou reduzidas para evitar prejuízos à saúde e incômodo

- *Ventilação deficiente*: a ventilação natural ou artificial deve manter a temperatura confortável para o organismo e sem correntes de ar
- *Condições sanitárias deficientes*: instalações sanitárias deficientes ou improvisadas podem ser focos de contaminação. Vasos sanitários em número suficiente, pias, bebedouros, chuveiros e vestiários são necessários para que se considerem satisfatórias as condições de trabalho
- *Falta de limpeza e organização*: a limpeza e a organização evitam muitos acidentes, por isso os locais de trabalho devem ser limpos, com lugares apropriados para se depositarem resíduos e outras sujeiras. Passagens obstruídas, produtos fora do lugar, ferramentas espalhadas, pisos cheios de óleo, líquidos, graxas e resíduos constituem sérios riscos, podendo provocar acidentes graves. Além disso, ambientes desorganizados e perturbadores podem afetar o equilíbrio emocional das pessoas que neles se encontram, deixando-as mais vulneráveis aos acidentes.

▶ **Máquinas em condições insatisfatórias.** Não é incomum encontrarmos em algum ambiente laboral alguma máquina ou equipamento em condições insatisfatórias, podendo ser esses a causa de acidentes. Sendo assim, pode-se ter má disposição das máquinas e utensílios, falta de proteção ou proteção deficiente nas máquinas, manutenção precária, equipamentos defeituosos, outros equipamentos auxiliares em movimento, máquinas de manobra perigosa etc.

▶ **Acidentes em máquinas.** Acidentes com ferramentas, ou seja, partes da máquina que produzem a transformação desejada no material. Este item é tão importante que mereceu uma norma regulamentadora própria, a NR 8. As máquinas, equipamentos e instrumentos mecânicos deverão ser mantidos em perfeitas condições de segurança. Devem ter dispositivos de segurança de partida e parada e de parada instantânea em caso de emergência. Limpeza, ajustes e reparação deverão ser executados quando eles não estiverem em movimento. Devem ter manutenção preventiva frequente e minuciosa.

▶ **Quedas.** Número considerado de acidentes graves ou mesmo fatais é causado por quedas derivadas de tropeções, escorregões, atos inseguros etc. A atenção a escadas, rampas, passagens, corredores, pisos, escadas de mão etc., é importante na prevenção de quedas no que se refere aos materiais empregados na sua fabricação ou manutenção. Recomenda-se também que passagens e corredores sejam adequadamente iluminados e estejam desobstruídos para permitir a livre locomoção. Arrumação e limpeza, como já mencionado anteriormente, são medidas imprescindíveis.

▶ **Acidentes com ferramentas manuais.** As ferramentas manuais merecem destaque por serem causa imediata de grande quantidade de acidentes. Estes são causados pelas seguintes falhas: uso de ferramentas defeituosas ou mal conservadas, uso de ferramentas inapropriadas e uso incorreto das ferramentas por informações incompletas ou desconhecimento de como utilizá-las. Para a prevenção dos acidentes com ferramentas manuais, convém adquirir as ferramentas adequadas ao serviço (a seção de compras da empresa deverá ser informada sobre todas as suas especificações), não admitir que o operário, às vezes até por comodismo, utilize ferramentas inapropriadas, somente permitir que o operário trabalhe com ferramentas em perfeito estado, sendo instruídos para acusarem seus defeitos logo que os percebam (as ferramentas com defeitos ou em mau estado de conservação devem ser retiradas para manutenção ou substituição), fazer com que o trabalho de cada operário seja devidamente acompanhado, principalmente no começo e, se necessário, orientado de modo que não adquira vícios na execução.

▶ **Matéria-prima inadequada.** Material defeituoso ou de qualidade inferior pode causar inúmeros acidentes. A matéria-prima ao ser trabalhada pode não resistir, trincar, quebrar ou arrebentar ao ser manipulada, expondo os trabalhadores aos riscos.

▶ **Falta de conhecimento ou de qualificação profissional.** A admissão de pessoas não devidamente capacitadas para as funções que devem desempenhar pode trazer sérias consequências para a empresa. Ademais, serviços perigosos não podem ser realizados ou supervisionados por quem não os conhece muito bem.

▶ **Proteção inapropriada ao trabalhador.** Falta de proteção ou proteção com defeito, vestuário inadequado, calçado impróprio ou falta de calçado.

▶ **Processo de produção mal estabelecido.** Exigir do trabalhador que se movimente dentro de cadência, ritmos e velocidades inadequados é incorrer em risco e consequentemente provocar acidentes. O processo de produção mal estabelecido pode originar a habitualidade.

▶ **Horário de trabalho.** Jornadas de trabalho excessivamente longas, rodízios frequentes de turnos, trabalho noturno, sobretudo para trabalhadores (que desempenham melhor suas tarefas pela manhã), e má distribuição das atividades.

▶ **Falhas administrativas.** As falhas administrativas gerais podem ser incluídas entre as condições inseguras. Isso pode ser configurado se a direção da empresa deixar de tomar determinadas providências indispensáveis à segurança de seus operários ou deixar de dar-lhes as recomendações necessárias, ou falhar por omissão, expondo os trabalhadores a condições inseguras. Ainda mais grave é dar uma ordem que levará o funcionário a agir dentro de tais condições.

▶ **Falhas nos programas de treinamento.** Insuficiência de treinamento ou outras falhas nos programas de treinamento que não possibilitam ao trabalhador a completa compreensão dos riscos ou métodos seguros de trabalho e de suas vantagens. Essa falha pode ser corrigida por meio de cursos, campanhas de esclarecimentos sobre os perigos e desvantagens dos acidentes, palestras, treinamentos adequados etc.

Atos inseguros

Ato inseguro é todo ato do trabalhador capaz de provocar algum dano a si mesmo, a terceiros ou a máquinas e utensílios. Estatísticas trabalhistas indicam que aproximadamente 80% dos acidentes do trabalho são provocados pelo próprio trabalhador. Portanto, os atos inseguros no trabalho provocam a maioria dos acidentes. Há uma quantidade enorme de atos inseguros que, se forem eliminados, diminuirão o número de acidentes. Os atos inseguros estão relacionados com os empregados e variam de uma empresa para outra, porém alguns dos exemplos mais frequentes são os seguintes (Carvalho et al., s.d.; Miranda e Oliveira, 2009):

- Excesso de velocidade ou sobrecarga
- Usar veículos, máquinas sem habilitação ou autorização
- Dirigir veículos perigosamente
- Ficar junto de equipamento em manobra
- Descansar sob equipamento, aproveitando sua sombra
- Trabalhar embriagado ou fazer uso de bebidas alcoólicas e/ou drogas ilícitas
- Posicionar-se abaixo de cargas suspensas
- Usar ferramentas defeituosas ou inadequadas
- Remover ou danificar dispositivos de segurança de máquinas ou equipamentos
- Não fazer uso dos equipamentos de proteção individual (EPI)
- Improvisar circuitos elétricos ou iluminação
- Lubrificar, ajustar e limpar máquinas em movimento
- Usar roupas inadequadas ao trabalho
- Manipular de maneira não segura os produtos químicos
- Usar chamas em lugar indevido
- Tentar ganhar tempo, encurtando caminhos ou improvisando acessos
- Fazer brincadeiras e exibicionismo em local de trabalho
- Deixar de corrigir um ato imprudente
- Agir sem permissão da chefia ou desobedecer a uma ordem expressa do empregador
- Não cumprir as normas de segurança existentes
- Lentidão ou pressa na realização das tarefas, entre outros.

Fatores pessoais de insegurança

Segundo a Associação Brasileira de Normas Técnicas (ABNT), Norma Brasileira nº 18 (NB 18), as causas dos acidentes são os atos e/ou condições inseguros; no entanto, o acidente sempre ocorre como resultado da soma de atos e de condições inseguras que são oriundos de aspectos denominados fatores pessoais de insegurança. Fator pessoal de insegurança é o nome técnico dado às falhas humanas que, na maioria das vezes, são de ordem fisiológica (deficiências visual e auditiva, epilepsia etc.), psicológica (traços de personalidade, aptidões, inteligência, depressão, excitação, tensão, neurose etc.), social (problemas de relacionamentos pessoais, educação, uso de drogas ilícitas etc.,) ou de formação cultural que alteram o comportamento do trabalhador fazendo com que cometa atos inseguros (Carvalho et al., s.d.).

Outros fatores pessoais de insegurança serão relacionados a seguir.

▶ **Preconceito.** Ideia preconcebida sobre uma determinada coisa sem conhecimento de causa. Ele é aceito como verdade absoluta e quem o adota geralmente não admite prova em contrário. É uma das maiores dificuldades na prevenção dos acidentes e pode manifestar-se em frases como: "faço esta tarefa desta maneira há muitos anos e nunca me aconteceu nada", "o álcool funciona como um estimulante para mim", "esses métodos modernos são muito complicados", "excesso de cautela é covardia" etc.

▶ **Aventura.** Existem pessoas que têm o prazer de se arriscar, que gostam de viver perigosamente. Retiram dispositivos de segurança de máquinas ou retiram equipamentos de proteção individual para se mostrarem corajosos, dirigem em alta velocidade e gostam de quebrar as regras.

▶ **Imprudência.** Falta involuntária de observância de medidas de precaução e segurança. O imprudente muitas vezes arrisca-se para ganhar tempo ou para evitar o esforço de tomar uma determinada precaução.

▶ **Negligência.** Omissão voluntária de cuidados falta ou demora para prevenir ou evitar um dano.

▶ **Imperícia.** Falta de aptidão especial, habilidade ou experiência no exercício de determinada função.

▶ **Distração.** Há pessoas que se distraem facilmente, pensando e fazendo outras coisas ao mesmo tempo, ou não dando a devida atenção à tarefa.

▶ **Repetição.** A monotonia ou a realização de tarefas repetitivas ou automatizadas podem provocar distração ou deslize.

▶ **Indiferentismo.** Atitude do trabalhador caracterizada pela falta de interesse pela prevenção de acidentes.

▶ **Irreflexão.** Há pessoas que desempenham suas atividades sem realizar antes uma reflexão sobre suas consequências.

▶ **Indecisão.** Ficar indeciso na hora de praticar uma determinada ação ou praticá-la tardiamente pode favorecer a ocorrência de um acidente.

▶ **Nervosismo.** Essa condição pode fazer o indivíduo perder o autocontrole e cometer atos inseguros.

▶ **Indisciplina.** O não atendimento às instruções superiores sobre a maneira de executar determinado trabalho.

▶ **Fadiga.** Sensação desagradável de mal-estar, constituindo uma defesa do organismo contra o excesso de trabalho ou a falta de repouso e de sono adequados.

▶ **Confiança excessiva.** O excesso de autoconfiança pode levar à prática de atos inseguros.

▶ **Desinteresse ou falta de aptidão pelo trabalho.** Sabe-se que o elemento humano contribui muito para a concretização dos acidentes do trabalho. A maioria dos acidentes é consequência de falhas do acidentado ou de terceiros. Portanto, é necessário conhecer quais as falhas humanas mais frequentes e também as medidas para preveni-las ou minimizá-las.

Couto (1994) analisa as falhas humanas por meio de seis causas:

- *Falta de capacidade*: o trabalhador não tem o preparo ou a qualificação profissional para realizar determinada tarefa ou desempenhar determinada função
- *Falta de informação*: o trabalhador não tem informação completa ou suficiente para realizar determinada tarefa. É a falha humana mais frequente
- *Falta de aptidão física ou mental*: a falta de seleção ou a seleção errada de pessoas para desempenhar determinados trabalhos pode favorecer a ocorrência de acidentes
- *Motivação incorreta*: o trabalhador tem preparo ou qualificação profissional, tem informações completas ou suficientes, não está passando por qualquer situação especial de estresse, entretanto, realiza a tarefa erradamente. Essa é a segunda causa mais frequente de falha e representa um desafio e um problema de difícil análise para a psicologia
- *Deslizes*: nesse caso, o trabalhador tem informação completa ou suficiente, tem capacidade, tem motivações corretas, mas tem um deslize e não faz a coisa certa
- *Condições ergonômicas inadequadas*: se não forem adequadas, as condições do ambiente podem criar dificuldades e levar o trabalhador a apresentar falhas no seu desempenho.

Análise do acidente pela árvore de causas

A árvore de causas é um instrumento que possibilita avaliar a falha humana de maneira mais fidedigna, estudando mais profundamente a causa do acidente. A seguir, reproduzimos um exemplo de Couto (1994) (Figura 13.1).

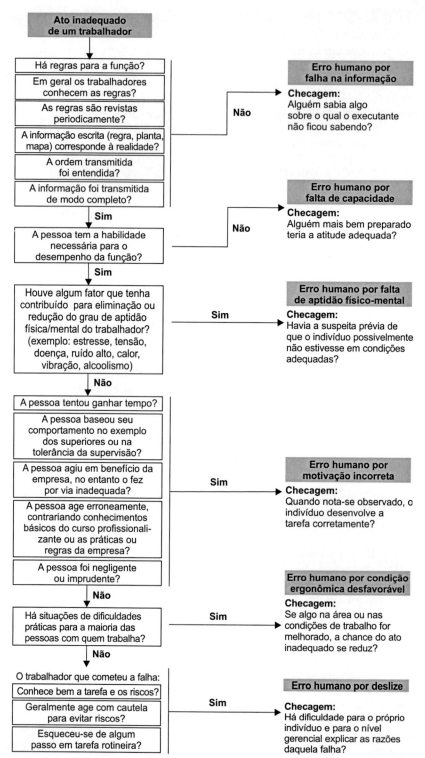

Figura 13.1 Árvore de causas do erro humano. Para a confirmação da causa, a resposta à pergunta de checagem deve ser sempre "sim". Fonte: Couto HA. *Qualidade e excelência: guia prático em higiene, segurança e medicina do trabalho*. Ergo: Belo Horizonte, 1994, pp. 102-3.

Condições inseguras e doenças ocupacionais

A legislação brasileira equipara as doenças ocupacionais ou profissionais, típicas ou atípicas, ao acidente de trabalho para efeito de seguro e reparação do dano segundo o artigo 20 da lei previdenciária de nº 8.213/91, a saber:

> I - Doença profissional, assim entendida, a produzida ou desencadeada pelo exercício do trabalho peculiar a determinada atividade e constante da respectiva relação elaborada pelo Ministério do Trabalho e da Previdência Social
> II - Doença do trabalho, assim entendida a adquirida ou desencadeada em função de condições especiais em que o trabalho é realizado e com ele se relacione diretamente, constante da relação mencionada no inciso I.

A maioria das doenças ocupacionais ou profissionais origina-se de condições inseguras do trabalho: ou porque se permite que o trabalhador respire o ar com porcentagem excessiva de poeiras, fumos, vapores, fumaças ou gases nocivos, por falta de ventilação ou exaustão adequadas; ou por falta de equipamento individual de proteção, como, por exemplo, submeter-se a radiações nocivas sem vestes de proteção, ter contato com materiais capazes de causar dermatoses; ou por trabalhar em condições de pressão além do normal sem cautela na descompressão etc. O certo é que as moléstias derivam, na maioria das vezes, de condições e não de atos inseguros, que não estão, todavia, afastados das moléstias profissionais. As condições insalubres oferecem oportunidade para o aparecimento de doenças, profissionais ou não, debilitam o trabalhador ou encurtam sua vida útil pela agressividade a que ele fica sujeito.

Consequências dos acidentes de trabalho

As consequências dos acidentes do trabalho são inúmeras, extremamente negativas e onerosas. Quando ocorre um acidente no trabalho, todos são afetados negativamente. As perdas envolvem empregadores, empregados e sua família em aspectos psicossociais e econômicos. Contudo, o maior ônus é para o trabalhador acidentado e para sua família, ônus decorrente de mutilação, incapacidade para o trabalho, dor pelos danos físicos e morais, marginalização social, perda do poder aquisitivo, a pobreza e, em última instância, a morte.

▶ **Consequências para os empregadores.** Os gastos necessários para a prevenção de acidentes são altos, assim como são altos os gastos com os acidentes. Porém, o investimento em prevenção, quando bem aplicado, tem retorno compensador.

▶ **Consequências para os empregados.** Quando ocorre um acidente, todos têm prejuízos; ao evitar o acidente, o empregado está ajudando a preservar sua vida e sua integridade física, impedindo problemas de várias ordens para si mesmo e para sua família. Além da dor física, o acidentado pode ficar deficiente, com sequelas, inválido, socialmente marginalizado ou pode até mesmo morrer.

▶ **Consequências psicológicas.** Além do que foi dito anteriormente, existe o impacto emocional provocado em todas as pessoas que têm relação com o trabalhador. Cada vez que ocorre um acidente, há menos disposição e muita insegurança do grupo de trabalhadores, o que pode ocasionar diminuição da produtividade.

▶ **Consequências sociais.** Para a sociedade, as consequências provenientes da perda de um trabalhador são diminuição da produção, aumento do custo de vida e com despesas assistenciais.

Custo do acidente do trabalho

Cada acidente ocorrido ocasiona elevadas despesas para a empresa e para a previdência social. Para a previdência, aumentam-se os gastos com benefícios, tais como a aposentadoria antecipada, auxílios-doença, pensão por morte, auxílio-acidente, reabilitação, readaptação do acidentado, entre outros. As empresas perdem grandes somas monetárias e credibilidade social com os acidentes. A OIT estima que cada trabalhador acidentado custe quatro vezes mais à empresa. Nesse montante, consideram-se:

- Atendimento médico-ambulatorial, transporte, medicamentos
- Valor do salário do acidentado até o 15º dia de afastamento mais encargos sociais
- Contratação de substituto ou necessidade de horas extras
- Custo de treinamento do substituto
- Custo de supervisão do treinado

- Custo de perda de produção desde o acidente até a substituição do funcionário
- Custo administrativo para atender ao acidentado
- Custo de reparo de maquinário
- Perdas de insumos, produtos, necessidade de reposição de material inutilizado, além de outros custos provindos de despesas advocatícias, judiciais, indenizatórias, multas administrativas, perdas de negócios por atrasos de produção, multas ou rescisão de contrato por atraso de produção etc.

▸ Comunicação do acidente do trabalho

A estatística oficial de acidentes de trabalho no Brasil é fornecida pelo Instituto Nacional do Seguro Social (INSS), órgão que recebe informações de acidentes das empresas por meio do formulário de comunicação de acidentes do trabalho (CAT). Desse modo, a CAT torna-se importante instrumento para conhecimento das consequências e da proporção dos acidentes, oficializando-os. No entanto, há distorções nos indicativos dos acidentes pela ausência de registros de acidentes pelas empresas e pela falta de registro dos acidentes de trabalhadores domésticos, autônomos e trabalhadores informais, estes últimos com quantidade estimada pelo Ministério do Trabalho e Emprego em 70% do total de trabalhadores. Por força de dispositivo legal, o acidente de trabalho deve ser comunicado à empresa imediatamente, quando possível pelo acidentado, e a empresa deve, salvo em caso de impossibilidade absoluta, comunicar o acidente ao INSS dentro de 24 h, sob pena de multa, que é aplicada e cobrada pela previdência social. Se o acidente tiver causado a morte do segurado, a empresa deve comunicá-lo também à autoridade policial sobre o local do acidente, no prazo de 24 h, e, havendo impossibilidade absoluta, esse prazo será aumentado pelo tempo que se fizer necessário.

O prazo de 24 h deve ser contado da data em que o empregador tiver conhecimento do acidente, quer pelo acidentado, quer por terceiros.

A comunicação deverá conter informações precisas e minuciosas, inclusive, se for o caso, em relação a registros policiais, qualificação completa do segurado acidentado, tipo de acidente e suas consequências (lesão, morte etc.), local, dia, hora, pontos de referência, se possível, nomes de testemunhas, entre outras informações.

▸ Estatística de acidentes do trabalho

Por força de norma regulamentar – a NR 4, as empresas devem registrar mensalmente todas as ocorrências de acidentes.

A estatística de acidentes ocorridos na empresa geralmente é feita por meio do cálculo de incidência cumulativa, densidade de incidência, coeficiente de mortalidade, coeficiente de letalidade e coeficiente de gravidade. Com a utilização desses dados, podem-se demonstrar o desempenho da empresa com referência aos custos da segurança do trabalho, a efetividade das medidas de segurança e mostrar o que ocorre nos diversos setores da empresa. Esses coeficientes indicam apenas os acidentes com lesões e com perda de tempo, porém todos os acidentes, mesmo aqueles nos quais não há lesão, acarretam perda de tempo.

Abaixo, seguem as fórmulas para o cálculo de acidentes de trabalho (AT) e da eficácia da segurança do trabalho:

Incidência cumulativa:

$$I = \frac{N^o \text{ AT ocorridos}}{N^o \text{ empregados no estudo}}$$

A incidência cumulativa ou acumulada (I) é a estimativa do risco de um indivíduo acidentar-se, na população e no intervalo de tempo estudado.

Densidade de incidência:

$$DI = \frac{N^o \text{ AT ocorridos} \times 100.000}{N^o \text{ horas/homem trabalhadas}}$$

A densidade de incidência (DI) é um indicador mais preciso para medir a ocorrência de acidentes de trabalho, pois leva em conta o número de horas/homem trabalhadas. Horas/homem trabalhadas é o produto do número de homens pelo número de horas trabalhadas por mês. Exemplo: 30 homens trabalhando cada um 200 horas por mês totalizam 6.000 horas/homem.

Coeficiente de mortalidade:

$$CM = \frac{N^{\underline{o}} \text{ de óbitos por AT}}{\text{População trabalhadora exposta (n}^{\underline{o}} \text{ médio)}}$$

O coeficiente de mortalidade (CM) é um indicador do número de acidentes fatais com população e intervalo de tempo determinados.

Letalidade:

$$L = \frac{N^{\underline{o}} \text{ AT fatais} \times 1.000}{N^{\underline{o}} \text{ AT ocorridos}}$$

A letalidade (L) é um indicador que mede a capacidade de os acidentes de trabalho causarem óbito.

Coeficiente de gravidade:

$$CG = \frac{N^{\underline{o}} \text{ dias perdidos por AT} + N^{\underline{o}} \text{ dias debitados} \times 1.000}{N^{\underline{o}} \text{ horas/homem trabalhadas}}$$

O coeficiente de gravidade (CG) possibilita a avaliação da quantidade das perdas pelos acidentes de trabalho em consequência da incapacitação temporária ou permanente das vítimas desses eventos.

Dias debitados não são realmente perdidos, mas devem ser debitados em caso de morte ou incapacidade permanente, total ou parcial.

Os valores para cálculo de dias debitados podem ser consultados no Quadro I da NBR n$^{\underline{o}}$ 14.280 de 2001.

▶ Prevenção de acidentes

Há consenso entre os especialistas sobre a maior parte das doenças e acidentes do trabalho, com grandes perdas econômicas para os países, sobretudo os em desenvolvimento, poder ser evitada por meio da adoção de programas preventivos de saúde e de segurança no trabalho. Conforme mencionado anteriormente, muitos acidentes podem ser evitados se conseguirmos evitar as condições inseguras que os provocam. As medidas para evitá-las visarão preferencialmente aos locais de trabalho, não sendo possível ou conveniente sua adoção o foco passará ao trabalhador. No primeiro caso, encontram-se as medidas coletivas de proteção (ou equipamentos de proteção coletiva – EPC) e, no segundo, as individuais (equipamentos de proteção individual – EPI).

▪ Equipamentos de proteção coletiva

As medidas de proteção coletivas, por meio dos EPC, devem ter prioridade, conforme determina a legislação, uma vez que beneficiam todos os trabalhadores indistintamente. Esses equipamentos devem ser mantidos nas condições que os especialistas em segurança estabeleceram, devendo ser reparados sempre que apresentarem qualquer deficiência. Alguns exemplos de aplicação de EPC são: sistema de exaustão que elimina gases, vapores ou poeiras contaminantes do local de trabalho; enclausuramento de máquina ruidosa para livrar o ambiente do ruído excessivo; cabo de segurança para conter equipamentos suspensos; medidas, já discutidas anteriormente, relativas às instalações, à disposição e à proteção do maquinário, à arrumação, à movimentação de materiais e limpeza, à iluminação, à aeração, à umectação, à temperatura, à prevenção de quedas etc. além de medidas como as de proteção contra incêndio (NR 23) e efeitos perigosos da eletricidade (NR 10) que, apesar de muito importantes, não serão aqui estudados para não nos estendermos demasiadamente na questão. As medidas de proteção coletiva poderão ser mais eficazes na fase de planejamento do edifício, das instalações e dos processos de trabalho, pois todo melhoramento ou alteração posterior já não serão tão eficazes para proteger a saúde dos trabalhadores e serão certamente muito mais dispendiosos.

▪ Equipamentos de proteção individual

A legislação orienta, no art. 165 da Consolidação das Leis do Trabalho (CLT), que, se as medidas gerais e coletivas não oferecerem proteção completa contra riscos de acidentes e agravos à saúde dos empregados, as empresas deverão fornecer, gratuitamente, os equipamentos de proteção individual, tais como óculos, luvas, máscaras, capacete, cintos de segurança, calçados, roupas especiais, cremes protetores da pele, filtros ou bloqueadores solares e outros.

Os EPI constituem uma barreira protetora para o trabalhador. Assim, enquanto os equipamentos coletivos combatem diretamente os riscos procurando diminuí-los ou eliminá-los, os recursos individuais protegem o trabalhador contra os riscos ainda existentes. Os EPI, que em geral exigem do trabalhador um sobre-esforço no desempenho de suas tarefas pelo peso, pela dificuldade respiratória ou pelo desconforto geral, devem ser usados apenas na impossibilidade de adoção de uma medida de ordem geral que resolva o problema.

Com relação ao uso desses equipamentos, podem surgir dificuldades gerais ligadas à sua aquisição e à adequação do trabalhador e/ou resistência do trabalhador ao seu uso. O mau exemplo dado por empregados mais antigos, supervisores ou chefes pode representar outra dificuldade de adesão a esses equipamentos.

Devemos estar prontos para combater a resistência aos EPI. Alguns funcionários alegam a não necessidade ou o desconforto do seu uso. Entretanto, dados estatísticos comprovam sua eficácia, apesar de sabermos que trabalhar livre de qualquer empecilho é muito mais agradável, sobretudo quando não se está acostumado a ele. Porém, equipamentos apropriados são perfeitamente toleráveis depois de adquirido o hábito de seu uso. Outros alegam que são "esquisitos" ou "ridículos"; porém, se a segurança do trabalho estiver devidamente valorizada em sua mente, o trabalhador não terá esse conceito. Trata-se, portanto e sobretudo, de fazer com que o operário esteja psicologicamente preparado para aceitar todo equipamento de prevenção de acidentes e a contribuir ativamente para essa prevenção. Outra dificuldade para o uso dos EPI pode ser o mau exemplo de supervisores ou outros colegas. Sabe-se que a maioria dos trabalhadores procura imitar os superiores hierárquicos e se o supervisor não usa equipamentos, porque se julga com prática de serviço, os seus subordinados farão o mesmo. O supervisor deve dar exemplos positivos, usando todos os equipamentos exigidos para seus subordinados.

Proteção específica

A seguir descrevemos as regiões do corpo mais vulneráveis para os acidentes, os EPI mais usados e os seus respectivos objetivos.

▶ **Proteção da cabeça | Capacetes de segurança, capuzes, redes, bonés rendados e turbantes.** Os capacetes de segurança são confeccionados com material resistente com a finalidade de proteger a cabeça do trabalhador contra choque ou queda de objetos em locais onde haja risco de desmoronamento, na construção civil etc. Os capuzes protegem a cabeça contra substâncias corrosivas, jato de areia, calor etc. e as redes, os bonés rendados e os turbantes protegem os cabelos dos trabalhadores, sobretudo quando são mais longos.

▶ **Proteção dos Olhos | Óculos.** Protetores visuais contra aerodispersoides causticantes e contra agentes físicos como partículas de esmeril, cavacos, estilhaços e radiações. Em regra, há dois tipos de óculos: o primeiro, de simples proteção mecânica; e o segundo para filtração física da luz. Os óculos de segurança com lente de cor escura protegem a vista filtrando os raios ultravioleta e infravermelhos.

Sendo assim, os vidros dos óculos devem ter características de acordo com a finalidade visada. Às vezes, a proteção precisa ser estendida por toda a face, então usam-se viseiras com vidros apropriados. Quando os óculos se destinam à proteção dos olhos contra gases e vapores, é necessário que se adaptem completamente ao rosto do trabalhador, devendo ser usados com a máxima perfeição.

Na área da saúde, a proteção ocular é contra agentes biológicos em cirurgias e diversos outros procedimentos.

▶ **Protetores faciais e máscaras de solda.** Algumas atividades necessitam de proteção mais ampla do que a oferecida pelos óculos; algo que proteja todo o rosto. Nesse caso, os protetores faciais (vários tipos) e as máscaras de solda (vários tipos) devem ser usadas no lugar dos óculos.

▶ **Proteção auditiva.** Existem vários tipos de protetores auditivos para a proteção auditiva contra níveis de pressão sonora superiores ao estabelecido nos Anexos I e II da NR 15, que trata de atividades em ambientes insalubres. São eles: protetores auditivos circum-auriculares, protetores auditivos de inserção e protetores auditivos semiauriculares (ver o Capítulo 12, *Higiene do Trabalho*, com maiores informações sobre este EPI).

▶ **Proteção respiratória.** Os protetores respiratórios têm a finalidade de impedir que poeiras, gases e substâncias nocivas atinjam o organismo do trabalhador por meio das vias respiratórias. Existem três tipos de EPI para proteção específica para o sistema respiratório: respirador purificador de ar (vários tipos), respirador de adução do ar e respirador de fuga.

▶ **Proteção do tronco ou do corpo inteiro.** As roupas devem ser cuidadosamente escolhidas para proteger os trabalhadores contra riscos. O macacão e o avental não só são medidas de higiene como também de proteção contra acidentes. Em geral, são idealizados como modelos simples e com materiais especiais de acordo com as exigências das atividades laborais. A proteção poderá ser para o corpo inteiro, com o uso de macacões de segurança, conjunto de segurança e vestimenta de segurança contra vários agentes químicos, térmicos, abrasivos ou físicos, tais como umidade, choques elétricos e chamas.

São também utilizados os coletes à prova de bala para policiais e seguranças que trabalhem portando arma de fogo para a proteção do tronco contra riscos de origem mecânica.

▶ **Proteção das mãos e braços.** As luvas são os melhores protetores das mãos e braços. As luvas são usadas para manipulação de agentes corrosivos e cáusticos. Para serviços pesados, há luvas reforçadas. Usam-se luvas de borracha especial para proteção contra alta tensão (100.000 volts). Há luvas de couro utilizadas em trabalhos pesados e secos, para proteger contra respingos incandescentes e contra a agressividade do calor, em remoção de peças pesadas para facilitar a retirada da mão se a luva ficar presa. Mangas são indicadas para soldadores e operários que trabalham em pinturas, especialmente as à base de chumbo e zarcão. Quando os membros superiores estão expostos, as luvas de cano longo são necessárias. Também são utilizadas braçadeiras contra agentes cortantes na altura do antebraço ou dedeiras para a proteção dos dedos contra agentes abrasivos ou escoriantes.

Em hospitais, usam-se luvas de látex ou de silicone para manipular objetos contaminados ou para evitar a contaminação de pacientes ou de objetos estéreis.

▶ **Proteção de pés e pernas.** Os calçados comuns de modo geral protegem todo e qualquer trabalhador. Entretanto, muitas vezes, há necessidade de calçados especiais para uma proteção específica. As botas de borracha, couro ou plástico são comumente usadas como medidas protetoras. As meias de segurança para proteção dos pés contra baixas temperaturas, e perneiras e calças de segurança para a proteção das pernas contra vários agentes abrasivos, escoriantes, químicos, térmicos, cortantes, perfurantes e umidade para trabalhos em ambiente com água também são utilizadas.

▶ **Proteção da pele.** São usados cremes protetores de segurança para a proteção da pele, especialmente dos membros superiores, contra agentes químicos, conforme a Portaria SSST nº 26/1994; da mesma maneira são utilizados filtros e bloqueadores solares com vários graus de proteção solar contra raios ultravioleta UVA e UVB e infravermelhos (IV).

▶ **Proteção contra quedas com diferença de nível.** Dispositivo trava-queda de segurança para proteção do usuário e cinturão de segurança para proteção contra risco de quedas em trabalhos em altura (NR 35 | Trabalho em Altura).

▶ Prevenção de falhas humanas

Como abordado anteriormente, a maioria dos acidentes do trabalho ocorre devido às falhas humanas, trazendo grandes prejuízos para a vítima, para os colegas de trabalho, empresa, familiares e a nação. Como orientação geral para prevenção das falhas humanas, devem-se tomar as seguintes medidas:

- Treinamento adequado dos funcionários
- Demonstração do funcionamento de aparelhos e equipamentos novos
- Reciclagem dos funcionários
- Seleção adequada dos funcionários para as diversas funções
- Informações completas sobre como realizar determinadas tarefas
- Fornecimento de informações escritas sobre assuntos mais complexos
- Realização de reuniões periódicas com os funcionários
- Garantia da participação de todos os funcionários em treinamentos, reuniões, orientações etc. com controle por meio de lista de presença
- Checagem da compreensão da informação transmitida
- Utilização de recursos audiovisuais e técnica de demonstração em treinamento para facilitar a comunicação
- Acompanhamento de funcionários novos nos primeiros dias ou até meses de trabalho
- Remanejamento de funcionários descontentes com o setor de atividades
- Substituição de funcionários com algum problema ou dificuldade com as tarefas
- Análise ergonômica do trabalho
- Organização do posto de trabalho
- Controle de fatores e situações estressantes

- Punição como instrumento de formação de atitude
- Atitude exemplar dos chefes supervisores
- Supervisão continuada dos funcionários
- Instalação de alarmes e outros dispositivos para chamar a atenção dos trabalhadores
- Fixação de cartazes com orientações necessárias.

▶ Comissão Interna de Proteção de Acidentes

A Comissão Interna de Prevenção de Acidentes (CIPA) pode ser um meio eficiente para despertar a cooperação dos trabalhadores na prevenção de acidentes.

Criada pelo Decreto-Lei nº 7.036 de 1944, a CIPA tem como objetivo a prevenção de acidentes e doenças decorrentes do trabalho, buscando permanentemente a compatibilidade entre o trabalho e a preservação da vida e a promoção da saúde do trabalhador. Os empregadores com número de funcionários superior a 100 deverão providenciar a organização da CIPA em seus estabelecimentos. Ela é composta de representantes do empregador e dos empregados. Os representantes dos empregadores são por eles indicados e os dos empregados são por estes eleitos em votação secreta. O mandato dos membros eleitos da CIPA é de 1 ano, sendo possível a reeleição. A CIPA tem como atribuição:

- Identificar os riscos do processo de trabalho e elaborar o mapa de riscos, com a participação do maior número de trabalhadores e com assessoria da equipe do Serviço Especializado em Engenharia de Segurança e Medicina do Trabalho (SESMT), se houver
- Elaborar plano com ações preventivas na solução de problemas de segurança e saúde no trabalho
- Participar da implementação e do controle de qualidade das medidas de prevenção necessárias, avaliação das prioridades de ação nos locais de trabalho
- Verificar periodicamente os ambientes e as condições de trabalho visando à identificação de situações que possam trazer riscos para a segurança e a saúde dos trabalhadores.

Por força de determinação da NR 5, a CIPA também deverá realizar, anualmente, a Semana Interna de Prevenção de Acidentes do Trabalho (SIPAT), com a participação da equipe do SESMT. Nessa semana, temas relacionados com os riscos dos processos de trabalho e medidas de prevenção devem ser abordados, conforme os exemplos a seguir.

▶ **Campanha antitabagista.** A portaria interministerial do Ministério da Saúde e Ministério do Trabalho (nº 3.257 de 1988) recomendou que em todos os ambientes de trabalho medidas restritivas ao hábito de fumar sejam adotadas e incumbiu a CIPA de promover campanhas educativas a respeito dos efeitos nocivos do fumo.

Além disso, os membros da CIPA poderão ser parceiros do enfermeiro do trabalho e de demais membros da equipe do SESMT na divulgação, por exemplo, dos programas de saúde, distribuindo panfletos ou cartazes.

▶ **Campanha de prevenção da AIDS.** A Portaria nº 3.195 de 1988, também interministerial, do Ministério da Saúde e Ministério do Trabalho, instituiu a campanha interna de prevenção de AIDS com a finalidade de divulgar conhecimento e estimular a adoção de medidas preventivas. Eles também deverão ser promovidos pela CIPA por meio de palestras, distribuição de folhetos, cartazes etc.

▶ Classificação dos riscos ambientais

A Norma Regulamentadora nº 9 (NR 9) estabelece a obrigatoriedade de elaboração e implantação por parte da empresa do programa de prevenção de riscos ambientais (PPRA). Este é um programa de higiene ocupacional e segurança do trabalho que abrange uma série de providências visando à preservação da saúde dos trabalhadores por meio de reconhecimento, avaliando e controlando riscos que existem ou que venham a existir no ambiente de trabalho. Por ambiente de trabalho entende-se o conjunto de todas as condições de vida no local de trabalho.

Os riscos ou agentes causadores de doenças ocupacionais representam os fatores ou condições existentes no ambiente de trabalho capazes de causar danos à saúde do trabalhador. A NR 5, a Portaria nº 3.214/78 e a Portaria Ministerial nº 25 de 29/12/94 da SSMT classificam os riscos em cinco categorias que correspondem a cinco diferentes cores, conforme Tabela 13.1.

Tabela 13.1 Classificação dos principais riscos ocupacionais em grupo de acordo com sua natureza e a padronização das cores correspondentes.

Grupo 1 | Verde	Grupo 2 | Vermelho	Grupo 3 | Marrom	Grupo 4 | Amarelo	Grupo 5 | Azul
Riscos físicos	Riscos químicos	Riscos biológicos	Riscos ergonômicos	Riscos de acidentes
Ruídos	Poeiras	Vírus	Esforço físico intenso	Arranjo físico inadequado
Vibrações	Fumos	Bactérias	Levantamento e transporte manual de peso	Máquinas e equipamentos sem proteção
Radiações ionizantes	Névoas	Protozoários	Exigência de postura inadequada	Ferramentas inadequadas ou defeituosas
Radiações não ionizantes	Neblinas	Fungos	Controle rígido de produtividade	Iluminação inadequada
Frio	Gases	Parasitas	Imposição de ritmos excessivos	Eletricidade
Calor	Vapores	Bacilos	Trabalhos em turno e noturno	Probabilidade de incêndio ou explosão
Pressões	Substâncias compostas ou produtos químicos em geral	–	Jornadas de trabalho prolongadas	Armazenamento inadequado
Umidade	–	–	Monotonia e repetitividade	Animais peçonhentos
			Outras situações causadoras de estresse físico e/ou psíquico	Outras situações de risco que poderão contribuir para a ocorrência de acidentes

Fonte: Portaria nº 25, de 29/1294 (DOU de 30/12/94, Seção 1 – pp 21.280-21.282) NR 5, CIPA, Portaria nº 3.214/78 (alterada pela Portaria nº 8 de 23/2/1999).

- **Mapeamento dos riscos**

Trata-se de uma metodologia de inspeção nos locais de trabalho que consiste na análise do processo de produção e das condições de trabalho, tornando-se obrigatória pela Portaria nº 5 do Departamento Nacional de Segurança e Saúde no Trabalho – DNSST, de 17/08/92, com alterações na Portaria de nº 25, de 29/12/94, da SSMT. É um instrumento de coleta de informações para fazer o diagnóstico da situação de saúde e segurança do trabalho na empresa. Ele pode ajudar a diminuir a ocorrência de acidentes e doenças do trabalho interessando, portanto, empresários e trabalhadores. O mapeamento dos riscos é composto dos passos que seguem.

▶ **Levantamento e identificação dos riscos.** Dividir a empresa em suas diferentes seções para facilitar a identificação dos riscos. O grupo (formado por cipeiros, trabalhadores e profissionais do SESMT) percorrerá as áreas a serem mapeadas, ouvindo outros trabalhadores acerca das situações de risco.

▶ **Avaliação dos riscos.** Com as informações anotadas, a CIPA deve fazer uma reunião para examinar cada risco identificado na visita em cada seção ou área.

Nessa fase, faz-se a classificação dos perigos existentes conforme o tipo de agente e sua respectiva cor; também é determinado o grau do risco: pequeno, médio ou grande (Tabela 13.2).

▶ **Colocação dos riscos na planta.** Os riscos são caracterizados graficamente por círculos, que podem ser colados ou impressos, nas cores dos

Tabela 13.2 Gravidade dos riscos no ambiente laboral.

Símbolo	Proporção	Tipos de risco
●	4	Grande
●	2	Médio
●	1	Pequeno

agentes. Após avaliação dos riscos ambientais, colocam-se os círculos, nos tamanhos e cores correspondentes aos graus e tipos, respectivamente, na planta baixa ou croqui.

Caso existam, em um mesmo ponto de uma seção, diversos riscos de um só tipo (p. ex., riscos físicos: ruído, vibração e calor), não é preciso colocar um círculo para cada um desses agentes. Basta um círculo com a cor verde, desde que os riscos tenham o mesmo grau de nocividade.

Outra situação é a existência de riscos de tipos diferentes em uma mesma quantidade de risco. Tomemos como exemplo uma planta com três riscos. Nesse caso, faz-se um círculo dividindo-o em três partes iguais, cada parte com sua respectiva cor.

▶ **Fixação do mapa de risco.** O mapa deve ficar em local visível para alertar todos os trabalhadores sobre os riscos de acidentes em cada área marcada com os círculos. A finalidade desse mapa é alertar sobre os riscos e contribuir para eliminá-los, reduzi-los ou controlá-los. Podem ser acrescentados novos círculos, por exemplo, quando se inicia um novo processo, há nova seção na empresa ou são identificados perigos que não foram encontrados anteriormente. Portanto, o mapa é dinâmico. Os círculos mudam de tamanho, surgem ou desaparecem ou surgem conforme a necessidade (Figura 13.2).

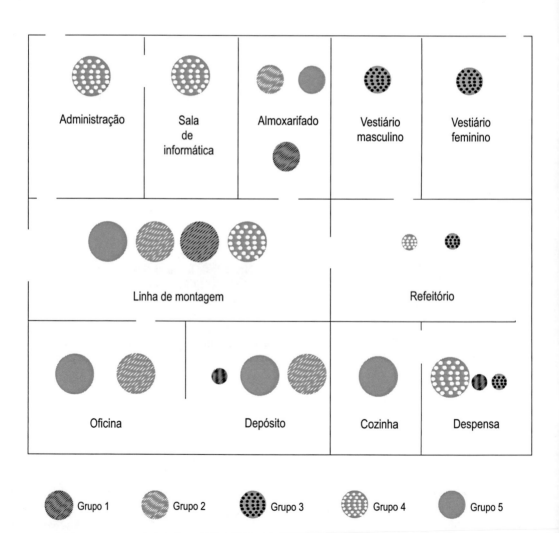

Figura 13.2 Exemplo de mapa de risco com colocação dos círculos na planta baixa da empresa.

▸ Considerações finais

A segurança do trabalho é uma disciplina da área de saúde ocupacional que estuda os meios de segurança aplicados ao trabalhador e ao ambiente de trabalho para a prevenção de acidentes do trabalho, doenças ocupacionais e do trabalho, enfocando as normas regulamentadoras do Ministério do Trabalho e Emprego, a CLT, as recomendações da OIT e a Constituição Federal Brasileira.

Desenvolveu-se este capítulo com a finalidade de proporcionar ao leitor conteúdo específico para o desenvolvimento da avaliação do ambiente e das condições do trabalho e os meios de segurança aplicados ao trabalhador e ao ambiente laboral.

Para finalizar, importante relembrar que as condições de trabalho, as regras de segurança e higiene ocupacional constituem fatores da maior importância para minimizar ou eliminar as possibilidades de ocorrência de problemas de segurança para o trabalhador, assim como para a melhoria de desempenho das empresas.

14 Doenças Relacionadas com o Trabalho

Vera Lúcia Salerno

▶ Introdução

O trabalho é direito garantido ao cidadão pela Constituição brasileira, porém, para trabalhar, o indivíduo necessita estar saudável e manter sua saúde. Não é admissível pela ética ou pela lei que o indivíduo perca sua saúde ou adoeça por trabalhar.

A grande tarefa do profissional da área de saúde ocupacional é zelar pela manutenção da saúde do trabalhador. Aprender a lidar com a saúde do trabalhador é, sobretudo, ter um olhar coletivo sobre a saúde e não sobre as doenças. O estudo das doenças relacionadas com o trabalho tem como base a etiologia dessas doenças, ou seja, dimensionar até que ponto o trabalho interfere ou provoca agravo à saúde. Para isso, a saúde do trabalhador não se ocupa do indivíduo, mas da população ou da coletividade trabalhadora.

Como se pretende definir até que ponto o trabalho contribuiu para o aparecimento de determinada doença, é preciso descartar o individual. A maneira de analisar esta questão é observar o grupo de indivíduos expostos a determinado risco (grupo que será chamado população de risco) e verificar se este grupo que apresenta agravo à saúde específico é diferente de outro grupo não exposto àquele risco. Em outras palavras: será que trabalhar em pé provoca varizes? Todos os que têm varizes têm doença do trabalho? A resposta para esta questão é: depende. Depende de vários fatores, tais como antecedentes familiares (história de varizes nos pais, tios, avós), antecedentes pessoais (sobrepeso/obesidade, gestações, acidentes), tipo de atividade que exerce (se o indivíduo fica muito tempo em pé, parado, se anda um pouco ou anda muito, se sobe e desce escadas, se fica todo o tempo sentado ou se fica sentado parte do tempo, se a cadeira em que se senta comprime a face posterior das coxas etc.), entre outros.

Há estudos publicados em revistas e livros especializados que fazem esse tipo de análise e concluem, para cada caso estudado, até que ponto o trabalho contribuiu para o aparecimento de doenças. A generalização do raciocínio risco/doença deve ser feita de maneira muito cuidadosa, pois nem sempre as condições daquele grupo de trabalhadores estudado são iguais às condições de outro grupo. Para exemplificar: considere dois grupos de trabalhadoras sem antecedentes familiares para varizes. No primeiro grupo, as trabalhadoras são professoras de primeiro grau, têm entre 35 e 44 anos, todas com sobrepeso ou obesidade, todas com dois ou mais filhos. Nesse primeiro grupo, a incidência de varizes é de 20%. O segundo grupo é constituído por trabalhadoras de cozinha industrial, com idade entre 25 e

34 anos, todas solteiras, magras, com incidência de varizes em 15% do grupo. É possível concluir que ser professora provoca mais varizes do que trabalhar em cozinha industrial? Provavelmente não.

Em 1999 o Ministério da Previdência Social (MPS) adotou uma lista de doenças que podem estar relacionadas com o trabalho, levando em consideração exatamente a qualidade e o número de trabalhos científicos publicados, relacionando a frequência de determinada patologia e a atividade profissional exercida. Neste capítulo, serão apresentadas sucintamente as patologias mais comuns relacionadas com o trabalho, para as quais o nexo com o trabalho é relativamente claro. Algumas delas são chamadas de doenças profissionais, pois dependem do trabalho como fator necessário para seu aparecimento. No entanto, convém destacar que algumas dessas patologias têm sido diagnosticadas em número progressivamente menor. Se esse menor número de diagnósticos corresponder a uma verdadeira redução no número de doentes, a conclusão é positiva, pois, como será visto adiante, algumas dessas doenças profissionais são letais. Por outro lado, é possível que essas patologias continuem ocorrendo, mas não estejam sendo identificadas por desconhecimento dos profissionais que cuidam desses trabalhadores.

Neste início de milênio, as doenças relacionadas com o trabalho que têm sido identificadas com maior frequência são aquelas não típicas, ou seja, que não podem ser exclusivamente relacionadas com o trabalho. As tendinites, a insônia e o estresse são exemplos de patologias para as quais o trabalho pode ser fator contributivo, porém raramente exclusivo. A verificação do nexo entre essas patologias e o trabalho exige que se observem o trabalho e o trabalhador e que se leve em consideração a informação epidemiológica, que é a denominação para os dados e análise sobre adoecimento e trabalho, discutidos anteriormente.

Neste capítulo serão apresentadas as patologias do trabalho por aparelhos ou sistemas e por risco, de acordo com o interesse do ponto de vista didático. Grande parte do que será apresentado faz parte da última publicação sobre patologias do trabalho do professor Mendes (2013). (Consulte, também, o *Manual de doenças relacionadas com o trabalho*, do Ministério da Saúde; Organização PanAmericana de Saúde no Brasil, 2001.)

▶ Classificação das doenças do trabalho de acordo com os sistemas e órgãos

• Sistema tegumentar

A pele tem uma área de contato com o meio ambiente muito grande. É, por isso, uma região muito exposta às agressões do trabalho. As patologias do sistema tegumentar relacionadas com o trabalho são chamadas de dermatoses ocupacionais.

Dermatoses ocupacionais

Ali (2009) define dermatose ocupacional como "toda alteração de pele, mucosa e anexos causada, condicionada, mantida ou agravada por tudo aquilo que seja utilizado na atividade profissional ou exista no ambiente de trabalho". O diagnóstico é feito por meio do nexo temporal, ou seja, o trabalhador inicia uma atividade em bom estado de saúde e, a partir de determinado tempo de exposição (que pode variar de poucas horas a anos), passa a apresentar lesões de pele que se relacionam com o trabalho. A queixa típica costuma ser "estou bem, vou trabalhar e pioro, paro de trabalhar e melhoro".

Existem alguns fatores que devem ser levados em consideração ao se identificar uma doença de pele que possa estar relacionada com o trabalho:

- *Localização*: as dermatoses ocupacionais ocorrem por contato, portanto costumam aparecer nas áreas de pele expostas à substância causadora, em geral mãos, antebraços, pés, pernas e abdome. Com a evolução do quadro sem tratamento, essas lesões podem disseminar-se pelo corpo, evoluindo, então, para dermatite de contato
- *Idade*: os jovens, por não estarem com seu sistema de defesa completamente constituído, têm maior risco para as dermatites de contato ocupacionais
- *Sexo*: as dermatites de contato relacionadas com o trabalho provavelmente incidem de maneira semelhante em homens e mulheres; no entanto, as mulheres costumam queixar-se com maior frequência desse tipo de agravo, talvez por observarem melhor a pele

- *Tipo de lesão*: observam-se lesões nos casos de dermatite de contato e sua descrição não auxilia na definição da causa, mas é fundamental para o controle do tratamento. Podem ser apenas manchas vermelhas (eritema), vinhosas, castanhas (que sugerem lesão cronificada); podem ter ou não descamação; podem existir fissuras, pápulas, vesículas, bolhas, crostas.

As dermatoses ocupacionais podem estar relacionadas com diversos tipos de reação do tegumento, mas, frequentemente, devem-se a duas causas principais:
- *Irritação primária*: a lesão por irritação é chamada de irritação primária e aparece devido ao contato com substâncias que retiram o manto lipídico da pele, possibilitando, dessa maneira, o ressecamento da epiderme com descamações e fissuras. Os solventes utilizados na limpeza de peças, com os quais os trabalhadores costumam limpar as mãos (gasolina, querosene), são exemplos dessas substâncias. É comum também o contato com líquidos com pH diferente de 7, ou seja, com substâncias muito ácidas ou muito alcalinas. O exemplo mais comum é o uso de detergentes utilizados na lavagem de louças, que costumam ter pH alcalino e, por isso, podem causar descamação das mãos. Muitas das substâncias de uso industrial e utilizadas na construção civil têm essa característica de alcalinidade ou de acidez: o cimento e a cal; os ácidos utilizados para a limpeza de peças; os produtos de limpeza (em geral com pH alcalino), entre outros. As lesões por irritação primária são chamadas de relativas por serem lesões mais superficiais no tegumento (p. ex., as causadas por detergentes para limpeza), ou de absolutas, por serem lesões profundas ou queimaduras (p. ex., as causadas por ácido sulfúrico) (Ali, 2009)
- *Sensibilização*: a lesão por sensibilização deve-se a uma reação do indivíduo ao contato com determinada substância à qual ele desenvolve alergia. Após algum tempo de contato, que pode variar de semanas a anos, o indivíduo sensibiliza-se, apresentando lesões pruriginosas, inicialmente nas áreas em contato com a substância, podendo depois atingir outras áreas. Qualquer substância pode provocar esse tipo de reação: óleos, tecidos, madeira, borracha, entre outros (Tabela 14.1).

O tipo de lesão não possibilita diferenciar uma reação por irritação primária de uma reação por sensibilização. Em geral, as lesões por irritação aparecem poucos dias após a exposição e as lesões por sensibilização demoram um tempo maior para aparecer. O que possibilita, porém, diferenciar uma de outra é o teste de sensibilidade cutânea, no qual se aplicam sobre pele sã as substâncias suspeitas de causar sensibilização, fazendo-se uma leitura em 48 e em 96 h. Esse teste, chamado de *patch test*, costuma ser aplicado por enfermeiros treinados e tem sido de grande utilidade na identificação de substâncias agressoras ao indivíduo. A Fundacentro costuma oferecer um curso com 20 a 40 h de duração, no primeiro semestre de cada ano, para treinamento na aplicação e leitura do *patch test*.

Vale destacar que o cimento e alguns óleos podem provocar tanto reações por irritação primária relativa (descamação, fissuras) ou abso-

Tabela 14.1 Substâncias de uso mais frequente em locais de trabalho e o tipo de lesão que podem causar.

Substância	Utilizações mais comuns	Lesão
Água	Limpeza	Irritativa
Hipoclorito	Limpeza	Irritativa
Detergente	Limpeza	Irritativa
Solventes	Limpeza de peças, combustível	Irritativa
Cimento	Construção	Irritativa/sensibilização
Borracha	Botas, luvas, meias, fios, cabos, tubos, colas, brinquedos, plásticos, preservativos	Sensibilização
Cromo, níquel	Bijuterias, ligas metálicas, galvanoplastia	Sensibilização
Óleos	Engraxantes, lubrificantes, indústria mecânica	Irritativa/sensibilização

luta (com lesão de continuidade da pele, como queimaduras), quanto reações por sensibilização (com pápulas, vesículas, descamação e fissuras. Na discussão das dermatoses ocupacionais, não podem deixar de ser lembradas as lesões não eczematosas, ou seja, as elaioconioses (foliculite por exposição a óleos e graxas), as discromias (por contato com derivados fenólicos e resinas), as hiperqueratoses (ou calosidades, em áreas da pele sujeitas a atritos), a fitotoxicidade (substâncias que, em contato com a luz solar, desencadeiam lesões como queimaduras, p. ex., limão).

Tumores cutâneos ocupacionais

Os tumores cutâneos ocupacionais são, sem dúvida, muito frequentes, principalmente em razão da exposição aos raios ultravioleta do sol. Como são patologias graves, mas facilmente evitáveis, é importante tratar do assunto com grande atenção, orientando para que o trabalho não seja realizado durante os horários de sol mais agressivo, mas, se não for possível, que o trabalhador esteja protegido com chapéu, roupas de algodão fechadas além de filtros ou bloqueadores solares com graus de proteção adequados contra radiação ultravioleta UVA e UVB e infravermelha (IV) nas áreas expostas.

• Sistema respiratório

Os locais de trabalho estão, cada vez mais, poluídos por diversos elementos, gasosos e sólidos, presentes no ar como gases e microparticulas. Tais substâncias acarretam desde o incômodo respiratório até as patologias graves e mortais, tais como asma ocupacional e pneumoconioses.

Alguns gases encontrados no ambiente de trabalho podem atuar como irritantes, asfixiantes simples ou químicos. Os gases irritantes são substâncias químicas que, em contato com o ar ambiente, assumem a forma gasosa. Têm grande afinidade por água e, ao entrarem em contato com a mucosa respiratória, aderem ao tecido e agridem-no. Exemplos deles são os amoníacos e os produtos clorados utilizados para limpeza.

Os gases asfixiantes simples atuam exclusivamente pela falta do oxigênio, por substituição simples. Um exemplo corriqueiro de gás asfixiante simples é o gás de cozinha (ou butano): gás inodoro ao qual é adicionado artificialmente outro gás com cheiro forte a fim de possibilitar que seja identificado em caso de vazamento e que a pessoa que entra em contato com ele possa procurar oxigênio (abrir portas e janelas). O gás butano não apresenta risco de asfixia em ambientes abertos, pois ele é incapaz de substituir o oxigênio na hemoglobina e, portanto, somente apresenta risco se o nível de oxigênio estiver abaixo do normal (que é cerca de 16% do ar ambiente; porém, é importante ressaltar que este gás é explosivo e inflamável). Na área de saúde do trabalhador, podem ser citados como exemplos de gases asfixiantes simples o acetileno (utilizado em soldas) e o dióxido de carbono (CO_2), resultado da queima de combustíveis.

A maioria dos gases asfixiantes químicos atuam em ambiente com oxigênio, pois é indiferente para a hemoglobina, que tem maior afinidade por eles do que pelo oxigênio. O exemplo mais comum na área de saúde do trabalhador é o monóxido de carbono (CO), resultado da queima incompleta de combustíveis. Nesse caso, além da remoção do trabalhador do ambiente contaminado, é preciso aplicar máscara com 100% de oxigênio na tentativa de dissipar o CO da hemoglobina.

Asma ocupacional

A asma ocupacional é observada em indivíduos predispostos, que têm algum grau de atopia ("alergia"). O diagnóstico é feito a partir da anamnese, na qual o indivíduo relata que passava bem até começar a ter crises de falta de ar e sibilos relacionadas com o ambiente de trabalho. Não é necessário que a substância seja identificada, porém é preciso que, no ambiente de trabalho em questão, exista alguma substância considerada pela literatura como indutora de asma ocupacional. Essas crises costumam melhorar nos finais de semana, feriados prolongados e férias. É o chamado nexo temporal. O diagnóstico definitivo é feito por meio de exame de espirometria. Esse exame mede a capacidade pulmonar do indivíduo, devendo ser correlacionado com o *peak flow*, que reproduz o volume expiratório forçado do primeiro segundo (VEF_1), e deve ser feito ao menos por 15 dias seguidos, 4 vezes/dia, com o trabalhador devidamente orientado, marcando em uma tabela os resultados obtidos. É muito difícil fazer o diagnóstico de asma ocupacional em fumantes, cuja principal causa de broncospasmo será sempre o cigarro. As causas mais comuns de asma nos ambientes de trabalho são o ar frio (normalmente afetam indivíduos com asma prévia), organofosforados, poeira de algodão, tolueno di-isocianato (TDI), poeiras do cedro vermelho

(Europa), proteínas de alto peso molecular (que fazem parte de algumas medicações), fumos de solda, revestimento de formas de fundição, cromo, entre outros.

Pneumoconioses

As pneumoconioses são patologias decorrentes de "acúmulo de poeira nos pulmões e com reação tecidual à sua presença" (definição do BIT, Bureau International du Travail). As pneumoconioses podem ser colagênicas ou não colagênicas, ou seja: a poeira contida nos pulmões pode ou não provocar reação colágena (cicatricial) no tecido pulmonar. As substâncias que causam pneumoconiose não colagênica são, principalmente, o ferro e o estanho.

As pneumoconioses colagênicas são patologias graves e causam a morte, a longo prazo, por insuficiência respiratória. A principal pneumoconiose no Brasil é a silicose, ou seja, a pneumoconiose causada pela sílica, que faz parte de diversos processos industriais, dos quais convém destacar: cerâmicas brancas (louças de mesa e louças sanitárias, isoladores elétricos), jateamento de areia, extração mineral e acabamento de pedras (granitos, mármores). No estado de São Paulo, temos ainda grande incidência dessa patologia, particularmente nas cidades de Jundiaí, Pedreira e Porto Ferreira. As micropartículas de poeira de sílica têm formato semelhante ao de uma pirâmide, com ângulos cortantes. Uma vez aspiradas, provocam reação inflamatória de defesa dos pulmões na tentativa de eliminá-las (da mesma maneira pela qual reagimos a um grão de poeira nos olhos). Ocorre que, devido às suas características físicas, essas partículas, após terem sido envolvidas, abrem espaço pela reação inflamatória e "escapam" para as áreas sãs do pulmão. Nessas áreas sãs, provocam outra reação inflamatória, e assim sucessivamente, de modo que, ao final de alguns anos, uma única partícula terá sido responsável pela formação de várias reações inflamatórias com a consequente reação cicatricial. Dependendo do tempo de exposição, da quantidade e de certas características físicas da partícula, essa alteração tecidual acaba levando à insuficiência pulmonar a longo prazo. O diagnóstico é feito a partir da anamnese e do exame radiológico, que mostra desde pequenas opacidades circulares até opacidades maiores, semelhantes a um tumor. O prognóstico é negativo, com evolução para óbito. A Tabela 14.2 mostra esse e outros tipos de pneumoconiose.

Tabela 14.2 Classificação das pneumoconioses segundo o agente causador e a reação tecidual que ele provoca.

Pneumoconiose	Agente causador	Reação tecidual
Asbestose	Asbesto ou amianto	Colagênica
Mineradores de carvão	Carvão	Colagênica
Aluminose	Alumínio	Colagênica
Mista	Alumínio e sílica	Colagênica
Estanhose	Estanho	Não colagênica
Siderose	Ferro	Não colagênica

Câncer de pulmão

As substâncias em suspensão no ambiente de trabalho são inaladas e muitas delas são carcinogênicas, podendo causar, também a longo prazo, em cerca de duas ou três décadas, câncer no pulmão. As substâncias reconhecidas como causadoras de câncer no pulmão, consideradas classe A1 pela IARC (Agência Internacional para Pesquisa sobre o Câncer, da Organização Mundial da Saúde), são as seguintes: arsênico, asbesto, éter bisclorometílico, cromo hexavalente, níquel e seus compostos, aromáticos policíclicos, cloreto de vinila e radônio.

• Sistema nervoso e órgãos dos sentidos

Muitos riscos presentes no ambiente de trabalho são lesivos ao sistema nervoso, tanto central quanto periférico. A seguir, serão destacados os riscos mais frequentes que podem afetar o sistema nervoso. Esses riscos são, particularmente, químicos e físicos. Com relação ao risco químico, destacam-se os solventes e os metais. Os solventes são substâncias muito utilizadas no ambiente de trabalho, presentes cada vez mais no nosso dia a dia. Os solventes pertencem à categoria dos compostos orgânicos, entre os quais se destacam os alcoóis, os glicóis, os hidrocarbonetos aromáticos e as cetonas. Os hidrocarbonetos aromáticos são substâncias que têm em sua composição um ou mais núcleos benzênicos. O núcleo benzênico é formado por uma cadeia fechada de seis átomos de carbono e seis de hidrogênio. O benzeno é o principal representante dos hidrocarbonetos aromáticos. Ele foi amplamente utilizado por ser de baixo custo e ter características químico-físicas adequadas ao uso industrial. Porém, é uma substância comprovadamente cancerígena para o ser humano (pode causar aplasia de medula) e seu uso é proibido no Brasil desde 1995. A acetona, que era utilizada para retirar esmalte das unhas, é também utilizada na destilação de cocaína. Sua venda em farmácias foi, por isso, proibida e seu uso industrial depende de autorização da Polícia Federal. A mesma situação acontece com o MEK, ou metiletilcetona, que, apesar de ser um solvente que pode ser utilizado com certa segurança para a saúde dos trabalhadores e que é relativamente barato, tem sido, na prática, substituído por outros solventes, eventualmente mais lesivos à saúde do trabalhador, devido à dificuldade burocrática em ser conseguido.

Os solventes são utilizados em diversos setores de atividade relacionados com o trabalho, tais como o comércio de combustíveis (gasolina, álcool, óleo diesel), os solventes utilizados em limpeza (querosene), os solventes utilizados na indústria de tintas e vernizes (tolueno, xileno), na indústria da borracha, colas e cosméticos. A partir da proibição do uso do benzeno no Brasil, aumentou o uso dos chamados solventes halogenados, que são hidrocarbonetos com um ou mais átomos de cloro (ou bromo) em sua composição. Os mais comuns são o tricloroetileno e o tetracloroetileno (também chamado "percloro").

Todos os solventes, quando inalados em grande quantidade, levam a um estado de embriaguez, ou seja, o indivíduo tem tonturas, cefaleia, pode perder a consciência, entrar em coma e chegar a óbito caso permaneça exposto a eles. Esse efeito ocorre devido à ação dos solventes no sistema nervoso central. Além do efeito agudo, os solventes podem, a médio ou longo prazo, causar danos irreversíveis aos sistemas nervosos central e periférico, tais como paralisias e surdez.

Os metais são utilizados em diversos processos primários e industriais, entre os quais destacam-se a fabricação de baterias (chumbo, cádmio), o trabalho em fundições (ligas metálicas com chumbo, arsênico, manganês, ferro), o garimpo (mercúrio), a fabricação de lâmpadas frias (mercúrio e berílio), o trabalho odontológico (obturações de dentes com amálgama em cuja composição entra mercúrio), entre outros. Os metais têm afinidade pelo sistema nervoso e costumam causar lesões irreversíveis, com quadros de encefalopatia tóxica crônica (demência, alterações piramidais, extrapiramidais e cerebelares).

A surdez no mundo do trabalho pode aparecer devido à exposição a determinados solventes, mas o grande responsável pela perda de audição em trabalhadores é o ruído.* A perda auditiva induzida por ruído (PAIR) é uma das patologias relacionadas com o trabalho que tem prevalência em nosso meio. Acomete diferentes categorias de trabalhadores, tais como caldeireiros, carpinteiros, serralheiros, trabalhadores de britagem de pedras, motoristas de ônibus e caminhões de determinados modelos. O ruído é uma onda (risco físico) que lesa a estrutura neurossensorial da audição, a cóclea. A exposição continuada a altos níveis de ruído pode lesar os órgãos sensoriais da orelha interna e acarretar redução permanente e irreversível da sensibilidade auditiva. O risco de lesão aumenta com o nível sonoro e com a duração da exposição. No Brasil a exposição máxima permitida é de até 85 decibels, equivalente ao ruído de um motor de automóvel, em oito horas de trabalho. O tempo de exposição aos ruídos não deve exceder os limites de tolerância fixados na NR 15 – Atividades e Operações Insalubres (Tabela 14.3).

A PAIR é uma doença irreversível, que costuma demorar anos para se instalar. O diagnóstico é feito mediante a história ocupacional de exposição ao ruído e o exame audiométrico. O exame audiométrico é aplicado por profissionais treinados e autorizados e deve ser feito pelo menos uma vez por ano nos trabalhadores expostos. O ruído lesa de maneira característica as células do órgão de Corti (que ficam dentro da cóclea) especializadas na audição em torno de 4.000 Hertz (Hz). O traçado da audiometria mostra um desenho típico denominado entalhe acústico, formando um "V", ou seja, uma perda da audição em 3.000, 4.000 ou 6.000 Hz e, nos casos iniciais, a manutenção da audição normal para as outras frequências. O ideal é manter os trabalhadores afastados de fontes que emitam alto nível de ruído, mas, se isso não for possí-

---

*Existem alguns bons livros sobre esse assunto, entre os quais destacamos o capítulo pertinente ao ruído de *Isto é trabalho de gente?* (Buschinelli, Rocha e Rigotto, 1994).

vel, deve-se fazer o diagnóstico o mais precocemente possível, haja vista tratar-se de patologia irreversível e que, em casos avançados, pode dificultar o relacionamento social (por surdez) e, consequentemente, causar depressão. O INSS tem uma norma técnica (MPS, 1997) que define, do ponto de vista da previdência social, o que é PAIR e quais são os direitos previdenciários dos trabalhadores por ela acometidos. Na verdade, esses direitos são quase inexistentes porque, do ponto de vista do órgão segurador, o INSS, a PAIR não impede o indivíduo de trabalhar e, assim, não há necessidade de afastamento do trabalho.

Tabela 14.3 Limites de tolerância para ruído contínuo ou intermitente.

Nível de ruído (dB – A)	Máxima exposição diária permitida (horas ou minutos)
85	8 h
86	7 h
87	6 h
88	5 h
89	4 h 30 min
90	4 h
91	3 h 30 min
92	3 h
93	2 h 40 min
94	2 h 15 min
95	2 h
96	1 h 45 min
98	1 h 15 min
100	1 h
102	45 min
104	35 min
105	30 min
106	25 min
108	20 min
110	15 min
112	10 min
114	8 min
115	7 min

Fonte: Anexo I da NR 15 – Atividades e Operações Insalubres.

Sistema digestório

O órgão do sistema digestório mais acometido devido à exposição ocupacional é o fígado. O fígado é o grande responsável pela metabolização de substâncias estranhas ao organismo humano e, nesse processo, pode entrar em sofrimento ou mesmo em falência. É que os solventes têm afinidade por tecido gorduroso e depositam-se nos órgãos ricos em gordura, como o sistema nervoso, a medula óssea e o fígado (por isso, ocorrem as lesões de sistema nervoso e a aplasia de medula, provocadas pelo benzeno). Além disso, são levados ao fígado pela corrente sanguínea na tentativa de ser metabolizados para, posteriormente, poderem ser eliminados pelas fezes, urina ou suor. É nesse momento que se faz necessário o raciocínio para o qual se chamou a atenção no início deste capítulo: todas as pessoas são expostas aos vapores de alguns solventes, sejam trabalhadores ou não. Mas qual é o esforço que o fígado de um pintor que utiliza *thinner* para diluir a tinta faz ao metabolizá-lo e qual é o esforço que o fígado de um estudante faz para realizar o mesmo processo, considerando que o pintor entra em contato com o solvente todos os dias, o dia inteiro, e o estudante só eventualmente? Fica claro que a chance de o pintor desenvolver alguma alteração hepática é muito maior. Essas alterações variam desde a esteatose até o câncer. Alguns solventes, particularmente os clorados, podem causar insuficiência hepática. Mais uma vez, o que vale é a prevenção: como são doenças irreversíveis, é fundamental o diagnóstico precoce para que se possa afastar o trabalhador da exposição. A lei prevê que sejam realizados determinados exames laboratoriais para cada exposição específica a solventes. O Ministério do Trabalho e Emprego elabora e atualiza regularmente as normas regulamentadoras (NR). A NR 7, Programa de Controle Médico de Saúde Ocupacional (PCMSO) tem uma lista dos agentes químicos mais comuns e seus respectivos indicadores biológicos de exposição.

Tais exames devem ser feitos por comparação em um mesmo indivíduo, ou seja, deve-se coletar o material no início da jornada de trabalho e no final dela para verificar se durante a exposição houve ou não aumento dos metabólitos. Também é relevante solicitar regularmente provas de função hepática, como, por exemplo, transaminases, tempo e atividade de protrombina.

- ## Sistema urinário

Os solventes e, principalmente, os metais podem provocar nefropatia tóxica. No caso dos metais, essa situação pode ocorrer de modo semelhante ao que ocorre no fígado em relação à eliminação: por serem pesados fisicamente, os metais depositam-se nos túbulos e glomérulos e progressivamente causam dano ao órgão, podendo causar insuficiência renal; é o caso do chumbo, do arsênico e do mercúrio.

As aminas aromáticas, categoria química na qual de destacam as anilinas utilizadas como pigmentos, são consideradas causadoras de câncer de bexiga. Nos casos de exposição a substâncias químicas carcinogênicas, deve-se evitar a exposição do trabalhador, ou seja, organizar o processo de trabalho em sistema fechado, evitando sua exposição. Os trabalhadores com risco de exposição devem ser avisados dos riscos por meio de processos educativos eficientes e supervisionados pela equipe de saúde.

- ## Sistema musculoesquelético

As alterações relacionadas com o trabalho que podem afetar o sistema musculoesquelético são, principalmente, as lombalgias e as lesões por esforços repetitivos (LER) ou distúrbios osteomusculares relacionados com o trabalho (DORT).

Lombalgias

As lombalgias podem ocorrer em virtude de um esforço físico agudo (ao levantar um peso, o trabalhador sente dor aguda na coluna lombar), e, nesse caso, a patologia não é caracterizada, mas sim o acidente de trabalho; ou podem ser consequência de trabalho com esforço ou em posição inadequada por longo tempo. É o caso do que ocorre com pedreiros, jardineiros, cortadores de cana, carregadores, soldadores, ou seja, qualquer trabalhador que faça esforço ou que fique em posições antiergonômicas.

A dor da coluna lombar pode ocorrer basicamente por dois motivos diferentes: o mais comum é a dor por contratura da musculatura paravertebral, decorrente de esforço repetido ou mau jeito. Costuma ser alteração benigna, com boa evolução, independentemente do tratamento. A outra causa é a dor por compressão radicular, em geral associada ao aumento de pressão ou degeneração do disco intervertebral, na qual, além de dor nas costas propriamente dita, o trabalhador pode ter também dor irradiada para nádegas, coxas, pernas e pés (ciatalgia). Nesse caso, há risco também para os trabalhadores que realizam atividades sedentárias ou que permanecem sentados por muito tempo, pois é nessa posição que acontece uma das maiores pressões no disco intervertebral.

A solução para esse tipo de alteração é dada por duas providências diferentes: em primeiro lugar, o entendimento de que o ser humano não deve ser utilizado como carregador de carga: atualmente, existem máquinas para isto; em segundo lugar, o indivíduo não deve permanecer muito tempo na mesma posição, ainda que confortavelmente sentado. Há necessidade de se estimular a atividade física dos trabalhadores sedentários, tanto durante o trabalho quanto fora dele. Mais uma vez, a saída aponta para ações educativas (ver Capítulo 8, *Ergonomia*, e Capítulo 16, *Ginástica Laboral*).

LER ou DORT*

As lesões por esforços repetitivos (LER), distúrbios osteomusculares relacionados com o trabalho (DORT) ou, conforme alguns preferem, afecções musculoesqueléticas relacionadas com o trabalho (AMERT) têm sido a principal causa de afastamento do trabalho nos trabalhadores previdenciários. Por esse motivo, dedicamos a essa síndrome um capítulo à parte (*Capítulo 15*). O Instituto Nacional de Seguro Social (INSS) tem uma norma técnica que trata do assunto, cuja primeira parte é didática e deve ser lida por quem estiver interessado (MPS, 1998).

▶ Trabalho em turno

O homem é um animal de hábitos diurnos. Esses hábitos podem variar. Assim, alguns seres humanos acordam espontaneamente às seis horas da manhã e outros às doze horas. Estes últimos terão maior facilidade em permanecer acordados até o início da madrugada, mas todos sentirão necessidade de dormir à noite. Essa situação é determinada pelo chamado ritmo

---

*Outra leitura recomendada é o manual *Dor relacionada com o trabalho: lesões por esforços repetitivos (LER) e distúrbios osteomusculares relacionados com o trabalho (DORT)*, do Ministério da Saúde, 2012.

circadiano, que é um sistema controlado pela glândula pineal, que recebe iluminação indireta dos olhos durante o dia e determina, por meio de processo hormonal, o funcionamento do hipotálamo, da hipófise e, portanto, de todo o sistema neuroendócrino.

O trabalho em turno que envolva trabalho noturno interfere nesse sistema de regulação e costuma causar distúrbios no funcionamento dos processos digestório, reprodutor, endocrinológico de produção de catecolaminas e, principalmente, do sono. Os indivíduos que trabalham à noite costumam ter dificuldade para dormir e para acordar, fazer uso abusivo de álcool ou de barbitúricos, ficar agressivos ou irritadiços e dessa maneira ter prejuízo em sua vida familiar e social.

Diagnóstico relativamente fácil de ser feito, mas de difícil solução, uma vez que, cada vez mais frequentemente, existem processos produtivos ininterruptos e funcionamento de serviços noturnos (limpeza, lavanderia, segurança, comunicações, comércio etc.).

▶ Trabalho em contato com pesticidas*

Os pesticidas, também chamados de agrotóxicos ou de aditivos agrícolas, pertencem a diversas categorias químicas cujo detalhamento não é proposto neste capítulo. Eles são utilizados na lavoura para evitar ou resolver problemas de ataques por fungos, insetos e ácaros, mas contaminam os alimentos que são colocados no mercado, contaminando, consequentemente, qualquer indivíduo que os tenha ingerido. Mais uma vez, interessa o raciocínio epidemiológico: o risco de contaminação é duplo, para os trabalhadores que têm contato com pesticidas durante o trabalho e para os cidadãos consumidores dos alimentos produzidos por estes trabalhadores. Além da lavoura, os pesticidas também são utilizados como conservantes de alimentos, principalmente grãos (arroz, trigo, milho, soja, girassol). Os principais pesticidas constam na Tabela 14.4.

Os organoclorados e os fungicidas mercuriais são de uso proibido no mundo, por causarem dano irreversível à natureza e ao ser humano.

---

* O capítulo sobre pesticidas do livro *Isto é trabalho de gente?* é leitura interessante que aprofunda este assunto.

Tabela 14.4 Pesticidas de uso mais comum e principais alterações no ser humano.

Pesticida	Tipo de alteração	Tratamento
Organofosforado	Sistema enzimático: inibição de acetilcolinesterase	Banho, atropina
Piretroides	Sistema imunológico	Anti-histamínicos
Carbamatos	Sistema enzimático: inibição de acetilcolinesterase	Banho, atropina

▶ Veias varicosas
Geraldo Mota de Carvalho

▪ Conceito e classificação

Conhecidas desde tempos remotos, as veias varicosas, ou varizes, são veias dilatadas, tortuosas, com alteração de suas paredes, válvulas e funções. Chamam-se microvarizes as pequenas dilatações varicosas que aparecem intradermicamente, podendo ser pouco numerosas ou abundantes, apresentando-se isoladamente ou em conjunto com varizes maiores. Chamam-se telangiectasias os capilares ou vênulas intradérmicas dilatadas de coloração azulada ou avermelhada. São mais frequentes em mulheres e mais importantes pelas alterações estéticas do que funcionais. Localizam-se frequentemente nas coxas e geralmente são assintomáticas, podendo ser esclerosadas com glicose hipertônica.

As varizes podem ser de dois tipos: primárias e secundárias. As primárias são também conhecidas como idiopáticas ou essenciais. Sua causa não é perfeitamente estabelecida. Já as secundárias decorrem de hipertensão venosa após trombose profunda ou fístula arteriovenosa congênita ou adquirida.

▪ Incidência

As varizes de membros inferiores são as afecções vasculares mais frequentes dos membros inferiores, acometendo aproximadamente 20 a 30% da população mundial, sendo sua sintomatologia a causa de afastamento do trabalho. As veias dos membros inferiores são mais afetadas devido ao efeito da gravidade. Dos adultos que desenvolvem veias varicosas, 15% têm antecedentes familiares. São mais comuns nas mulheres do que nos homens, em uma proporção de 5 para 1 (Kontos, 2009). Em 75% dos casos, ocorrem antes dos 30 anos de idade. No exame físico admissional, os candidatos incapazes são reprovados ou encaminhados para tratamento antes da admissão para evitar que essa afecção contribua ao absenteísmo.

• Fatores predisponentes

Há um considerável esforço do organismo para fazer retornar o sangue dos membros inferiores para o coração. Essa tarefa é realizada pelas veias com auxílio de suas válvulas, estruturas delicadas, porém bastante resistentes. As válvulas direcionam o fluxo para cima ao se fecharem após a passagem do sangue. Outros dois importantes mecanismos envolvidos no retorno venoso são a bomba plantar, que bombeia o sangue a cada passo dado, e a bomba muscular da panturrilha, que, pela contração muscular, impulsiona o sangue para cima. Depreende-se daí a importância do movimento e do caminhar.

Caso as válvulas venosas falhem, o sangue reflui, causando dilatação venosa nas pernas e nos pés. Esse processo fisiopatológico é desencadeado, sobretudo, por alguns fatores, tais como:

- *Hereditariedade*: a hereditariedade com malformação congênita das veias e/ou de outros tecidos mesodérmicos é o fator mais importante
- *Idade*: com o envelhecimento há perda de tônus da parede e das válvulas das veias
- *Profissão*: os indivíduos cuja profissão exige longa permanência na posição ereta, como professores, enfermeiros, auxiliares e técnicos de enfermagem, dentistas, cirurgiões, seguranças, cabeleireiros, barbeiros, vendedores etc. e os que utilizam constantemente a prensa abdominal, como estivadores, trabalhadores braçais, levantadores de peso
- *Gestação*: o aumento do volume do útero no segundo trimestre da gestação pode causar compressão do sistema venoso pélvico, dificultando o retorno sanguíneo dos membros inferiores para o coração, tornando suas veias varicosas. Além disso, o fator hormonal representado pela progesterona age, produzindo relaxamento da musculatura lisa da parede das veias, podendo torná-las varicosas
- *Peso*: representado pelo peso acima do normal. Quanto maior a massa corporal, maior será o volume de sangue que deverá circular nas veias para irrigar os tecidos. Isso faz aumentar a pressão sanguínea, possibilitando a dilatação das veias.

• Sintomatologia

A maioria dos pacientes é assintomática. A dor, quando presente, é difusa, do tipo fadiga e cansaço, especialmente após ficar muito tempo em pé ou após exercício.

Há calor local e, nas mulheres, os sintomas podem piorar no período pré e transmenstrual, no período gestacional e com uso de anticoncepcionais hormonais.

Eventualmente as varizes podem causar edema localizado, cãibras noturnas, queimação, prurido, ulceração e graves complicações como a tromboflebite e a flebotrombose.

Importante atentar também para a assimetria dos membros inferiores. Quando um dos membros está mais edemaciado, principalmente na perna, é sugestiva a sequela de trombose venosa profunda aguda (TVPA).

• Diagnóstico

O diagnóstico é feito pela inspeção clínica com o paciente em pé para que as veias estejam distendidas ao máximo. As varizes podem aparecer nos ramos da safena interna ou da safena externa. Na forma familial, as lesões são bilaterais, enquanto as flebites agudas podem causar lesões unilaterais. Quando há insuficiência venosa por longo tempo, a pele perto do tornozelo apresenta coloração castanha, devido à deposição férrica, torna-se atrófica e ulcera. A úlcera é a complicação mais grave dessa doença.

• Estágios da doença

As varizes podem ser classificadas em três estágios:

- *1º estágio*: as veias estão um pouco dilatadas e são visíveis sob a pele, mas não há sintomas
- *2º estágio*: nesse estágio começam a surgir sintomas como ardência nas veias, sensação de peso e cansaço nas pernas que geralmente piora no final do dia. Pode ocorrer tromboflebite
- *3º estágio*: caracteriza-se por edema na região maleolar devido à grande pressão interna no vaso pela dificuldade de absorção de líquidos dos tecidos que o cercam. O edema prejudica

a oxigenação da pele, que poderá apresentar manchas escuras, ficando mais frágil, mais fina, desidratada, com descamação e prurido
- *4º estágio*: nesse estágio o quadro é ainda pior do que o anterior e podem ocorrer úlceras, geralmente na região maleolar ou próximo dela.

Conduta médica e de enfermagem

A conduta ideal será estabelecida conforme o caso. Para varizes e microvarizes já instaladas, a cirurgia é o tratamento ideal. Ela compreende uma safenectomia interna e externa e, se necessário, ressecção das veias colaterais dilatadas e ligadura das veias perfurantes-comunicantes após boa avaliação do sistema profundo por meio de flebografia. No ato cirúrgico, sob anestesia raquidiana ou peridural, o médico faz uma pequena incisão, pinça e retira a veia afetada, que já perdeu sua função no sistema circulatório. Geralmente é necessário que o paciente fique em repouso absoluto por cerca de 24 h após a cirurgia e em repouso relativo nas 2 semanas seguintes. Nesse caso, podem ser prescritos medicamentos flebotônicos que fortaleçam a parede das veias e ajudem a evitar os sintomas do segundo estágio das varizes.

Há também algumas sugestões que podem minimizar os sintomas ou evitar seu agravo:

- É recomendável o uso constante de meias elásticas; elas podem evitar que as varizes se agravem. Elas podem ser de suave, média e forte compressão. As de suave compressão são indicadas nos estágios iniciais e as de compressão média e forte para estágios mais adiantados da doença
- A elevação dos membros inferiores favorece o retorno venoso para o coração. O ideal é permanecer nessa posição por uma hora depois do almoço e no final da tarde. Na hora de dormir, apoie as pernas sobre dois travesseiros
- Outra medida profilática é evitar o uso de roupas ou cintas apertadas, levantar excesso de peso ou permanecer longos períodos em pé ou sentado. Deve-se evitar ficar em pé por mais de uma hora
- Para quem fica muito tempo sentado, é importante deambular periodicamente ou movimentar os pés para baixo e para cima para facilitar o retorno venoso ao coração
- Evitar, também, o uso de sapato com salto maior que 5 cm
- Realizar exercícios físicos, especialmente os que favoreçam o retorno venoso, como elevação e giro das pernas e pés e estimular a musculatura da panturrilha, denominada de coração periférico, por meio da elevação dos calcanhares mantendo a ponta dos pés no chão. Natação e caminhadas diárias de no mínimo 30 min também poderão ser úteis para aqueles que são predispostos a veias varicosas
- Por fim, estimula-se o controle do peso ponderal.

15 Lesões por Esforços Repetitivos ou Distúrbios Osteomusculares Relacionados com o Trabalho

Rosana Pires Russo Bianco

▶ Introdução

A revolução tecnológica iniciada no século 19 deu origem a mudanças socioeconômicas e políticas que repercutiram profundamente no plano individual. O homem aprendeu a dominar e recriar novos meios de energia, multiplicando suas possibilidades evolutivas e desenvolvendo novos sistemas econômicos e de produção. O sistema de produção atual, direcionado para obtenção de maior produtividade, insere o ser humano em um esquema de automatização e especialização.

Os indivíduos que trabalham com linha de montagem ou em serviços de processamento de dados executam movimentos repetitivos e/ou forçados, muitas vezes no ritmo imposto pela própria velocidade da máquina, em postura inadequada e por longas e contínuas jornadas de trabalho, com sobrecargas e, frequentemente, têm distúrbios neuromusculotendinosos ou lesões por esforços repetitivos.

Cerca de 200 anos antes da revolução industrial, o médico italiano Ramazzini já fazia referência a esta afecção quando menciona "aqueles que levam vida sedentária e por isso são chamados de artesãos de cadeira, como os sapateiros, alfaiates e os notários, sofrem de doenças especiais decorrentes de posições viciosas e da falta de exercícios."

A partir desse dado, acumulam-se evidências indiscutíveis de que "o exercício de qualquer atividade profissional sem preparo psíquico-emocional adequado e sem condições físicas apropriadas para a função exercida expõe o trabalhador a distúrbios osteomusculares" (Nicoletti, 1994).

Numerosos estudos durante os últimos 100 anos mostram que as tendinites são a maior causa de sofrimentos e de indenizações trabalhistas. Dados epidemiológicos revelam que "o risco de tendinite em mãos e punhos nas pessoas que executam tarefas extremamente repetitivas e forçadas é 29 vezes maior do que em pessoas que executam tarefas sem tais sobrecargas" (Armstrong, 1987).

▶ Definição

As lesões por esforços repetitivos (LER), ou doenças osteomusculares relacionadas com o trabalho (DORT) são definidas como conjunto de doenças do trabalho que acometem tendões, sinóvias, músculos, nervos, fáscias e ligamentos, de maneira isolada ou associada, com ou sem degeneração de tecidos, atingindo não somente os membros superiores, mas principalmente a região escapular e o pescoço. Entre os mais importantes fatores no desenvolvimento da patologia, observam-se:

- Prolongada posição de segmentos corporais em tensão estática
- Manutenção de postura inadequada ao executar as tarefas

- Pressão desencadeada pelo processo de produção
- Uso inadequado de ferramental
- Pausas inadequadas e horas extras de trabalho.

Inúmeros relatos também relacionam lesões em membros superiores com esforços continuados e repetitivos empregados em uma série de tarefas executadas nas indústrias de alimentação, montagens de aparelhos eletroeletrônicos, automóveis, empresas de serviços controlados por terminais computadorizados, como bancos, entre outros. Essas doenças são a maior fonte, que não se pode controlar, de incapacidade na indústria e no comércio e têm consequências sociais e econômicas consideráveis.

O custo total do tratamento e do afastamento em casos agudos de LER sem complicações é estimado em US$ 500 e, se houver tratamento cirúrgico, em US$ 24.148. Ocorrendo incapacidade funcional crônica, o custo eleva-se para US$ 80 mil a 100 mil (Yeng, Teixeira, Barbosa, 1998).

Segundo estudos da Fundacentro (1991), 1 em cada 3 acidentes do trabalho acomete as mãos, e representa 25% das jornadas perdidas de trabalho; e 1 em cada 10 acidentes que afetam a mão conduz à invalidez parcial, representando 1/3 das indenizações por invalidez. Isso gera imenso prejuízo ao país, pois há diminuição da produtividade, mas continuidade de pagamento mensal de salários a partir do 160º dia de inatividade por incapacidade total temporária, há gastos com exames complementares, medicamentos e outros.

Dos indivíduos com LER, a maioria apresenta manifestações indeterminadas de dor regional ou difusa, e apenas uma pequena parcela dos casos apresenta alguma evidência histopatológica de "lesão tecidual". Os termos "esforço" e "repetitivo" pressupõem que uma possível lesão foi causada por forças mecânicas repetitivas aplicadas aos tecidos. Entretanto, não existe uma base convincente para afirmar que os fatores mecânicos componham a causa primária dos quadros dolorosos e evidenciados, nem há informações suficientes a respeito da frequência, duração, velocidade, magnitude, ou de outras características dessas supostas forças, que comprovem sua nocividade.

De acordo com o Código Internacional de Doenças (CID-10, 2006), a doença ocupacional *lesões por esforços repetitivos* (LER) é codificada como M00-M99, pela revisão de 2006, no capítulo XIII como doenças do sistema osteomuscular e do tecido conjuntivo.

Para a maior parte dos casos, o termo LER contraria os princípios básicos de taxonomia, a ciência das classificações, pois existem situações nas quais não existem alterações morfológicas, bioquímicas ou eletrofisiológicas detectáveis. Sendo assim, o diagnóstico realizado com base em achados e em causalidade não foi estabelecido (Fergurson, 1984).

Alguns profissionais de saúde parecem acreditar que os pacientes estejam simulando a doença para obter ganhos secundários. Para os empresários, até pouco tempo, as LER eram algo a ser negado por todos os meios possíveis, mas, para os sindicatos de trabalhadores, as doenças evidenciam-se como algo a ser explorado, com o objetivo de forçar mudanças que melhorem a qualidade de vida dos trabalhadores. Acredita-se, também, que as LER sejam a manifestação somática das angústias do nosso tempo, uma espécie de histeria coletiva desencadeada pela organização do trabalho moderno, em pessoas com perfil emocional suscetível (Nicoletti, 1996).

Para a maioria dos trabalhadores, as LER continuam sendo fonte de dor e sofrimento, de angústia e de medo sobre o presente e sobre o futuro de sua capacidade de ganhar o seu salário. Considerando, portanto, a importância dessa manifestação patológica na situação atual, tanto para o trabalhador quanto para o empregador, torna-se vital ter melhor compreensão a respeito de tal ocorrência. Para tanto, a seguir, discutiremos mais detalhadamente sua incidência, etiologia, sintomatologia, diagnóstico, classificação, diferentes estágios evolutivos, tratamentos e medidas preventivas.

▶ Incidência

As LER, como a maioria das doenças musculoesqueléticas, acometem mais frequentemente as mulheres por não terem o mesmo potencial de desenvolvimento muscular dos homens. A mulher tem menor número de fibras musculares e menor capacidade de armazenar e converter o glicogênio em energia útil, e seus ossos também tendem a ser mais leves e mais curtos, com áreas de junção mais reduzidas.

A prevalência das LER entre as mulheres parece ser ainda influenciada por outros fatores, tais como o uso de anticoncepcionais e a execução de trabalhos domésticos após uma jornada de trabalho, em que inúmeras funções industriais repetitivas são geralmente designadas às mulheres devido à sua maior habilidade para essas tarefas (Barnard, 1982; Armstrong et al., 1987). Com relação à idade, a literatura mostra que o tratamento do assunto é variável, pois considera-se muito mais a idade média da população empregada do país do que outros fatores. Em um estudo, realizado em Belo Horizonte, constatou-se maior incidência de LER, na faixa etária de 30 a 39 anos (54,5%), seguindo-se para a faixa etária de 20 a 29 anos (36,3%). Estes dois grupos representam 90,8% do total de ocorrências e a média de idade foi de 35 anos. Vê-se, assim, que a doença incidiu e incapacitou predominantemente o grupo de maior potencial de trabalho (Oliveira, 1991).

Os grupos de maior risco estão entre os trabalhadores que têm funções com limitadas variações de movimentos e que executam tarefas em rápida frequência e com uso de força. Assim, estão entre as atividades mais sujeitas ao risco os descarnadores em frigoríficos, empacotadores em fábricas de alimentos, processadores de dados, microfilmadores, montadores de peças em linha de montagem automática e outros (Oliveira, 1991).

Em uma amostragem, o Núcleo de Saúde do Trabalhador (Nusat) do INSS/SUS de Minas Gerais conseguiu estabelecer parâmetros, demonstrando as principais atividades e o período de permanência nelas com consequente manifestação da LER, conforme mostrado na Tabela 15.1 (Nusat, 1991).

Estatísticas de 1987 e 1988 mostram que os digitadores representavam 81% dos portadores de LER. Em 1989, entre 125 casos de LER, os digitadores representaram 60%, estando os outros 40% distribuídos entre outras profissões.

Estudos internacionais mostram que 20% dos digitadores podem desenvolver tenossinovite caso trabalhem a uma média de 18.000 toques/h (5 movimentos por segundo). Geralmente, o digitador faz de 10 a 15.000 toques/h, e sabe-se que os tendões não toleram mais de 2.000 toques/h. Esse excesso causa inflamação traumática abaixo dos tendões (Oliveira, 1991).

A Norma Regulamentadora 17 (NR 17), de 1991 (Capítulo V da Consolidação das Leis do Trabalho), limita o número de toques em 8.000,

Tabela 15.1 Atividades e período de permanência na função para que ocorra a doença.

Atividade	Tempo na função (anos)
Indústria de material elétrico e eletrônico	2,7
Entidades financeiras (bancos e caixas)	8,4
Comércio varejista (supermercados e magazines)	4,4
Serviços de processamento de dados	8,0

que é abaixo daquele geralmente exigido como condição mínima para o trabalhador ser admitido (MPS, 1993).

Devido à situação econômico-financeira, muitos digitadores têm dois empregos ou fazem muitas horas extras, aumentando os riscos de microtraumatismos repetidos. Além disso, o digitador sabe que a rapidez e a produção são elementos de promoção de carreira e talvez desconheça que esses elementos possam favorecer o aparecimento da doença. Alguns países mais desenvolvidos preocupam-se em ter um trabalhador consciente e integrado de suas capacidades de criatividade e produção. Essa preocupação com o trinômio ser humano–máquina–ambiente de trabalho provoca a constante atualização dos programas de prevenção.

O Banco do Estado do Rio Grande do Sul (Banrisul) estabeleceu, como medida preventiva para a ocorrência de LER, o limite de 10.000 toques/h de digitação. Esse tipo de posição começa a ser reivindicado pelos profissionais da área de processamento de dados. Afinal, a ameaça de desenvolverem tenossinovite é motivo de séria preocupação dos digitadores, principalmente porque a incidência de LER é significativa. Algumas instituições têm adotado, além desse limite de 10.000 toques/h, intervalos diários de 10 min para exercícios respiratórios e alongamentos, para as mãos e os punhos e, como não existe um padrão internacional estabelecido, a determinação de intervalo é variável de país para país. Estudos comprovam que, com as pausas, a produtividade é maior, pois o trabalhador não se sente esgotado.

Couto (1997) evidencia que, referente à etiologia, o acúmulo de ácido láctico pode predispor o indivíduo tenso a lesões. Assim, a intercorrência de fatores pessoais de contexto organizacional e psicossocial aumenta as tensões e favorece a incidência de LER. Contudo, sem os fatores biomecânicos, não haverá quadro verdadeiro de LER, embora sejam observadas manifestações tais como dores musculares, palpitações, distúrbios gastrintestinais e outros.

Porém, mesmo sem os elementos citados, a continuidade da ação de fatores biomecânicos repetitivos, a exemplo da postura incorreta, pode causar quadro de LER. Os principais fatores biomecânicos considerados responsáveis por LER e por outras alterações de membros superiores são força excessiva exercida com as mãos, postura inadequada, repetição e compressão mecânica de estruturas delicadas.

Em termos de contexto profissional, o trabalhador pode apresentar dificuldades com relação a seu ambiente de trabalho ou até mesmo pode ser afetado por diferentes fatores organizacionais e psicossociais, o que ocasiona um estado de tensão exagerada e pode contribuir para o agravamento das lesões por esforços repetitivos.

▶ Sintomatologia

Os sintomas iniciais são sensação de fadiga muscular e desconforto e há melhora destes com curtos períodos de repouso. O formigamento e a parestesia são também frequentes.

A dor pode ser localizada, referida ou generalizada, superficial ou profunda, de origem somática, neuropática ou psicogênica. Quando resulta do acometimento de estruturas musculoesqueléticas profundas, é vaga, podendo ser referida em estruturas distantes daquelas comprometidas. A dor neuropática é descrita quando a lesão neural é insidiosa, persistente ou progressiva. A dor psicogênica raramente se manifesta nos indivíduos com LER, entretanto, anormalidades psicoafetivas contribuem significativamente para o agravamento e a manutenção da dor (Yeng et al., 1998).

O ponto mais frequente de sensação dolorosa é no antebraço, em seu terço proximal, seguido pelo punho. Justifica-se esse local porque os músculos extensores e flexores dos dedos, do punho e os responsáveis pela pronação inserem-se no terço proximal dos ossos do antebraço e epicôndilos (Fergunson, 1984).

Segundo Oliveira (1991), a irradiação da dor pode ser distal ou central. Se a dor as situar primariamente nos punhos, ela irradiará para os dedos, antebraços e epicôndilos. Se a dor for inicial na espádua e/ou no pescoço, ela se irradiará para os segmentos distais, atingindo os dedos e sendo frequentemente acompanhada de formigamento, parestesias, distúrbios circulatórios, sudorese e alterações da sensibilidade.

A intensidade da dor é, inicialmente, leve ou moderada e sempre é correlacionada com a execução de movimentos. Assim, é mais intensa no final da jornada de trabalho ou quando decorre de trabalhos domésticos. Com a evolução da doença, a dor torna-se mais aguda. Há exacerbações mesmo quando fora do trabalho. Uma das queixas frequentes nesse estágio é a dor noturna, às vezes com caráter agudo e de remissão demorada, o que prejudica o sono e promove significativo desgaste psíquico.

Um dos primeiros sinais clínicos é a hipertonia, com aumento do volume dos músculos extensores e flexores dos dedos e do punho, mais notado no 1/3 proximal, região na qual a palpação desencadeia dor. É bem percebida nos quadros agudo e virgens de tratamento.

O edema no dorso da mão e dos dedos, ausente no início, aparece nos estágios mais avançados da doença, podendo surgir e regredir em poucos dias, sendo quase sempre recorrente, podendo tornar-se permanente e, com isso, produzir acentuada deformação dos dedos, da mão e do antebraço. A permanência do edema é atribuída a microprocessos fibróticos que comprometem o retorno linfático.

A imobilidade gerada pela dor pode provocar hipotrofias por desuso, especialmente na face palmar da mão e dedos, que mostram o aspecto de "dedos em fuso". Estudando 2.829 casos de LER, Kivi (1981) constatou que predominaram as alterações no antebraço e no punho (39,9%), seguindo-se das mãos (17%) e escápula (9%), sendo que a ocorrência de acometimento em membros superiores foi muito menor (2,9%).

▶ Diagnóstico

O diagnóstico não é simples e deve ser investigado o processo de trabalho que resultou no desenvolvimento de tal doença (Tabela 15.2). Nem sempre se consegue identificar uma causa de base anatômica para explicar o quadro doloroso e/ou inflamatório presente. A anamnese bem feita e o exame físico meticuloso podem oferecer subsídios fundamentais para o esclarecimento de boa parte dos casos. Diante da falta de objetividade dos recursos disponíveis para a avaliação desses quadros, a anamnese, o exame físico, o acompanhamento evolutivo e o caso, combinados com as informações sobre as condições de trabalho do indivíduo, representam as ferramentas mais úteis para o diagnóstico das LER. Há situações, no entanto, em que o quadro clínico mostra-se absolutamente inespecífico, dificultando o raciocínio e impondo a necessidade de exames complementares; alguns dos quais podem auxiliar ou não, dependendo do tipo de lesão. São eles:

- *Radiografia*: é rara a observação de lesões ligamentares ou mesmo de osteoartrose nas radiografias de indivíduos nos quais haja suspeita de LER. A artrografia também revela-se geralmente normal
- *Ultrassonografia (USG)*: embora muito solicitada em pacientes com queixas que sugerem LER, nota-se que nem sempre há correlação entre o achado ultrassonográfico e o quadro clínico predominante
- *Eletromiografia (EMG)*: é principalmente utilizada para confirmação diagnóstica e avaliação prognóstica na suspeita de síndromes compressivas de nervos periféricos (síndromes do túnel do carpo, de Guyon, do canal cubital e interóssea posterior)
- *Ressonância magnética (RNM)*: exame de imagem valioso, principalmente se a dor for localizada e não evoluir de maneira migratória, como se constata na maioria dos indivíduos com LER.

Tabela 15.2 Relação entre o trabalho e algumas entidades nosológicas.

Lesões ou distúrbios	Causas ocupacionais ou fator de risco	Exemplos	Diagnósticos diferenciais
Bursite do cotovelo (olecraniana)	Compressão do cotovelo contra superfícies duras	Apoiar o cotovelo em mesas	Gota, contusão e artrite reumatoide
Contratura de fáscia palmar	Compressão palmar associada a vibração	Operar compressores pneumáticos	Heredofamiliar (contratura de Dupuytren)
Dedo em gatilho	Compressão palmar associada à realização de força, flexão e extensão excessiva dos dedos contra resistência, excesso de utilização de ferramenta de ar tipo pistola pelo dedo indicador	Apertar alicates e tesouras	Diabetes, artrite reumatoide, mixedema, amiloidose
Polegar de goleiro	Abdução e extensão do polegar contra resistência	–	–
Epicondilites do cotovelo	Movimentos com esforços estáticos e preensão prolongada de objetos, principalmente com o punho estabilizado em flexão dorsal e nas pronossupinações com utilização de força; uso constante do martelo; punho estendido repetitivamente e com emprego de força; supinação do antebraço com preensão da mão com punho estendido, atividade repetida dos pequenos músculos inseridos no epicôndilo; movimentos pouco comuns ou repetitivos com o antebraço ou extensores dos dedos; macro ou microtraumas com estresse excessivo; trauma repetitivo; supinação repetida com o cotovelo fletido e carga ≥ 4,5 kg	Apertar parafusos, desencapar fios, tricotar, operar motosserra	Doenças reumáticas e metabólicas, hanseníase, neuropatias periféricas, contusão, traumas
Tendinite em punho e ombro	Esforço vigoroso de punho flexionado/estendido, movimento repetitivo de ombro com abdução/flexão, antebraço em supinação		
Tendinite, tenossinovite, síndrome de DeQuervain, peritendinite	Movimentos repetitivos e desvio ulnar com o polegar fixo, excesso de movimentos angulares; movimentos repetitivos das mãos e punhos; flexão rápida dos dedos; trabalho repetitivo com o polegar e dedos, preensão e desvio radial; estresse persistente; pouca familiaridade com o trabalho repetitivo; movimentos de pegar, sacudir e vibração; sobrecarga constante dos tendões; posturas extremas das mãos em extensão máxima dos dedos; puxar e/ou pegar violentamente com o antebraço em prono ou supino; pinça seguida de pronação rápida		

(continua)

Tabela 15.2 Relação entre o trabalho e algumas entidades nosológicas. (*continuação*)

Lesões ou distúrbios	Causas ocupacionais ou fator de risco	Exemplos	Diagnósticos diferenciais
Síndrome do canal/ túnel cubital	Flexão extrema do cotovelo com ombro abduzido; vibrações; flexão repetida ou prolongada do cotovelo com extensão de punho; trauma repetido ou apoio do cotovelo sobre a bancada de trabalho; flexão do cotovelo e traumas repetidos; flexão e pressão	Apoiar cotovelo ou antebraço em mesa	Epicondilite medial, sequela de fratura, bursite olecraniana, forma tuberculoide de hanseníase
Síndrome do canal de Guyon	Compressão da borda ulnar do punho; usar a mão como martelo; flexão ou extensão prolongadas do punho; levantamento de carga pesada com pressão sobre a palma da mão	Carimbar	Cistos sinoviais, tumores do nervo ulnar, tromboses da artéria ulnar, trauma, artrite reumatoide etc.
Síndrome do desfiladeiro torácico	Compressão sobre o ombro, flexão lateral do pescoço, flexão prolongada do ombro	Fazer trabalho manual sobre veículos, trocar lâmpadas, pintar paredes, lavar vidraças, apoiar telefone entre o ombro e a cabeça	Cervicobraquialgia, síndrome da costela cervical, síndrome da primeira costela, síndromes metabólicas, artrite reumatoide e ruptura do músculo supraespinhoso
Síndrome do interósseo anterior	Compressão da metade distal do antebraço	Carregar objetos pesados apoiados no antebraço	–
Síndrome do nervo interósseo posterior	Extensão repetitiva do punho	–	–
Síndrome do pronador redondo	Esforço manual do antebraço em pronação; pronação repetida; preensão; preensão com força; giro de ferramentas; pronação com emprego de força e flexão dos dedos; pronação forçada com extensão do cotovelo	Carregar pesos, praticar musculação, apertar parafusos	Síndrome do túnel do carpo
Síndrome do túnel do carpo	Movimentos repetitivos de flexão e extensão com o punho, realizados com muita ou pouca força; vibração; mãos em posição estática por longos períodos de tempo; pressão sobre a base da palma da mão	Digitar, fazer montagem industrial, empacotar	Menopausa, trauma, tendinite da gravidez (particularmente se bilateral), lipomas, artrite reumatoide, diabetes, amiloidose, obesidade, neurofibromas, insuficiência renal, lúpus eritematoso, condrocalcinose do punho
Síndrome do túnel radial	Movimentos rotatórios repetidos, montagem de estrutura rígida; flexão repetida do punho com pronação ou extensão de punho com supinação; movimentos repetidos com emprego de força	–	–

(*continua*)

Tabela 15.2 Relação entre o trabalho e algumas entidades nosológicas. (*continuação*)

Lesões ou distúrbios	Causas ocupacionais ou fator de risco	Exemplos	Diagnósticos diferenciais
Tendinite da porção longa do bíceps	Manutenção do antebraço supinado e fletido sobre o braço; manutenção do membro superior em abdução	Carregar pesos	Artropatia metabólica e endócrina, artrites, osteofitose da goteira bicipital, artrose acromioclavicular e radiculopatias C5-C6
Tendinite do supraespinhoso	Elevação dos ombros com abdução associada à produção de força	Carregar pesos sobre o ombro	Bursite, traumatismo, artropatias diversas, doenças metabólicas
Tenossinovite de DeQuervain	Estabilização do polegar em pinça seguida de rotação ou desvio ulnar vigoroso do carpo, principalmente se acompanhada de força	Apertar botão com o polegar	Doenças reumáticas, tendinite da gravidez (particularmente bilateral), estiloidite do rádio
Tenossinovite dos extensores dos dedos	Fixação antigravitacional do punho, movimentos repetitivos de flexão e extensão dos dedos	Digitar ou operar *mouse*	Artrite reumatoide, artrite gonocócica, osteoartrose e distrofia simpático-reflexa (síndrome ombro-mão)

Fonte: Quadro I da Instrução Normativa do Instituto Nacional do Seguro Social – DC – INSS nº 98 de 05/12/2003.

▶ Classificação

Necessita-se entender todas as síndromes dolorosas e nervosas compressivas para se estabelecer o diagnóstico diferencial da dor no membro superior e para se obter o diagnóstico preciso. A seguir, as síndromes dolorosas mais comuns que podem estar localizadas nos punhos e mãos, cotovelos e ombros.

• Punhos e mãos

▶ **Tenossinovite.** Inflamações dos tecidos sinoviais que envolvem os tendões em sua passagem por túneis osteofibrosos, polias e locais em que a direção da aplicação da força é mudada. O termo é aplicado aos processos inflamatórios de qualquer etiologia que acometam esses tecidos, com ou sem degeneração tecidual.

▶ **Tenossinovite estenosante ou dedo em gatilho.** Constrição inflamatória da bainha tendinosa, com formação de nódulo no tendão acometido, que se localiza na superfície palmar das articulações metacarpofalangianas. A extensão normal dos dedos é impossível, apesar de a flexão ser feita normalmente. O esforço para ultrapassar o obstáculo faz o dedo saltar.

▶ **Tenossinovite de DeQuervain.** Decorrente do espessamento do ligamento anular do carpo no compartimento dos extensores, pelo qual passam dois tendões, abdutor longo e extensor curto do polegar, provocando distúrbios de sensibilidade e impotência funcional desse dedo.

▶ **Síndrome do túnel do carpo.** Decorre da compressão do nervo mediano na face palmar do punho, no compartimento formado pelo ligamento circular do carpo na parede anterior, parede interna pelos ossos pisiforme e piramidal e parede posterior, representada pelos ossos do carpo e suas articulações. Processo inflamatório dos tendões, com espessamento e fibrose, provoca dor e impotência funcional primordialmente da face flexora do 1º, 2º e 3º dedos e da borda interna do 4º dedo.

▶ **Síndrome do canal de Guyon ou do túnel ulnar.** Decorre da compressão do nervo ulnar quando ele passa pelo canal de Guyon ou pelo túnel ulnar. Há dor e impotência funcional, além de atrofia, das faces flexora e extensora do 4º e 5º dedos e da região hipotenar.

Cotovelos

▶ **Epicondilite.** Ocorre devido a rupturas ou estiramentos dos pontos de inserção dos músculos flexores ou extensores do carpo no cotovelo, ocasionando processo inflamatório local que atinge tendões, fáscias, músculos e tecidos sinoviais. No epicôndilo lateral inserem-se especialmente os músculos extensores e no epicôndilo medial os músculos flexores. Causa dor difusa, acometendo o terço proximal do antebraço, e pode irradiar-se para o ombro e a mão, com hipertonia da musculatura.

Ombros

▶ **Bursite.** Acomete principalmente os ombros. Decorre de processos inflamatórios das bursas (pequenas bolsas de paredes finas, constituídas por fibras de colágeno e revestidas de membranas sinoviais, encontradas em regiões em que os tecidos são submetidos a fricção, geralmente próximas a inserções tendinosas e a articulações), provoca dor intensa no ombro, principalmente na realização de movimentos de abdução, rotação externa e elevação do membro superior.

▶ **Miosite e polimiosite.** Inflamação do tecido próprio dos músculos, com ou sem degeneração de suas fibras por esforço ou fadiga. Termo aplicável a todo e qualquer processo inflamatório que acometa músculos em qualquer local do corpo. Provoca dor, fraqueza e desconforto muscular.

▶ **Síndrome cervicobraquial ou tensão cervical.** Decorre de degeneração do disco intervertebral cervical e compressão das raízes nervosas, provocando hipoestesia, fraqueza muscular, dor e limitação à movimentação.

▶ **Síndrome do ombro doloroso ou tendinite do supraespinhoso.** Decorre de processo inflamatório dos músculos do ombro, particularmente o supraespinhoso, que realiza o movimento frequente de levantar o ombro. Pode ocorrer dor importante ao realizar movimentos de abdução, rotação externa e elevação dos membros superiores com irradiação para a região escapular ou para os braços.

▶ Estágios evolutivos

Os estágios evolutivos da LER traduzem-se pela sensação de desconforto no membro afetado, dor aguda durante a execução das tarefas, podendo culminar até em quadros clínicos de invalidez e incapacidade laborativa completa.

Segundo as normas técnicas para a avaliação da incapacidade, do Ministério da Previdência Social (1993), os quadros clínicos da LER organizam-se em graus, conforme a seguir.

▶ **Grau I.** Sensação de peso e desconforto no membro afetado. Dor espontânea ou localizada nos membros superiores ou na espádua, às vezes como pontadas que ocorrem em caráter ocasional durante a jornada de trabalho e não interferem na produtividade. Não existem sinais clínicos. A dor pode manifestar-se durante o exame clínico, quando comprimida a massa muscular envolvida, e o prognóstico é bom.

▶ **Grau II.** A dor é mais persistente, mais intensa e aparece durante a jornada de trabalho de modo intermitente, sendo tolerável e possibilitando o desempenho da atividade profissional, mas com redução na produtividade nos períodos de exacerbação. Torna-se mais localizada e pode ser acompanhada por formigamento e queimação, além de leves distúrbios da sensibilidade. Pode haver irradiação bem definida. A recuperação pelo repouso é mais lenta e a dor aparece ocasionalmente quando fora do trabalho, durante a atividade doméstica, por exemplo. De modo geral, não há sinais no exame físico. Podem ser eventualmente notadas pequenas nodulações acompanhando as bainhas dos músculos envolvidos.

A palpação da massa muscular pode revelar hipertonia e induzir dor. O prognóstico é favorável.

▶ **Grau III.** A dor torna-se mais persistente, é mais intensa e tem irradiação mais definida. O repouso, em geral, só atenua a intensidade da dor, mas nem sempre a faz desaparecer por completo. Há frequentes paroxismos dolorosos, mesmo fora do trabalho, especialmente à noite. Há episódios frequentes de perda de força muscular e parestesias. Há sensível queda da produtividade, e às vezes impossibilidade de executar a função. Os trabalhos domésticos são limitados ao mínimo e, muitas vezes, não são executados. Existem sinais clínicos: o edema é frequente e recorrente; a hipertonia muscular é constante; as alterações da sensibilidade são muito frequentes, especialmente com paroxismos dolorosos e acompanhadas por manifestações vagas como palidez ou hiperemia e sudorese da mão; a mobilização ou palpação do grupo muscular acometido provoca dor forte. Nos quadros com comprometimento estenosante, a eletromiografia (EMG) pode estar alterada e o retorno à atividade produtiva é problemático. O prognóstico é reservado.

▶ **Grau IV.** A dor é intensa, contínua, por vezes insuportável, comprometendo o desempenho laboral. Os movimentos acentuam consideravelmente a dor, que, em geral, estende-se a todo o membro afetado. Os paroxismos de dor ocorrem mesmo se o membro estiver imobilizado. A perda de força e de controle dos movimentos é constante. O edema é persistente e podem aparecer deformidades, provavelmente por processos fibróticos, reduzindo a circulação linfática de retorno. As atrofias, especialmente dos dedos, são comuns e atribuídas ao desuso. A capacidade de trabalho é anulada e a invalidez caracteriza-se pela impossibilidade de trabalho produtivo regular. Os atos da vida diária também são muito prejudicados. Nesse estágio são comuns as alterações psicológicas com quadros de depressão, ansiedade e angústia, sendo o prognóstico desanimador (MPS, 1993).

▶ ## Tratamento

O primeiro passo é identificar, sempre que possível, as estruturas anatômicas acometidas por ocasião do diagnóstico, dado facilitador para o planejamento da conduta. A maioria dos casos tem bom prognóstico, caso o diagnóstico seja realizado precocemente, o tratamento iniciado de imediato e se houver modificações no posto de trabalho, atividade e/ou função desde as fases iniciais da doença, evitando, assim, a sua cronificação (Barreto,1998).

Cada caso deverá ser avaliado individualmente e tratado por equipe multiprofissional (médico, fisioterapeuta, enfermeiro, auxiliares de enfermagem, terapeuta ocupacional e psicólogo) de acordo com o estágio da doença. O afastamento temporário do trabalho e o repouso são essenciais para a recuperação.

▪ Tratamento medicamentoso e fisioterápico

Analgésicos e anti-inflamatórios são efetivos no combate à dor aguda e à inflamação. Isoladamente, não são efetivos para o combate da dor crônica. Nesse caso, é necessário associar psicotrópicos (antidepressivos tricíclicos e fenotiazínicos), que proporcionam efeito analgésico e ansiolítico, estabilizam o humor e promovem alterações na simbologia da dor.

Dos numerosos métodos terapêuticos, os meios físicos são os mais úteis para o tratamento da dor, entre eles:

- *Massoterapia*: a massoterapia alivia as dores musculares, estimula a circulação sanguínea, além de auxiliar a drenagem linfática, minimizando o edema
- *Termoterapia*: aplicação de calor e frio sob diversas modalidades
- Eletroterapia ou estimulação elétrica transcutânea dos nervos, mais conhecida como TENS (*transcutaneous electrical nerve stimulation*), ondas curtas etc.
- *Cinesioterapia*: terapia com exercícios ativos ou passivos. Os exercícios costumam ser iniciados a partir do momento em que a dor diminui
- *Administração transcutânea de agentes farmacológicos por iontoforese*: introdução de íons nos tecidos com propósito diagnóstico ou terapêutico por meio de campo ou de corrente elétrica
- *Bloqueio da cadeia simpática*: por meio de ultrassom, acupuntura e suas variantes.

Em associação a esses métodos, são preconizados exercícios de relaxamento das estruturas tensas ou com contraturas e, posteriormente, métodos de fortalecimento muscular por exercícios isométricos ativos livres, atividade programada e terapia ocupacional. Essas atividades terapêuticas ajudam a reduzir o edema e a inflamação, melhoram as condições circulatórias e aceleram o relaxamento muscular e o processo cicatricial. Reduzem a dor e a incapacidade funcional e estimulam o sistema analgésico nato, promovendo a liberação de neurotransmissores supressores da dor, como as endomorfinas, encefalinas e monoaminas (norepinefrina e serotonina) nas sinapses do sistema nervoso central. Além de acelerarem a melhora clínica, possibilitam que se proceda à redução da dose de medicação analgésica utilizada pelo paciente. O bloqueio da cadeia simpática com anestésicos locais ou outras formulações visa diminuir o desconforto e propiciar a possibilidade do emprego de medidas fisioterapêuticas, como a cinesioterapia, para a recuperação do trofismo e da amplitude articular da região afetada pela lesão.

As imobilizações não devem ser realizadas por períodos prolongados, pois favorecem o surgimento de síndromes de imobilização, caracterizadas por atrofia, descalcificação dos segmentos imobilizados, retração musculotendínea e ligamentar, limitações da amplitude articular e distrofia simpático-reflexa. É recomendado o uso de órteses de posicionamento, pois podem ser periodicamente removidas para a adoção de medidas fisiátricas para manutenção de trofismo e de amplitude articular (Barreto, 1998).

Segundo Miranda (1998), os seguintes tratamentos são os mais indicados para:

- *Lesões de ombro e pescoço*: aplicação de ondas curtas e ultrassom
- *Radiculopatia*: corticoidoterapia
- *Ombro doloroso*: ondas curtas, ultrassom, anti-inflamatórios, movimentação leve orientada
- *Lesões da mão e punho*: repouso, imobilização com *splint* (tala ou suportes para impedir o movimento da região), anti-inflamatórios e terapia de contraste de temperatura.

Tratamento cirúrgico

A indicação cirúrgica, segundo Leite (1997), deve ser discutida e acompanhada por outros profissionais, participantes na avaliação integrada do paciente, sendo eles: ortopedista, terapeuta ocupacional, fisioterapeuta, neurologista, psiquiatra e outros, segundo as exigências de cada situação. Para evitar eventuais confrontos de opiniões, é recomendável manter um bom nível de inter-relação profissional com o empregador, com os representantes do seguro de acidente de trabalho e com outros.

Tratamento psicoterápico

Para Barreto (1998), o apoio psicológico tornou-se necessário no tratamento das LER, principalmente para os pacientes que apresentam componente ansioso-depressivo. Os indivíduos com LER, muitas vezes, sentem-se pressionados para se recuperarem em um curto período e isso acarreta insegurança quanto ao retorno às atividades prévias no trabalho, medo das consequências da doença, quanto à sua estabilidade no emprego e às perspectivas futuras, pois as LER costumam ocorrer em indivíduos na fase mais produtiva da vida. A abordagem dos aspectos psicossociais relacionados com as LER e do sofrimento mental que cada paciente apresenta é muito útil no processo de reabilitação. Atividades coletivas com os grupos de portadores de LER têm sido realizadas com bons resultados nos serviços públicos de saúde, possibilitando a socialização de vivência da doença e da incapacidade, a discussão e a reflexão sobre os temores e as dúvidas do paciente com relação à doença e às dificuldades encontradas no estabelecimento do diagnóstico, do tratamento e da reabilitação.

▶ Aspectos legais e previdenciários

O Sistema Único de Saúde (SUS), em conjunto com a Vigilância em Saúde do Trabalhador (VISAT), atua por meio de investigação epidemiológica e/ou sanitária, analisando as possíveis causas de LER em relação ao ambiente, organização e tipo de trabalho (Barreto, 1998). Nos casos iniciais (grau I) de LER, não é necessário o preenchimento da Comunicação de Acidentes do Trabalho (CAT), ficando sob a responsabilidade do médico da empresa propor a readequação das atividades do trabalhador. Se houver aumento significativo nos de casos de LER em um mesmo setor, ele deve passar por uma análise das funções executadas pelos trabalhadores e, se necessário, realizar uma alteração da sistemática do posto de trabalho.

Nos estágios seguintes da LER, a CAT deve ser preenchida e acompanhada de relatório médico detalhado, com descrição da função exercida pelo trabalhador.

A emissão da comunicação de acidentes do trabalho (CAT) deve ser efetuada pelo empregador até o 1º dia útil após a data do início da incapacidade (10 dias de afastamento do trabalho) ou a partir da data em que foi confirmado o diagnóstico, de acordo com o art. 22 da Lei nº 8.213/91.

Com o diagnóstico constatado, deve-se proceder à investigação da causa e ao afastamento do trabalho, atestado pelo INSS, para tratamento e reabilitação, se indicada. No caso de recuperação total, o trabalhador terá direito ao auxílio-doença relativo ao período de tratamento.

Confirmada a alta do paciente (trabalhador), este deve ser orientado quanto às condições de trabalho e à possibilidade de reabertura do procedimento de benefício se houver recidiva da doença. Quando houver necessidade de reabilitação profissional, o retorno às atividades só acontecerá com a concessão do auxílio-acidente. A possibilidade de recidivas deve ser informada ao trabalhador a fim de orientá-lo quanto aos cuidados que deve adotar para se preservar. À persistência de sinais e sintomas com recidivas frequentes, o quadro de invalidez é caracterizado, ficando a cargo do médico perito atestá-la. No caso de incapacidade sem nexo com o trabalho, a alta será efetuada e o benefício será convertido em auxílio-doença previdenciário (MPS, 1993).

Ocorrendo incapacidade para o exercício do mesmo cargo/função, o perito deve fazer o encaminhamento do paciente ao Centro de Reabilitação Profissional do INSS no âmbito do programa de reabilitação profissional. O acompanhamento do desempenho do trabalhador que retorna à mesma função após alta da perícia deve ser realizado por solicitação da perícia médica (MPS, 1993).

▶ Medidas ergonômicas aplicadas para prevenção da LER

Existem profissionais que, para oferecer mais segurança e mais produtividade no local de trabalho, dedicam-se exclusivamente à ergonomia e elaboram projetos mobiliários adequados às necessidades das empresas, sempre com base na NR 17, que visa estabelecer parâmetros que possibilitem a adaptação às condições de trabalho e às características psicofisiológicas dos trabalhadores, proporcionando segurança e eficiência nas atividades. Um exemplo é a APF/Ergotec, empresa especializada em acessórios ergonômicos.

Em pesquisa realizada pela APF/Ergotec, detectou-se que a resistência à utilização de equipamentos ergonômicos é um dos principais fatores que dificultam de modo mais eficaz a prevenção. A pesquisa foi efetuada com representantes de indústrias químicas, prestadores de serviço de *telemarketing* e de instituições financeiras, como Banco Noroeste, Bradesco, Itaú e Unibanco, profissionais da área de segurança e de medicina do trabalho e executivos e gerentes de compras, que constataram grande dificuldade na adaptação e na implantação de mobiliários para ações imediatas de prevenção a LER (Alves, 1995), devido à resistência à utilização de novidades ergonômicas pelo próprio usuário (41,9%); à resistência das empresas em investir em ergonomia (38,7%); e ao descrédito quanto aos benefícios da ergonomia aplicada nos postos de trabalho (19,4%).

A resistência por parte do trabalhador, nos últimos anos, cresceu 480% no Brasil, sendo que em São Paulo representa 38,8%, segundo dados da Previdência Social. Enquanto o trabalhador não for conscientizado da necessidade de compreensão e reorganização de sua relação com o trabalho e atividades gerais, jamais se conseguirá uma prevenção dessa afecção tão incapacitante (Alves, 1995).

O trabalhador deve perceber a dimensão psicossocial de sua problemática, conhecer melhor seu cotidiano, seu hábitos funcionais e posturais, bem como a sobrecarga de determinadas funções, as excessivas exigências pelo seu desempenho, sejam elas de ordem pessoal e/ou profissional, e como modificá-las. As mesmas orientações precisam ser divulgadas e ensinadas para os gerentes e assistentes de seção que, treinados e conscientes, podem se tornar valiosos agentes de prevenção de LER (Alves, 1995).

A equipe de saúde ocupacional tem um papel importante frente ao avanço incontrolado das LER, atuando na área de modificações ergonômicas e de orientação aos trabalhadores, socializando, assim, o conhecimento atual sobre ela e intervindo de maneira remediadora nas fases iniciais desses distúrbios, aumentando, desse modo, as chances de recuperações efetivas. Fundamentando-se em todos esses aspectos abordados, propomos a seguir algumas medidas de prevenção da LER que poderão auxiliar profissionais a orientar e a informar os trabalhadores com maior risco:

- Melhoria das condições de higiene no local de trabalho (temperatura, iluminação, ruído, limpeza etc.)
- Promoção da melhoria do relacionamento entre as pessoas
- Modernização das máquinas e equipamentos, que devem possibilitar ajustes às características físicas individuais dos trabalhadores (ver NR 12 | Máquinas e equipamentos)
- Utilização de ferramentas adequadas às tarefas
- Controle do ritmo de tarefas executadas
- Eliminação de horas extras
- Racionalização, simplificação e diversificação do trabalho
- Adequação dos trabalhadores a funções compatíveis com suas características individuais, respeitando a capacidade intelectual e a iniciativa de cada um
- Estímulo a atividades lúdico-sociais, promovendo festas, passeios, churrascos, comemorações de aniversários etc., com a finalidade de atenuar conflitos e melhorar o relacionamento entre os funcionários
- Realização de pausas durante a jornada para que os músculos e tendões descansem, conforme recomendações da NR 17 | Ergonomia
- Algumas empresas estão investindo em ginástica laboral antes, durante e após a jornada de trabalho para aquecimento, alongamento e relaxamento muscular, principalmente para trabalhadores de atividades repetitivas ou muito pesadas (ver Capítulo 16, *Ginástica laboral*)
- Monitoramento da saúde dos trabalhadores por meio de exames periódicos a fim de detectar precocemente possíveis lesões ou efeitos orgânicos
- Atenção ao trabalhador noturno: o trabalho que exige maior raciocínio deve ser desenvolvido entre 22 h e 3 h
- O trabalhador noturno deve movimentar-se por 5 a 10 min a cada hora para manter a vigília e não deve dobrar o plantão ou fazer horas extras após a jornada de trabalho
- Adequar a postura. Cada movimento, por mais básico que pareça, exige uma postura correta ou pode causar danos à saúde (ver Capítulo 8, *Ergonomia*).

16 Ginástica Laboral

Geraldo Mota de Carvalho e César Augusto Rolim

▶ Introdução

Acompanhando o desenvolvimento tecnológico, surgiu uma série de perturbações na saúde dos trabalhadores, preocupando empregadores e tornando-as parte importante do planejamento empresarial.

A automação, a especialização, a repetição e o sedentarismo representam fatores predisponentes de certas deformações estruturais, perturbando o funcionamento fisiológico do corpo e favorecendo, dessa maneira, a ocorrência de acidentes no trabalho.

Surgiu então, na Polônia, em 1925, a "ginástica de pausa", uma maneira de prevenção contra os problemas causados pelas lesões de esforço repetitivo e demais distúrbios osteomusculares relacionados com o trabalho.

Três anos depois, o serviço de correio do Japão implantou a ginástica laboral na empresa e obteve grande produtividade, sendo imitado em todo aquele país, após a Segunda Guerra Mundial, ocorrendo a consolidação e a obrigatoriedade desses exercícios (Jardim, 1992). Na década de 1960, a ginástica foi levada a outros países da Europa.

No Brasil, a ginástica parece ter surgido em 1973, na Escola de Educação Física Feevale, com um projeto de educação física compensatória e de recreação (Marchesini, 2002). A Kodak do Brasil oferece também a ginástica laboral a seus funcionários desde 1995, criando, a partir de então, uma nova consciência corporal, auxiliando na prevenção de lesões por esforços repetitivos.

Nas diversas atividades desenvolvidas por trabalhadores em diferentes tipos de empresas, observam-se frequentemente má postura corporal, monotonia, repetitividade e estresses físico e mental, que interferem no relacionamento interpessoal e na motivação para o trabalho.

Em outras empresas, é possível haver exigências de produtividade ou outros tipos de pressão psicológica, ambiente ruidoso, estressante, pouco iluminado e/ou ventilado, com temperatura inadequada, com mobiliário inadequado ou a necessidade de cumprir uma longa jornada de trabalho. A isso somam-se dificuldades no trânsito lento e congestionado, como os das grandes cidades, ou falta de perspectiva de ascensão profissional. Todas essas condições favorecem em grande medida o desenvolvimento de perturbações de ordem física e psicológica.

Desse modo, os programas de ginástica laboral promovem a saúde mental, física e social do indivíduo, sendo feitos rotineiramente em várias empresas e em vários países.

Ginástica laboral, ginástica laboral compensatória ou ginástica de pausa é a prática de atividade física que é voluntariamente realizada na empresa ou no posto de trabalho antes, durante ou depois das atividades laborais.

Ela objetiva a promoção da saúde e o preparo psicossocial dos seus praticantes, contribui para a melhoria do relacionamento interpessoal e promove a redução de acidentes e o absenteísmo. Essa atividade não visa ao condicionamento físico, mas prepara o corpo para o trabalho ou compensa a sobrecarga musculoesquelética provocada pela atividade laboral.

Evidentemente a ginástica laboral não poderá solucionar a desorganização de um posto de trabalho. Entretanto, o programa de atividade física na empresa deverá analisar e adequar-se às condições ergonômicas e de segurança com o objetivo de proporcionar a racionalização e a humanização do trabalho. Assim, poderá atuar como medida preventiva para perturbações físicas e psicológicas e como uma medida a mais de promoção à saúde dos trabalhadores.

▶ Objetivos

O indivíduo com capacidade física, mental e social equilibradas pode desenvolver-se com maior rendimento, qualidade, agilidade e melhor trabalho em equipe. É esse equilíbrio das capacidades de seus funcionários a que as empresas visam quando implantam programas de ginástica laboral (Marchesini, 2002).

Os objetivos da ginástica laboral são, entre outros, os seguintes:

- Orientar e conscientizar os trabalhadores de todos os níveis da empresa sobre a importância e a necessidade de uma boa postura no trabalho e sobre a prática regular e sistemática de atividades físicas, inclusive no ambiente de trabalho
- Aumentar a satisfação e a motivação pessoais, implicando, consequentemente, aumento de qualidade e de produtividade
- Favorecer a integração entre os trabalhadores
- Trabalhar grupos musculares específicos mais exigidos durante a jornada laboral de determinados trabalhadores
- Contribuir para a diminuição do índice de doenças do trabalho e para a inibição de fatores causadores de doenças psicossomáticas, tais como fadiga, estresse e sedentarismo
- Promover a melhoria das condições de saúde e de bem-estar de maneira preventiva e profilática.

▶ Benefícios

Em seu trabalho sobre a atividade física na empresa, Tanus (*apud* Sakamoto, 1998) observou, entre os trabalhadores entrevistados, diminuição das dores osteomusculares, maior disposição para o trabalho, melhoria no relacionamento interpessoal, boa receptividade das mudanças advindas da implantação do programa, aumento da prática regular de atividades físicas, melhoria das condições de saúde e de bem-estar e aumento da satisfação e motivação com relação ao trabalho pela valorização que a empresa demonstrou na implantação do programa.

Além desses, Sakamoto (1998) mencionou melhoria na qualidade do sono e maior disposição ao despertar.

Para alguns autores, como Pagliari (2002), os benefícios podem ser:

- Fisiológicos
  - Provocam aumento da circulação sanguínea na estrutura muscular, melhorando a oxigenação dos músculos e dos tendões e diminuindo o acúmulo do ácido láctico
  - Promovem a sensação de disposição e bem-estar para o trabalho
  - Combatem e previnem doenças profissionais, sedentarismo, estresse, depressão, ansiedade
  - Melhoram a flexibilidade, a coordenação, a força, o ritmo, a agilidade e a resistência, promovendo maior mobilidade e melhor postura
  - Diminuem o esforço na execução das tarefas diárias, possibilitando a melhor utilização das estruturas osteomusculares e articulares, com maior eficiência e menor gasto energético por movimento
  - Reduzem a sensação de fadiga no final da jornada
  - Diminuem a tensão muscular desnecessária, as inflamações e os traumas
- Psicológicos
  - Favorecem a mudança da rotina
  - Reforçam a autoestima e melhoram a autoimagem
  - Mostram a preocupação da empresa com seus funcionários

- Melhoram a capacidade de atenção e de concentração no trabalho
- Desenvolvem a consciência corporal
- Combatem tensões emocionais e melhoram o equilíbrio biopsicológico
- Sociais
  - Promovem a integração social e despertam novas lideranças
  - Melhoram as relações interpessoais e favorecem o trabalho em equipe
- Empresariais
  - Propiciam maior produtividade por parte do trabalhador
  - Melhoram a imagem da instituição perante os empregados e a sociedade
  - Diminuem o número de queixas, afastamentos médicos, acidentes e lesões
  - Reduzem os gastos com afastamentos e com substituição de pessoal.

▶ Tipos de ginástica laboral

Pode-se dizer que existem três tipos de ginástica laboral: preparatória, compensatória e de relaxamento.

• Ginástica laboral preparatória

Realizada no início da jornada de trabalho ou nas primeiras horas, com a finalidade de preparar o trabalhador mediante o aquecimento dos diversos grupos musculares que serão utilizados em suas tarefas, melhorando a mobilidade e a eficiência musculares.

Indicada para os setores em que haja emprego de força ou esforço físico intenso, com duração de 5 a 10 min.

O ideal seria realizar um aquecimento corporal, independentemente da função ou do local de trabalho, ao nos levantarmos todos os dias, pois o nosso organismo inicia suas atividades após um período de repouso, mas o nosso corpo ainda não está totalmente ativado.

• Ginástica laboral compensatória

Realizada durante a jornada de trabalho, com duração aproximada de 10 min. Essa ginástica interrompe a monotonia operacional, aproveitando as pausas para executar exercícios específicos de compensação aos esforços repetitivos e às posturas inadequadas solicitadas nos postos operacionais.

Indicada para os setores em que haja repetitividade ou necessidade de atenção centrada por período prolongado.

Com a ginástica de pausa, é possível, além de serem aplicados os exercícios compensatórios, incentivar a correção postural, a conscientização, as automassagens e as massagens.

• Ginástica laboral de relaxamento

Realizada após o expediente de trabalho, com duração aproximada de 10 min, a fim de reduzir a tensão muscular criada pelas atividades realizadas durante o período de trabalho, evitando que os músculos não desenvolvam microlesões que poderão progredir para lesões maiores.

Indicada para todos os setores, principalmente os que dependem de descanso após o trabalho (turnos da noite e da madrugada), setores administrativos e atendimento ao público.

Os exercícios de relaxamento realizados como alongamento e consciência corporais possibilitam que a pessoa encontre o autoconhecimento.

▶ Exercícios sugeridos

Alguns minutos diários de ginástica na empresa podem representar grande ajuda em termos de saúde e bem-estar dos trabalhadores. Podem ser realizados:

- *Exercícios aeróbicos*: destinam-se ao aquecimento da musculatura, com o aumento da frequência cardíaca, evitando, dessa maneira, a fadiga muscular e preparando o físico para exercícios de alongamento
- *Exercícios de alongamento*: visam mobilizar a articulação considerada em toda a sua amplitude, a fim de possibilitar a utilização de todo o arco articular e alongar a musculatura que esteja edemaciada por água, por catabólitos de contração ou enrijecida pelo repouso, sono ou baixa temperatura. Essas atividades

de alongamento, por trabalharem dentro da faixa de normalidade da amplitude do movimento, não provocam riscos aos músculos esqueléticos, tendões ou articulações, ainda que realizadas após um trabalho de requisição de força máxima. Para realizar o alongamento, pode-se lançar mão de três tipos de ação:
- Estiramento: obtido pela ação do antagônico ou pelo estiramento passivo do músculo que se deseja trabalhar
- Soltura: realizada por meio de ação mecânica, com ou sem auxílio de terceiros
- Suspensão: são as realizadas por meio da ação da gravidade
• *Exercícios de relaxamento*: visam melhorar os estados físico e mental, aliviando as tensões musculares, evitando novas tensões e contraturas da musculatura
• *Massagem Zen-Shiatsu*: visa também ao relaxamento muscular. É realizada com as mãos, comprimindo o músculo com o auxílio de terceiros.

Em seguida apresentamos um programa de ginástica laboral com alguns exercícios de alongamento e aquecimento (Figuras 16.1 a 16.23). Os exercícios devem ser feitos por 20 s em ambos os lados do corpo. A parte destacada representa a parte do corpo que está sendo alongada.

Após o término dos exercícios, a fim de restabelecer a temperatura corporal normal, exercícios respiratórios podem ser feitos.

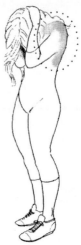

Figura 16.2 Incline a cabeça para frente e pressione-a cuidadosamente para baixo com as mãos, tentando encostar o queixo no peito.

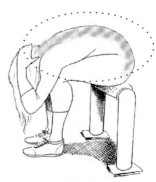

Figura 16.3 Sentado com os joelhos flexionados, flexione também as costas para frente com auxílio das mãos sobre a nuca.

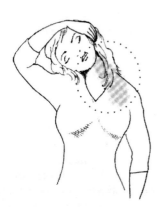

Figura 16.1 Com a mão direita, puxe a cabeça para a direita, alongando o pescoço o máximo possível.

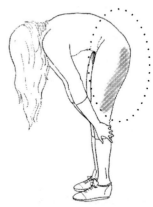

Figura 16.4 Alongue os músculos da parte posterior da coxa, inclinando o tronco e os braços para frente e para baixo. Segure a parte inferior das pernas mantendo as costas retas.

Capítulo 16 | *Ginástica Laboral* 189

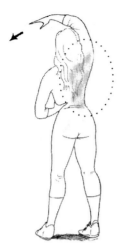

Figura 16.5 Incline-se para o lado suavemente, a partir da cintura, mantendo o braço estendido para o mesmo lado e sobre a cabeça, e a outra mão no quadril para apoiar-se. Mantenha as pernas semiflexionadas.

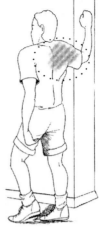

Figura 16.8 Em pé, apoie-se de lado no batente de uma porta e pressione sua mão ou o antebraço contra ele, colocando a perna contrária na frente e girando o tronco para fora e para frente de maneira que o peito seja projetado para frente.

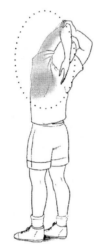

Figura 16.6 Flexione o braço para trás e para baixo em direção às costas, atrás da cabeça, usando a outra mão para pressionar o cotovelo.

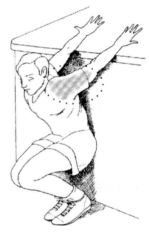

Figura 16.9 De costas, apoie suas mãos voltadas para cima e espalmadas em uma cadeira, mesa etc. mantenha os braços estendidos para trás, flexione os joelhos e abaixe-se o máximo possível.

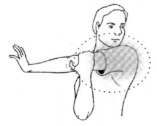

Figura 16.7 Com o braço estendido, puxe o cotovelo em direção ao outro ombro. Pressione o cotovelo com a outra mão, com bastante força para a frente e para fora.

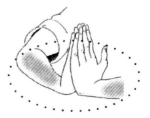

Figura 16.10 Aperte as palmas das mãos, uma contra a outra, e levante os cotovelos para fora e para cima com os braços na frente de seu peito.

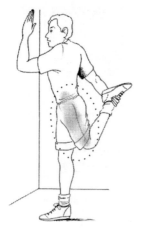

Figura 16.11 Flexione a perna para trás e segure o tornozelo com a mão contrária, pressione a parte inferior da perna para cima, ao máximo, de maneira que o calcanhar toque os glúteos. A outra perna deverá estar semiflexionada em um ângulo natural.

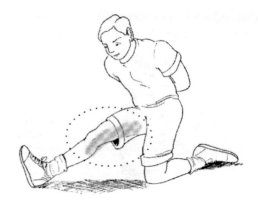

Figura 16.14 Incline seu tronco para frente sobre a perna estendida, e mantenha as costas retas; apoie no chão o outro joelho. Coloque as mãos nas costas ou apoie as mãos no chão.

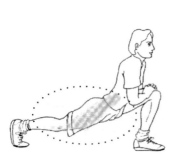

Figura 16.12 Com uma perna à frente e flexionada, apoie as mãos no joelho flexionado, mantendo o tronco reto e a perna anterior estendida.

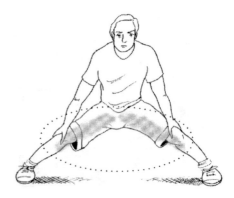

Figura 16.15 Em pé, afaste as pernas, deslizando-as lateralmente o máximo que conseguir.

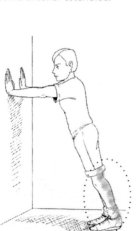

Figura 16.13 Um pouco distante da parede, com os pés unidos, incline o tronco reto para frente contra a mesma para que a tensão seja sentida na panturrilha.

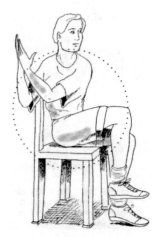

Figura 16.16 Movimentação com coordenação de braços e pernas.

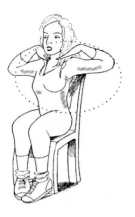 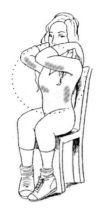 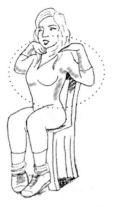 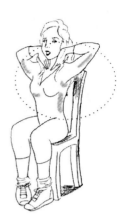

Figura 16.17 Circundução dos braços flexionados.

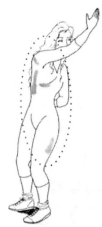

Figura 16.18 Em pé, com o braço esquerdo nas costas, balance o braço estendido acima da cabeça para o outro lado, as pernas semiflexionadas voltadas para frente e o tronco e a cabeça acompanhando o braço para o lado direito. Repita o mesmo exercício para o outro lado.

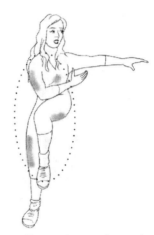

Figura 16.20 Em movimento de marcha com salto, balançando os braços, aproximando o cotovelo do joelho contrário.

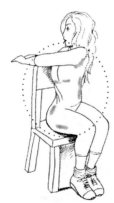

Figura 16.19 Eleve os braços estendidos na mesma linha dos ombros, virando o tronco para a direita, olhando acima do ombro para o mesmo lado, mantendo os joelhos flexionados e o quadril voltado para frente.

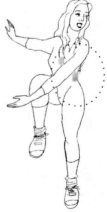

Figura 16.21 Em movimento de marcha com salto, balance os braços em frente ao corpo e espontaneamente de um lado para o outro.

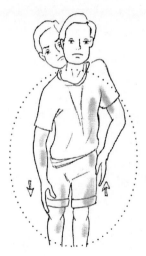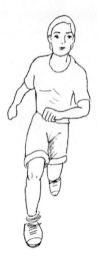

Figura 16.22 Com os braços soltos ao longo do corpo e das pernas flexionadas, incline a cabeça e o tronco para a direita e para a esquerda.

Figura 16.23 Corrida estacionária com saltitos.

17 Absenteísmo e Presenteísmo

Geraldo Mota de Carvalho

▶ Absenteísmo

Também conhecido como absentismo ou ausentismo, é uma expressão que tem sua origem na língua francesa, *absentéisme*, e caracteriza a ausência do funcionário ao trabalho. O absenteísmo constitui um problema crítico para as organizações e para os administradores, podendo ter como causas e consequências diversos fatores. Para as organizações, gera atrasos das tarefas, desorganização do trabalho, sobrecarga, insatisfação dos trabalhadores que estão presentes, afeta significativamente a produtividade e diminui a qualidade dos serviços prestados. Dessa maneira, são afetados os interesses da instituição e os direitos do trabalhador, bem como a relação de trabalho entre ambos.

Não somente as ausências, mas também os atrasos dos trabalhadores prejudicam o andamento dos trabalhos da organização. Assim, torna-se necessário que se faça um estudo para verificar os motivos pelos quais as pessoas se ausentam de seu posto de trabalho.

O estudo do absenteísmo, ou seja, estudo que compreende a soma do período em que o funcionário não comparece ao trabalho, proporciona ao enfermeiro do trabalho informações preciosas a respeito da saúde dos trabalhadores e até mesmo de sua satisfação com a organização e com o próprio trabalho. Sendo assim, destaca-se a relevância do controle dos atestados médicos e odontológicos apresentados pelos funcionários com a finalidade de verificar as condições de saúde dos trabalhadores e as causas de afastamentos do trabalho.

A Resolução nº 1.658/2002 do Conselho Federal de Medicina normatiza que, na emissão do atestado, o médico-assistente deve estabelecer o diagnóstico, quando expressamente autorizado pelo cliente; e especificar o tempo de dispensa da atividade, necessário para a completa recuperação do cliente.

Para Manetti e Marziale (2007), o absenteísmo constitui um importante aspecto na medicina do trabalho, pois tem várias finalidades: avaliar o estado de saúde dos colaboradores, a incidência de doenças ocupacionais, relacionar o absenteísmo com a produtividade e acompanhar os colaboradores em suas rotinas diárias.

Por meio do controle estatístico dos atestados médicos e odontológicos é possível prever doenças ocupacionais cruzando as seguintes informações: a causa que motivou o afastamento (Código Internacional de Doença – CID) com a atividade desempenhada pelo trabalhador, utilizando-se a classificação nacional de atividade econômica da empresa (CNAE), constante da NR 4.

O enfermeiro do trabalho também deverá investigar como se dá a distribuição do absenteísmo na empresa de acordo com as variáveis idade, sexo, etnia, função etc., de extrema relevância na tomada de decisões sobre a implantação de programas preventivos específicos.

- ### Classificação

A etiologia do absenteísmo é multifatorial e, dependendo da sua origem, este pode ser classificado em fatores dependentes da atividade intralaboral, perilaboral e extralaboral; em doenças ocupacionais; em fatores individuais; e em fatores dependentes do sistema administrativo (Silva e Marziale, 2000).

Para alguns autores, como Quick e Lapertosa (1982), o absenteísmo é dividido em:

- *Absenteísmo voluntário*: ausência do trabalho por motivos particulares não justificados por doença
- *Absenteísmo por doença*: ausências por doença ou por procedimento médico, excetuando-se os infortúnios profissionais
- *Absenteísmo por doença profissional*: ausências por acidentes de trabalho ou doença profissional
- *Absenteísmo legal*: faltas no trabalho amparadas por leis trabalhistas, tais como: gestação, nojo, gala, doação de sangue e serviço militar
- *Absenteísmo compulsório*: impedimento ao trabalho devido à suspensão imposta pelo patrão, por prisão ou outro impedimento que não possibilite ao trabalhador chegar ao local de trabalho.

De acordo com Malhada (2011), o absenteísmo pode ser definido como voluntário ou involuntário. O absenteísmo voluntário, segundo esse autor, é caracterizado pelas ausências programadas, como férias e folgas. Já o absenteísmo involuntário é aquele no qual as ausências não foram programadas, ou seja, as faltas não previstas que, na maioria das vezes, são caracterizadas por problemas de saúde ou pessoais.

McDonald e Shaver (1981, *apud* Echer *et al.*, 1999) classificam-no em duas categorias: absenteísmo controlável, que diz respeito às faltas por características do ambiente de trabalho e por comportamento do empregado; e absenteísmo incontrolável, que se caracteriza por doença do empregado ou de seus familiares, acidentes, funerais, audiências jurídicas, tempestades ou outras ocorrências inesperadas.

O absenteísmo também pode estar relacionado com a doença justificada por atestado, caracterizada por afastamento de 1 a 3 dias, sem comprometimento dos proventos salariais e livre de prejuízos na contagem do tempo de serviço do trabalhador ou das férias. Por licença médica entende-se o afastamento superior a 3 dias, que pode ser a curto prazo, com tempo igual ou inferior a 15 dias e de longa duração, ou seja, em que o prazo de afastamento supera 15 dias (Costa, Vieira e Sena, 2009).

Tanto os atestados quanto as licenças seguem os critérios de avaliação e consentimento médicos, face à constatação de incapacidade para o trabalho. Há também o absenteísmo relacionado com o atraso ou o abandono do serviço antes do cumprimento da carga horária e o absenteísmo devido a férias ou folgas, que é considerado pela Organização Internacional do Trabalho como ausência prevista e passível de planejamento.

- ### Cálculo do índice de absenteísmo

São várias as fórmulas utilizadas para calcular o índice de absenteísmo. Apresentamos abaixo a fórmula de Marras (2000):

$$Ia = \frac{Nhp}{NhP} \times 100,$$

em que Ia = índice de absenteísmo; Nhp = número de horas perdidas; e NhP = número de horas planejadas. O Ia ideal é 2,7.

- ### Causas e consequências

As causas do absenteísmo podem estar relacionadas tanto com o próprio trabalho quanto com a organização institucional, supervisão deficiente, empobrecimento de tarefas, falta de motivação e estímulo, condições desagradáveis de trabalho e dificuldades em relação ao meio de transporte (Aves, Godoy e Santana, 2006).

Para Chiavenato (2009), suas causas estão ligadas a múltiplos fatores, que torna o absenteísmo complexo e de difícil gerenciamento. Seu efeito é negativo, pois as ausências diminuem a produção, repercutindo diretamente na economia da empresa.

Algumas causas do absenteísmo são: doenças pessoais ou de familiares, problemas climáticos, dificuldades financeiras, alcoolismo, supervisão falha, atrasos e a principal causa, ou seja, a falta de motivação do trabalhador pelo serviço ou em razão do ambiente de trabalho. Se as pessoas gostam do que fazem e sentem-se bem no ambiente de trabalho, no qual passam maior parte do tempo, não precisam faltar para aliviar a pressão.

Entre as doenças mais frequentes estão as doenças osteomusculares relacionadas com o trabalho (DORT), as lesões por esforços repetitivos (LER), as doenças e os acidentes do trabalho, o estresse e a sobrecarga de trabalho (Aguiar e Oliveira, 2009). São mais comuns em instituições em que o trabalho e suas atividades geralmente são marcados pela fragmentação das tarefas, por uma estrutura hierárquica inflexível para o cumprimento dos regulamentos e das rotinas, com dimensionamento de pessoal insuficiente, tanto qualitativa quanto quantitativamente, com repercussões na qualidade da assistência prestada, na resolubilidade, na produtividade e nos elevados índices de absenteísmo, principalmente por doenças.

Os prejuízos à saúde física e mental decorrem das atividades realizadas em extensas jornadas de trabalho, do ritmo acelerado da produção desencadeado por excesso de tarefas, da realização de ações repetitivas e da baixa remuneração. O trabalho desenvolvido nessas condições deixa de significar satisfação e ganhos e passa a representar sofrimento, exploração, doença e até morte (Pitta, 2003).

Para a autora mencionada, as manifestações somáticas de distúrbios psíquicos devem-se à dificuldade de as pessoas habitualmente elaborarem, em relação à reflexão própria, angústias e dificuldades na esfera psíquica; dessa maneira, evidenciam-se de modo indireto, ou seja, no corpo, as doenças e o sofrimento psíquico.

O condicionante ambiente organizacional é fonte de estresse decorrente das pressões para evitar erros ou para cumprir prazos, da carga excessiva de tarefas, da insensibilidade das chefias e dos relacionamentos desagradáveis. Em tais situações, podemos formar categorias a partir das tarefas, dos papéis, das demandas interpessoais, da estrutura organizacional, da liderança organizacional e do lapso temporal de vida da organização (Robbins e Decenzo, 2004).

Para Robbins e Decenzo as tarefas estão relacionadas com as pessoas e as características de cada trabalho, bem como as condições nas quais esse trabalho ocorre e seu ambiente físico. Por sua vez, as demandas dos papéis relacionam-se com as pressões sofridas pela pessoa em razão do papel que desempenham na organização, uma vez que os conflitos entre os diferentes papéis criam expectativas de difícil conciliação e satisfação.

O ônus econômico acarretado pelas ausências ao trabalho tem preocupado os administradores devido à sua repercussão e à sua abrangência, causando prejuízos no desenvolvimento do trabalho, como o aumento dos custos de produção, os efeitos negativos na moral dos trabalhadores e a diminuição da qualidade e da produtividade.

Ao mesmo tempo que o trabalho dignifica o ser humano, pode também ser fonte de sofrimento, de desequilíbrios biológico e emocional, provocando dor e frustração. O modelo capitalista agrava essa situação; nesse contexto, as condições de trabalho tornam-se tão insalubres a ponto de agredir a dignidade dos trabalhadores, caracterizando uma atividade laboral incompatível com a qualidade de vida.

Em tais situações, o trabalho torna-se sofrimento, exploração e doença. Considerando-se, ainda, que algumas instituições têm uma estrutura política-administrativa pouco flexível, não permitindo a autonomia do trabalhador, mesmo com a utilização máxima das faculdades intelectuais e psicoafetivas de aprendizagem, os trabalhadores não conseguem se adaptar à estrutura dessas instituições.

Essa condição desfavorável na ambiência laboral leva o trabalhador a buscar meios de compensação do sofrimento, transformando-se em funcionários resistentes e com posturas defensivas. Tornam-se indiferentes ao processo laboral, optando pela fuga ao trabalho, que pode ocorrer por meio de atestados, licenças médicas ou simplesmente por faltas injustificadas que prejudicam os próprios trabalhadores, bem como as organizações, comprometendo os resultados finais dos serviços (Alves, 1996).

As condições de trabalho englobam tudo o que influencia o próprio trabalho e o absenteísmo pode ser consequência de uma ou de mais causas das condições de trabalho.

Independentemente do tipo, o absenteísmo desorganiza o serviço, causa insatisfação e sobrecarga aos trabalhadores presentes, reduz a produção e constitui um problema administrativo complexo e oneroso por aumentar substancialmente o custo operacional (Inoue et al., 2008).

As faltas dos trabalhadores são consideradas indicativas de problemas e são extremamente preocupantes se ocasionadas por doença. A

Recomendação nº 171 e a Convenção nº 161 da Organização Internacional do Trabalho evidenciam a importância de registrar as causas do absenteísmo, a fim de se obterem dados para a realização de análises que contribuirão para conhecer a dimensão, as determinações e causas do absenteísmo e propor soluções (Mendes, 2005).

A causa do absenteísmo não resulta de um único fator; ao contrário, é multifatorial. Para prevenir esta situação, portanto, faz-se necessária a identificação das suas principais causas e adota-se um conjunto de medidas de controle, conforme propõem McDonald e Shaver (1981), a saber:

- Realizar um levantamento das ausências para identificar suas principais causas
- Avaliar as faltas injustificadas por problemas de saúde, pois a maioria das ausências é apresentada por motivo de doença
- Realizar exames periódicos de saúde
- Eliminar ou reduzir as horas extras
- Acomodar apropriadamente os funcionários que tenham algum tipo de limitação a um posto de trabalho mais adequado
- Adotar medidas de higiene e de segurança no trabalho.

É importante entender a raiz desse problema para poder intervir e melhorar as condições de trabalho, promover a humanização do ambiente laboral, facilitar escalas e evitar transtornos e apertos do contingente de trabalhadores decorrentes de ausências não previstas.

▶ Presenteísmo

O presenteísmo é um tema que começou a ser estudado na França na década de 1950, mas somente recentemente voltou à discussão. No Brasil, de maneira ainda muito tímida.

O presenteísmo significa que o funcionário, apesar de estar fisicamente no local de trabalho, não está produzindo como deveria. O funcionário presenteísta está sempre presente no trabalho, porém doente. Piores do que os absenteístas, eles não faltam ao trabalho, mas apresentam queda na produtividade e trazem prejuízos para a empresa. O presenteísmo pode levar, no futuro, ao absenteísmo.

De acordo com o estudo de Medibank e Econtech (2007), o presenteísmo prevalece sobre o absenteísmo. Seus resultados mostraram que 53% dos trabalhadores faltaram um ou mais dias nas últimas 4 semanas; contudo, 77% foram ao trabalho mesmo estando com algum problema de saúde no mesmo período; 88% dos que foram ao trabalho com algum problema de saúde sentiram-se menos produtivos. Na média, quem foi ao trabalho estando doente relatou que sua produtividade diminuiu aproximadamente 45%.

Entre os sintomas mais comuns do presenteísmo estão cefaleias, lombalgias, dores musculares, cansaço, ansiedade, angústia, irritação, depressão, distúrbios do sono e distúrbios gástricos.

Para Medibank e Econtech (2011), as quatro principais causas do presenteísmo são:

- *Estilos de vida pouco saudáveis*: dieta saudável, exercícios físicos regulares, não fumar e o consumo moderado de álcool podem diminuir a probabilidade de uma condição de saúde ruim a crônica que causa o presenteísmo
- *Trabalhadores doentes*: os trabalhadores doentes têm baixa produtividade e, dependendo da doença, esta pode ser transmitida para os colegas de trabalho. O contágio por um único trabalhador doente pode impor custos de saúde em uma empresa muitas vezes superiores aos custos diretos do absenteísmo de um trabalhador específico. Isso sem mencionar o impacto emocional que um trabalhador doente tem no ambiente laboral. A doença tem um efeito direto sobre a qualidade e a quantidade do trabalho realizado. Por exemplo, os funcionários podem trabalhar mais lentamente do que o habitual, cometer mais erros ou ter necessidade de repetir as tarefas. Então, essa menor produtividade do trabalho traduz-se em aumento de custos para os empregadores
- *Alergias e asma*: os trabalhadores que sofrem de alergias ou de asma também podem ter o desempenho seriamente prejudicado
- *Equilíbrio precário entre vida e trabalho e altos níveis de estresse relacionados com o trabalho*: a insatisfação e o estresse no trabalho podem causar sérios problemas mentais para os indivíduos e resultar em maior probabilidade de condições ruins de saúde mental, como a síndrome de *burnout* ou a depressão.

O estudo mencionado anteriormente analisou o impacto de 12 condições médicas e constatou que os maiores contribuintes para a perda de produtividade global causada pelo presenteísmo, em porcentagem decrescente, foram depressão (21%), alergias (17%), hipertensão arterial (13%) e diabetes (12%).

O presenteísmo é conhecido como doença "organizacional", na qual estão envolvidos diversos fatores. Entretanto, o principal fator relacionado com o presenteísmo é o estresse, seguido de insatisfação, pessimismo, desânimo, depressão, desmotivação, perda da identificação com a empresa, clima organizacional ruim, entre outros.

O estresse no trabalho é uma preocupação crescente para empregados e empregadores. Enquanto um nível administrável de estresse pode ser visto até como uma força motivadora, ele pode deteriorar rapidamente o desempenho laboral. Outro estudo de Medibank e Econtech (2008) revelou que o estresse no trabalho é responsável por perda de 2,1 dias de trabalho por empregado por ano como resultado de presenteísmo, o que equivale a um custo de U$ 533 dólares por empregado ao ano.

De acordo com a International Stress Management Association (ISMA, 2009), os oito países com alto índice de trabalhadores com estresse, em ordem decrescente, são: Japão (70%), Brasil (30%), China (24%), EUA (20%), Israel (18%), Alemanha (16%), França (14%) e Hong Kong (12%). No Brasil, segundo o mesmo instituto, 3 em cada 10 brasileiros apresentam problemas de saúde devido ao estresse no trabalho.

Chiavenato (2010) refere-se ao presenteísmo como ausência mental do trabalho, ou seja, apesar de estar presente fisicamente no ambiente de trabalho, o indivíduo não produz como deveria devido à dispersão caracterizada por ausência mental. Essa ausência é uma atitude para fugir de um ambiente laboral desagradável. Se o trabalhador estiver mentalmente ausente, suas atividades não serão realizadas ou serão realizadas com baixa qualidade.

Esses autores comentam que o absenteísmo mental prejudica o andamento dos trabalhos da mesma maneira que a ausência física. Quando o funcionário está presente no posto e não realiza suas atividades conforme o esperado, o problema pode ser ainda mais grave, necessitando de investigação minuciosa para verificar o real motivo da não produtividade.

Problema de difícil diagnóstico, prejudica a empresa e também uma parcela dos colegas de trabalho, que muitas vezes são contaminados por essa apatia, falta de produtividade e tomada de decisões. Apesar de ser difícil identificar e quantificar, seu custo é altíssimo e supera em grande medida o custo do absenteísmo. O custo total do presenteísmo para a economia australiana, em 2009/2010, segundo Medibank e Econtech (2011), foi de 34,1 bilhões de dólares.

▪ Prevenção

As estratégias para reduzir o presenteísmo podem também apoiar e melhorar a saúde e o bem-estar dos funcionários. Entre essas estratégias estão (AD&M, 2011; Medibank e Econtech, 2011):

- Conscientização do problema e o impacto econômico das condições de saúde do trabalhador
- Identificação das questões específicas de saúde que afetam os trabalhadores para planejar melhores programas preventivos de saúde
- Avaliação de risco à saúde, identificando condições que possam causar futuros problemas de saúde
- Melhor triagem no momento da contratação do funcionário para detectar problemas crônicos
- Programas de assistência que ofereçam serviços de aconselhamento para funcionários e suas famílias
- Programas de bem-estar que promovam práticas saudáveis como dieta equilibrada, prática de exercícios, abandono de tabagismo, controle do consumo de álcool etc.
- Transparência na filosofia da empresa, especialmente nos critérios de admissão, demissão e promoção
- Cuidados de saúde no local de trabalho, estimulando os funcionários a procurar assistências médica e psicológica quando não estiverem se sentindo bem
- Investimento na saúde dos funcionários com tratamento de doenças crônicas, incluindo psicoterapia
- Medidas para criar um ambiente mais saudável, mais humanizado e sem pressões por produtividade.

O presenteísmo é um problema perene que precisa ser urgentemente tratado a fim de minimizar seus efeitos negativos para empresas e para economia em geral. Ao investir na saúde dos funcionários, os empregadores podem reduzir as taxas de presenteísmo, melhorando, dessa maneira, a produtividade, e, a longo prazo, impactando positivamente os negócios.

▶ Considerações finais

O absenteísmo e o presenteísmo representam um grande desafio para os gestores que precisam garantir as demandas de produção, sem interrupções e com qualidade. Para tanto, é necessário que o trabalhador esteja com sua saúde otimizada e o dimensionamento de pessoal de acordo com as necessidades de produção.

O modelo organizacional e a motivação individual para o trabalho são causas do absenteísmo e do presenteísmo e necessitam de mais estudos a fim de atenuar seus efeitos negativos, aprofundando temas relacionados com o adoecimento do trabalhador e com o desenvolvimento de suas atividades trabalhistas.

Diante das considerações apresentadas, entendemos que o absenteísmo e o presenteísmo constituem um problema da gerência de recursos humanos e das chefias de serviços.

Conclui-se que a compreensão desses fenômenos entre os trabalhadores no âmbito da saúde ocupacional é um dos instrumentos que os gestores poderão utilizar para a avaliação do quantitativo pessoal e para o planejamento de recursos, objetivando a qualidade da produção de bens e serviços e a produtividade.

As condições de saúde reduzem a produtividade, criando um fardo econômico para as empresas e para a economia como um todo. Tradicionalmente, os empregadores não têm atentado para o presenteísmo e, no entanto, este e o absenteísmo representam uma oportunidade para os gerentes de negócios melhorarem o desempenho da empresa, investindo nos serviços de saúde ocupacional e nos programas preventivos de saúde e de qualidade de vida a fim de criar um ambiente laboral mais positivo, mais saudável, mais feliz e mais produtivo.

18 Legislação Previdenciária Social na Saúde Ocupacional

Taiza Florêncio Costa, Andréa Rodrigues Passos e Vanda Elisa Andrés Felli

▶ Introdução

A legislação da previdência social com relação à promoção e à proteção da saúde e da segurança dos trabalhadores é determinada de maneiras diversas em cada país. Entretanto, existem características universais em virtude de acordos internacionais que dispõem sobre a temática.

Nesse contexto destacam-se as convenções da Organização Internacional do Trabalho (OIT), em que são firmados tratados internacionais. O Brasil faz parte dos 183 países-membros da OIT, dentre os 192 países independentes do mundo, e das 182 convenções da OIT, 96 foram ratificadas nacionalmente, destacando-se a Convenção nº 155, que trata da segurança e da saúde dos trabalhadores (OIT, 2013).

A segurança e a saúde dos trabalhadores encontram-se integradas ao Sistema Único de Saúde (SUS) como um direito garantido constitucionalmente, sendo esse direito confirmado pela Consolidação das Leis do Trabalho (CLT), nos artigos 154 a 200 (Capítulo V), nos quais são estabelecidos deveres e obrigações das instituições trabalhistas (Brasil, 2013).

A legislação previdenciária é ampla com relação aos direitos dos trabalhadores, a sua saúde e segurança, a exemplo do conceito de acidente do trabalho (art. 20, I, da Lei nº 8.213/91) e das doenças ocupacionais (anexos do Decreto nº 3.048/99); tratando do mesmo tema, existem as Leis nºs 8.212/91 (que versa sobre a organização da seguridade social) e 8.213/91 (versando sobre os planos de benefícios da previdência social), esta última com destaque para o art. 19, 1º, sobre a responsabilidade da empresa na adoção e no uso de medidas coletivas e individuais de proteção e de segurança da saúde do trabalhador (Martins, 2012).

O seguro social, garantido a todos os contribuintes, recebe a denominação de previdência social, e é uma instituição pública com o objetivo de reconhecer e conceder direitos aos seus segurados. Quando o trabalhador perde a capacidade de trabalho, seja por doença, idade avançada, invalidez, morte, maternidade, desemprego involuntário ou reclusão, essa contribuição é devolvida ao trabalhador pela previdência social em substituição a sua renda mensal (Martins, 2012).

Essa política previdenciária, de natureza inclusiva e sustentável, garante a proteção ao trabalhador e à família e visa ao bem-estar social; é reconhecida como segurança financeira do trabalhador e da família, devido a sua sustentabilidade e excelência na gestão, cobertura e atendimento ao contribuinte (Martins, 2012).

O tema prevenção e proteção dos trabalhadores contra os riscos oriundos do ambiente de trabalho é enfatizado diariamente no cenário internacional e, no Brasil, novos mecanismos legais têm sido implementados em conformidade com a previdência social.

Nesse cenário, e frente às rápidas mudanças ocorridas no mundo do trabalho e, consequentemente, nas leis da previdência social, o presente capítulo tem como objetivo apresentar os mais recentes mecanismos legais da previdência social. Tais dispositivos visam à promoção e à proteção da saúde dos trabalhadores nos mais diversos ambientes laborais.

Mecanismos legais da previdência social

O Departamento de Políticas de Saúde e Segurança Ocupacional está vinculado à Secretaria de Políticas de Previdência Social. Entre as principais atividades desse departamento, destacam-se a de subsidiar a proposição e a formulação de diretrizes e normas relativas à interseção entre as ações de segurança e saúde no ambiente de trabalho e as ações fiscalizadoras e de reconhecimento dos benefícios previdenciários que decorrem de riscos ambientais no trabalho.

Assim, destacam-se a adoção de importantes mecanismos, tais como o nexo técnico epidemiológico previdenciário, o fator acidentário de prevenção, o perfil profissiográfico previdenciário e o monitoramento do benefício por incapacidade (Brasil, 2007).

Nexo técnico epidemiológico previdenciário

O nexo técnico epidemiológico previdenciário (NTEP) foi proposto pela previdência social aos empresários e trabalhadores como importante mecanismo que auxilia a caracterização de um acidente ou de uma doença de trabalho.

Assim, o NTEP aponta a significância estatística do cruzamento das informações da Classificação Internacional de Doenças (CID-10) e da Classificação Nacional de Atividade Econômica (CNAE), demonstrando a existência de relação entre lesão ou agravo e a atividade que o trabalhador desenvolve.

A criação desse mecanismo foi embasada em pesquisas científicas que, alinhadas com a estatística e a epidemiologia, acrescentam à medicina pericial do Instituto Nacional do Seguro Social (INSS) uma importante ferramenta para auxiliar sua análise e conclusão sobre a natureza da incapacidade laboral, podendo ser previdenciária ou acidentária.

O NTEP foi utilizado nos sistemas informatizados do INSS para a concessão de benefícios, em abril de 2007, e provocou, de imediato, uma mudança radical no perfil da concessão de auxílio-doença de natureza acidentária, produzindo um aumento de 148% nessa concessão. Esse aumento possibilitou considerar a suspeita de mascaramento na notificação de acidentes e doenças do trabalho ou profissionais.

Com a implementação do NTEP, a perícia médica passou a adotar três etapas sequenciais e hierarquizadas que identificam e caracterizam a natureza da incapacidade, se acidentária ou não (Brasil, 1999).

Acerca das etapas, considerou-se, inicialmente, a identificação de nexo técnico profissional ou do trabalho (NTP/T), observando a existência da relação entre o agravo ao trabalhador e sua exposição, conforme as listas A e B do Anexo II do Decreto nº 3.048/1999; a ocorrência de NTEP, por meio da relação existente entre o CNAE e o código CID-10 e a existência na matriz do NTEP, que consta na lista C do Anexo II do Decreto nº 3.048/1999; identificação de nexo técnico por doença equiparada a acidente de trabalho (NTDEAT), implicando análise individual do caso (anamnese) mediante a disposição de todos os elementos levados ao conhecimento do médico perito da situação que causou a incapacidade.

A identificação de qualquer um dos três nexos apresentados implica concessão de benefício de natureza acidentária. Não havendo nenhum dos nexos, o beneficiário será classificado como previdenciário. Com a adoção dessa sistemática, não é exigida mais a vinculação de uma comunicação de acidente de trabalho (CAT) a um benefício para caracterizá-lo como acidentário. No entanto, a entrega da CAT continua sendo uma obrigação legal. O fim da exigência desse instrumento para a concessão de benefícios acidentários provocou alterações nas estatísticas apresentadas.

Passou a existir um conjunto de benefícios acidentários, causados por acidentes do trabalho, entre os quais não há CAT associada. Com isso, nas tabelas que tratam de acidentes registrados, foi adicionada uma coluna que informa os benefícios acidentários concedidos pelo INSS, com relação aos quais não foram registradas CAT.

A soma dos acidentes informados por meio das CAT com as doenças de trabalho que originaram benefícios acidentários, para os quais não há uma CAT informada, passou a compor o conjunto dos acidentes registrados.

Portanto, o NTEP, enquanto mecanismo legal inserido no sistema de informação do INSS, possibilita analisar a relação entre o agravo e as atividades desenvolvidas pelo trabalhador, possibilitando, dessa maneira, a identificação e a caracterização da natureza da incapacidade, que poderá ser acidentária ou previdenciária.

- **Fator acidentário de prevenção**

Outro importante mecanismo da previdência social é o disciplinado pelo Decreto nº 6.042/2007, que trata da proteção da segurança e da saúde do trabalhador. Ele se refere ao fator acidentário de prevenção (FAP), que corresponde a um índice aplicado sobre a contribuição do seguro de acidente de trabalho (SAT) devido pelos empregadores, que tanto pode resultar em aumento ou diminuição da respectiva contribuição (Brasil, 2007).

O SAT constitui contribuição obrigatória da empresa ao INSS, constante na folha de pagamento, com alíquotas que variam de 1 a 3%, conforme o risco de acidentes de trabalho da atividade.

De acordo com a Lei nº 8.212/91, art. 22 (Brasil, 1991), a contribuição destinada à seguridade social pela empresa é de 1% (um por cento) para empresas em cuja atividade predomina o risco de acidente do trabalho considerado leve; 2% (dois por cento) para as empresas em cuja atividade predomina o risco considerado médio; e 3% (três por cento) para as empresas em cuja atividade predomina o risco considerado grave.

O FAP entrou em vigor em janeiro de 2010, sendo uma nova maneira de calcular a contribuição do seguro de acidente de trabalho. O FAP pode dobrar a alíquota que incide sobre a folha de pagamento da empresa.

Os percentuais do SAT (1 a 3%) podem ser reduzidos ou majorados, de acordo com o art. 10 da Lei nº 10.666/2003 (Brasil, 2003). Isso significa que a tarifação individual das empresas pode ser reduzida à metade ou elevada ao dobro. Os aspectos que definem o percentual da alíquota do SAT são a frequência de acidentes, a gravidade das ocorrências e os custos gerados ao INSS nos diferentes setores.

Por um lado estão as empresas comprometidas em reduzir o número de acidentes e de doenças ocupacionais, reduzindo o valor do SAT pela metade. Por outro lado, as empresas que têm alto número de acidentes e de doenças ocupacionais podem ter a alíquota de 1 a 3% sobre o pagamento dobrada, chegando a 6%, representando um grande custo para a empresa.

Importante ressaltar que, para fins de redução ou majoração do FAP, é avaliado o desempenho da empresa dentro da respectiva atividade segundo a CNAE, de acordo com a metodologia aprovada pelo Conselho Nacional de Previdência Social no art. 202, alínea "a", § 2º do Decreto nº 6.042/2007 (Brasil).

Para realizar o cálculo do FAP, são usados os dados de janeiro a dezembro de cada ano, completando o período de 2 anos, a partir do qual os dados do ano inicial serão substituídos pelos novos dados anuais incorporados. Por exemplo, o FAP de 2014 deve ser calculado considerando os dados referentes ao período de janeiro de 2012 a dezembro de 2013.

Desse modo, as empresas que não têm um serviço médico de qualidade atuando em conjunto com o departamento de recursos humanos, não realizando programas de promoção da saúde e de prevenção de doenças, têm uma alíquota alta de SAT decorrente do número de acidentes e de doenças ocupacionais.

A metodologia do FAP visa oferecer um bônus aos empregadores que realizem um trabalho consistente com relação às melhorias ambientais em seus postos de trabalho e que apresentem menores índices de acidente. O FAP pode reduzir ou aumentar a cobrança das alíquotas das empresas que tenham índices de acidentes superiores à média de seu setor econômico.

Pode ser considerado como importante indicador de empenho da empresa em garantir melhores condições de trabalho, e consequentemente haverá redução da alíquota de pagamento de SAT, menor custo das despesas com acidentes e doenças ocupacionais frente às medidas de promoção e de proteção da saúde dos trabalhadores.

Perfil profissiográfico previdenciário

O perfil profissiográfico previdenciário (PPP) é um importante mecanismo legal da previdência social, pois constitui importante documento histórico-laboral do trabalhador, e reúne, entre outras informações, dados administrativos, registros ambientais e resultados de monitoramento biológico em todo o período de atividade exercida pelo trabalhador em uma determinada empresa.

A partir de 1º de janeiro de 2004 (data fixada pela Instrução Normativa INSS/DC nº 96/2003), tornou-se obrigatória a elaboração do PPP, objetivando primordialmente fornecer informações para o trabalhador quanto às condições do ambiente de trabalho, especificamente no requerimento de aposentadoria especial.

Ademais, são objetivos do PPP comprovar as condições para concessão de benefícios e de serviços previdenciários, particularmente os de aposentadoria especial; munir o trabalhador de meios de prova elaborados pelo empregador frente à previdência social, a outros órgãos públicos e aos sindicatos, garantindo todos os direitos oriundos da relação de trabalho, sejam individuais, complexos ou coletivos; fortificar meios de prova produzidos em tempo real para a empresa, organizando e individualizando informações contidas em seus diversos setores ao longo dos anos e prevenindo contra ações judiciais indevidas relacionadas com seus trabalhadores; possibilitar aos administradores públicos e privados o acesso a bases de informações fidedignas como fontes primárias de informações estatísticas, facilitando as vigilâncias sanitária e epidemiológica e a definição de políticas em saúde coletiva.

Atualmente é a Instrução Normativa INSS nº 45/2010 que estabelece o modelo do formulário do PPP e as instruções para o seu preenchimento (Brasil, 2010).

O formulário PPP foi criado para substituir os antigos denominados SB 40, DISES BE 5235, DSS 8030 e DIRBEN 8030, os quais sempre foram de preenchimento obrigatório apenas para os trabalhadores que atuam expostos a agentes nocivos à saúde, conforme o artigo 58 da Lei nº 8.213/91 (Martins, 2012).

Em decorrência da IN INSS nº 118/2005, a empresa, ou a equiparada à empresa, fica obrigada a elaborar o PPP, conforme o anexo XV da referida instrução, de maneira individualizada para empregadores, trabalhadores, avulsos e cooperados. Anteriormente, somente os trabalhadores que tinham direito a se aposentar precocemente, com a chamada aposentadoria especial, recebiam os formulários substituídos pelo PPP.

A exigência abrange os que trabalham expostos a agentes nocivos químicos, físicos, biológicos ou associação de agentes prejudiciais à saúde ou à integridade física; esses fatores são considerados para fins de concessão de aposentadoria especial, ainda que não tenham os requisitos para concessão desse benefício, seja pela eficácia de equipamentos de proteção, coletivos ou individuais, seja por não se caracterizar a permanência. Destaca-se que as microempresas e as empresas de pequeno porte não estão dispensadas da emissão do PPP, sendo a responsabilidade pela sua emissão da empresa empregadora, no caso do empregado; da cooperativa de trabalho ou de produção, no caso de cooperados filiados; do órgão gestor de mão de obra, no caso dos trabalhadores portuários avulsos; e do sindicato da categoria, no caso de trabalhador avulso não portuário.

O PPP deve ser preenchido, atualizado e entregue ao trabalhador no momento da rescisão somente para os empregados que durante o contrato de trabalho estiveram em contato com agentes nocivos à saúde, sob pena de multa mínima de R$ 1.717,38 (mil setecentos e dezessete reais e trinta e oito centavos), de acordo com a Portaria Interministerial MPS/MF nº 15/2013 (válida desde janeiro/2013).

O PPP deve ser emitido com base nas demonstrações ambientais, em programas como o programa de prevenção de riscos ambientais (PPRA), o programa de gerenciamento de risco (PPRA), o programa de condições e meio ambiente de trabalho na indústria da construção (PCMAT), o programa de controle médico de saúde ocupacional (PCMSO), o laudo técnico de condições ambientais do trabalho (LTCAT) e a comunicação de acidente do trabalho (CAT). A atualização do PPP deve ser feita sempre que houver alteração que implique mudanças das informações contidas nas suas seções ou, pelo menos uma vez ao ano, quando permanecerem inalteradas suas informações, conforme descrito na Tabela 18.1.

Tabela 18.1 Perfil profissiográfico previdenciário (PPP).

I – Seção de dados administrativos

1. CNPJ do domicílio tributário/CEI:	2. Nome empresarial:			3. CNAE:	
4. Nome do trabalhador	5. BR/PDH		6. NIT		
7. Data de nascimento	8. Sexo (F/M)	9. CTPS (nº, série e UF)	10. Data de admissão	11. Regime de revezamento	

12. CAT registrada

12.1 Data do registro	12.2 Número da CAT

13. Lotação e atribuição

13.1 Período	13.2 CNPJ/CEI	13.3 Setor	13.4 Cargo	13.5 Função	13.6 CBO	13.7 Cod. GFIP

14. Profissiografia

14.1 Período	14.2 Descrição das Atividades

II – Seção de registros ambientais

15. Exposição a fatores de risco

15.1 Período	15.2 Tipo	15.3 Fator de risco	15.4 Intensidade/ Concentração*	15.5 Técnica utilizada	15.6 EPC Eficaz (S/N)	15.7 EPI Eficaz (S/N)	15.8 CA EPI

15.9 Atendimento aos requisitos das NR 6 e NR 9 do MTE pelos EPI informados (S/N)

Foi tentada a implementação de medidas de proteção coletiva, de caráter administrativo ou de organização do trabalho, optando-se pelo EPI por inviabilidade técnica, insuficiência ou interinidade, ou ainda em caráter complementar ou emergencial?

Foram observadas as condições de funcionamento e de uso ininterrupto do EPI ao longo do tempo, conforme especificação técnica do fabricante, ajustada às condições de campo?

Foi observado o prazo de validade, conforme Certificado de Aprovação (CA) do MTE?

Foi observada a periodicidade de troca definida pelos programas ambientais, comprovada mediante recibo assinado pelo usuário em época própria?

Foi observada a higienização?

16. Responsável pelos registros ambientais

16.1 Período	16.2 NIT	16.3 Registro do Conselho de Classe	16.4 Nome do profissional legalmente habilitado

III – Seção de resultados de monitoramento biológico

17. Exames médicos clínicos e complementares (Quadros I e II da NR 7)

17.1 Data	17.2 Tipo	17.3 Natureza	17.4 Exame (R/S)	17.5 Indicação de resultados
__/__/__			( ) Normal	( ) Alterado ( ) Estável ( ) Agravamento ( ) Ocupacional ( ) Não ocupacional

18. Responsável pelo monitoramento biológico

18.1 Período	18.2 NIT	18.3 Registro do Conselho de Classe	18.4 Nome do profissional legalmente habilitado
__/__/__			

(continua)

Tabela 18.1 Perfil profissiográfico previdenciário (PPP) (*continuação*).

IV – Responsáveis pelas informações
Declaramos, para todos os fins de direito, que as informações prestadas neste documento são verídicas e foram transcritas fielmente dos registros administrativos, das demonstrações ambientais e dos programas médicos de responsabilidade da empresa. É de nosso conhecimento que a prestação de informações falsas neste documento constitui crime de falsificação de documento público, nos termos do artigo 297 do Código Penal, e, também, que tais informações são de caráter privativo do trabalhador, constituindo crime, nos termos da Lei nº 9.029/95, práticas discriminatórias decorrentes de sua exigibilidade por outrem, bem como de sua divulgação para terceiros, ressalvado quando exigida por órgãos públicos competentes.
19. Data de emissão do PPP   20. Representante legal da empresa
___/___/___   20.1 NIT   20.2 Nome
(Carimbo)   _____
(Assinatura)
Observações:

Caso o fator de risco não seja passível de mensuração, preencher com NA – não aplicável. BR = beneficiário reabilitado; PDH = portador de deficiência habilitado; NIT = número de identificação do trabalhador; CBO = Código Brasileiro de Ocupações; GFIP = guia de recolhimento do fundo de garantia por tempo de serviço (FGTS) e informações à previdência social; CA = certificado de aprovação; MTE = Ministério do Trabalho e Emprego; R/S = referencial e sequencial.
*Dependendo do tipo de agente.

O PPP, portanto, resguarda o trabalhador e a empresa mediante a junção do histórico dos trabalhadores expostos aos agentes nocivos à saúde presentes no ambiente de trabalho, a fim de comprovar as condições para a habilitação de benefícios e de serviços previdenciários, em particular o benefício de aposentadoria especial, sendo elementos fundamentais na elaboração do PPP a análise dos dados administrativos, dos registros ambientais e do monitoramento.

- **Monitoramento do benefício por incapacidade**

O monitoramento do benefício por incapacidade (MBI) representa também um mecanismo legal da previdência social. Tal monitoramento refere-se à disponibilização para a sociedade das informações mensais sobre benefícios de auxílio-doença concedidos, de natureza previdenciária e acidentária, segundo os códigos da CID-10. Esse material possibilita a elaboração de trabalhos variados por estudiosos do tema da saúde e da segurança ocupacional, contribuindo para o fortalecimento e a adequação às necessidades da sociedade e das políticas previdenciárias.

Com o apoio da Secretaria de Políticas de Previdência Social, o MBI é elaborado pela Coordenação de Prevenção de Acidentes do Trabalho (COPAT), cabendo ao Departamento de Políticas de Saúde e Segurança Ocupacional disponibilizar as informações mensais sobre benefícios de auxílio-doença concedidos.

As estatísticas da previdência social representam importantes mecanismos da operacionalização do MBI. Entre as referidas estatísticas, destacam-se:

- Anuário Estatístico da Previdência Social
- Boletim Estatístico da Previdência Social
- Anuário Estatístico de Acidentes do Trabalho
- Benefícios Previdenciários e Acidentários.

Nesse enfoque o MBI visa à transparência por meio da prestação de contas à sociedade com relação aos benefícios concedidos de natureza previdenciária e acidentária, possibilitando, ainda, o acompanhamento mensal desses dados para a elaboração de estudos que viabilizem melhorias das políticas previdenciárias.

▶ Considerações finais

Neste capítulo foram apresentados os mais recentes dispositivos legais que normatizam a previdência e a seguridade social, buscando estabelecer a reflexão sobre os instrumentos que respaldam o trabalhador e a empresa frente aos dissensos no campo do trabalho.

Dessa maneira, foram citados mecanismos que estão inseridos no sistema de informações do INSS desde o ano de 2007, tais como o NTEP, que estabelece a relação entre CID-10 e CNAE; o FAP, que passou a vigorar em janeiro de 2010 e envolve ações de acompanhamento da empresa no que se refere à frequência de acidentes no trabalho, à gravidade das ocorrências e aos custos ao INSS. Esses dados são apresentados em índices e considerados em um período de 2 anos, obrigando as empresas a manter um serviço especializado em engenharia de segurança e medicina do trabalho de qualidade, atuando em sintonia com a política do departamento de recursos humanos; e o PPP, reconhecimento da história laboral do trabalhador nas instituições. Esses mecanismos respaldam a aquisição de benefícios, promovem a organização de informações e evitam ações judiciais, respectivamente.

Apropriar-se dos mecanismos legais da previdência social, divulgados por meio do monitoramento do benefício por incapacidade, representa uma evolução na transparência das relações entre empregados e empregadores, visando a ações de proteção e de promoção da saúde e da segurança no trabalho.

Bibliografia

A bíblia anotada. São Paulo: Mundo Cristão, 2007; gênesis, capítulo 3, v. 19, p. 11.

AD&M consultoria empresarial. Presenteísmo. Disponível em: http://www.admconsultoria.com.br/novo/site/artigo/ver_artigo/18. Acesso em: 30 de jan. 2012.

Aguiar GS, Oliveira JR. Absenteísmo: suas principais causas e consequências em uma empresa do ramo da saúde. Revista de ciências gerenciais. (13-18): 95-113, 2009.

Ali SA. Dermatoses ocupacionais. 2ª ed. São Paulo: Fundacentro, 2009.

Alves M. O Absenteísmo do pessoal de enfermagem nos hospitais. Rev. Gauch. Enfermagem. Porto alegre. 15(1-2):71-5, jan/dez., 1996.

Alves S. Reação aos materiais ergonômicos. Revista CIPA. São Paulo, 1995.

Alves S. Reação aos materiais ergonômicos. São Paulo: Revista Cipa, 1995.

ANENT. Associação Nacional de Enfermeiro do Trabalho. Disponível em http://www.anent.org.br/atribuicoes/frame_botton.htm. Acesso em 20 jan. 2012.

Armstrong TJ et al. Ergonomics considerations in hand and wrist tendinitis. The Journal of Hand Surgery. 1987; 12 A (5 suppl.): 30-837.

Armstrong TJ et al. Some histological changes in carpal tunnel contents and their biomechnical implications. Journal Occupational Medical. 1984; 2 : 26.

Barnard C. et al. A máquina humana. São Paulo: Editora JB, 1982.

Barreira THC. Fatores de risco de lesões por esforços repetitivos em uma atividade manual. Dissertação de mestrado. Universidade de São Paulo, 1994.

Barreto REB. Distúrbios osteomusculares relacionados com o trabalho – DORT. Anexo Coordenação Geral de Serviços Previdenciários. Divisão de Perícia Médica, ordem de serviço nº 606, 1998.

Berlinguer G. A relação entre saúde e trabalho do ponto de vista bioético. Saúde e Sociedade. 1993; (2): 101-134.

Bobrof MCC, Trevisan J. Diretrizes para planejamento e implantação de ambulatório de saúde ocupacional: reflexão e proposta. Disponível em htpp://interfacehs.sp.senac.br. Acesso em 20 jan. 2012.

Boletim do DIESAT. Tóxicos na indústria. Ano II, nº 5, jan.-fev.-mar., 1982.

Brandimiller PA. O corpo no trabalho: guia de conforto e saúde para quem trabalha em computadores. 4ª ed. São Paulo: Senac, 2000.

Brasil. Decreto nº 3.048, de 6 de maio de 1999. Aprova o Regulamento da Previdência Social. Disponível em www.planalto.gov.br/ccivil_03/decreto/d3048.htm. Acesso em 28 de julho de 2013.

Brasil. Decreto nº 3048, de 6 de maio de 1999. Diário Oficial da União de 07/05/99.

Brasil. Decreto nº 6.042/2007, de 12 de fevereiro de 2007. Altera o Regulamento da Previdência Social, aprovado pelo Decreto nº 3.048 de 6 de maio de 1999, disciplina a aplicação, acompanhamento e avaliação do fator acidentário de prevenção – FAP e do Nexo Técnico Epidemiológico, e dá outras providências. Disponível em: www.planalto.gov.br/ccivil_03/_ato2007_2010/2007/decreto/d6042.htm. Acesso em 28 de julho de 2013.

Brasil. Instrução Normativa INSS/PRES nº 45 de 11 de agosto de 2010. Disponível em: www.dataprev.gov.br. Acesso em 28 de julho de 2013.

Brasil. Lei nº 10.666, de 8 de maio de 2003. Dispõe sobre a concessão da aposentadoria especial ao cooperado de cooperativa de trabalho ou de produção. Disponível em: www.planalto.gov.br/ccivil_03/leis/2003/L10.666.htm. Acesso em: 28 de julho de 2013.

Brasil. Lei nº 8.080, de 11 de setembro de 1990. Dispõe sobre as condições para a promoção, proteção e recuperação da saúde, a organização e o funcionamento dos serviços correspondentes e dá outras providências, 1990. Disponível em http://portal.saude.gov.br/portal/arquivos/pdf/lei8080.pdf. Acesso em 21 jun. 2013.

Brasil. Lei nº 8.212, de 24 de julho 1991. Dispõe sobre a organização da Seguridade Social, institui Plano de Custeio, e dá outras providências. Disponível em: www.planalto.gov.br/ccivil_03/leis/1812cons.htm. Acesso em 28 de julho de 2013.

Brasil. Ministério da Previdência Social. Anuário Estatístico da Previdência Social 2010. Disponível em: http://previdência.social.br. Acesso em 10 jan 2012.

Brasil. Ministério da Previdência Social. Brasília, 1988-2013. Disponível em http://www.mpas.gov.br/conteudoDinamico.php?id=418. Acesso em 26 de julho de 2013.

Brasil. Ministério da Previdência Social. Estatuto das pessoas com deficiência. Disponível em: <http://previdencia.social.br. Acesso em 10 jan. de 2012.

Brasil. Ministério da Previdência Social. Lesões por esforços repetitivos: normas técnicas para avaliação da Incapacidade. Brasília. MPS, 1998.

Brasil. Ministério da Previdência Social. Lesões por esforços repetitivos: normas técnicas para avaliação da incapacidade. Brasília. MPS, 1998.

Brasil. Ministério da Previdência Social. Relatório anual. Núcleo de Coordenação de Saúde do Trabalhador (Nusat). INSS/SUS. Minas Gerais, 1991.

Brasil. Ministério da Saúde. Lesões por esforços repetitivos (LER) e distúrbios osteomusculares relacionadas ao trabalho (DORT). Brasília: Ministério da Saúde, 2001.

Brasil. Ministério da Saúde. Manual da dor relacionada ao trabalho: lesões por esforços repetitivos (LER) e distúrbios osteomusculares relacionados ao trabalho (DORT), do Ministério da Saúde, 2012.

Brasil. Ministério da Saúde. Manual de normas de vacinação. 3ª ed. Ministério da Saúde: Fundação Nacional de Saúde, 2003.

Brasil. Ministério da Saúde. Organização Pan-americana de Saúde do Brasil. Manual de doenças relacionadas ao trabalho, do Brasília, MS, 2001.

Brasil. Ministério da Saúde. Secretaria nacional de ações básicas de saúde. Divisão nacional de epidemiologia. Programa Nacional de Imunizações. Manual de vacinação. Brasília, Centro de Documentação do Ministério da Saúde, 1988.

Brasil. Ministério da Saúde. Secretaria Nacional de Ações Básicas de Saúde. Programa Nacional de Imunizações. Rede de frio: noções básicas de refrigeração e procedimentos para conservação de imunobiológicos. Brasília. Centro de Documentação do Ministério da Saúde, 1988.

Brasil. Ministério do Trabalho. Legislação. Normas da Consolidação das Leis Trabalhistas. Disponível em: <http://www.ministeriodotrabalhoeemprego.org.> Acesso em 10 jan. 2012.

Bulhões I. Avaliação de saúde em enfermagem do trabalho: técnicas utilizadas nos exames pré-admissionais e periódicos. 2ª ed. Rio de Janeiro: Bezerra de Araújo, 1989.

Bulhões I. Enfermagem do trabalho. Rio de Janeiro: Edição da autora, 1976; vol. I, 262p.

Bulhões I. Enfermagem do trabalho. Rio de Janeiro: Ideias, 1986; vol. II, 463p.

Bulhões I. Riscos do trabalho de enfermagem. Rio de Janeiro: Edição da autora, 1994.

Buschinelli JTP, Rocha LE, Rigotto RM. Isto é trabalho de gente? Petrópolis: Vozes, 1994.

Campinas LLSL, Matsumoto NF. Relato de experiência no treinamento de profissionais de enfermagem na técnica indireta e direta do BCG-ID. Saúde e Sociedade. São Paulo, 20(supl. I): 405, 2011.

Campos JM, Coelho GD. A medicina resgatada – uma introdução à praxis vertebralis. 2ª ed. São Paulo: Pensamento, 1997.

Carpenito LJ. Diagnósticos de enfermagem: aplicação à prática clínica. 8ª ed. Porto Alegre: Artmed, 2002.

Carvalho ACM. Associação Brasileira de Enfermagem. Documentário 1926-1976. Brasília: ABEn, 1976.

Carvalho CM et al. Segurança do trabalho. Curso de especialização em medicina do trabalho. CEDAS – Centro São Camilo de Desenvolvimento em Administração da Saúde. Apostila 19. 150p.

Carvalho GM. Enfermagem em obstetrícia. São Paulo: EPU, 2007.

Casula D. Medicina del Lavoro. Bologna: Monduzzi Editore S, 1993.

CDC. Centers Diseases Control and Prevention. General recommendations on immunization recommendations of the advisory committee on immunization practices (ACIP). Disponível em http://www.cdc.gov/mmwr/preview/mmwrhtml. Acesso em 24 de setembro de 2013.

Chiavenato I. Gestão de pessoas e o novo papel dos recursos humanos nas organizações. 3ª ed. Rio de Janeiro: Campus, 2010.

Chiavenato I. Recursos Humanos. 9ª ed. Rio de Janeiro: Campus: 2009.

COFEN. Conselho Federal de Enfermagem. Sistematização da assistência de enfermagem e implementação do processo de enfermagem em ambientes públicos e privados, em que ocorre o cuidado profissional de enfermagem. Resolução nº 358/2009. Brasília, 2009.

COFEN. Conselho Federal de Enfermagem. Sistematização da assistência de enfermagem nas instituições de saúde brasileiras. Resolução nº 272/2002. Rio de Janeiro, 2002.

COREN-SP. Conselho Regional de Enfermagem de São Paulo. Documentos básicos de enfermagem. Principais leis e resoluções que regulamentam o exercício profissional de enfermeiros, técnicos e auxiliares de enfermagem, 2007.

COREN-SP. Conselho Regional de Enfermagem de São Paulo. Implantação da sistematização da assistência de enfermagem. Decisão COREN-SP/DIR/008/99 homologada pelo Cofen (Decisão nº 001/00, publicada no Diário Oficial da União em 21 de janeiro de 2000). Jornal O Coren-SP, nº 26, pp. 12-3, jan/fev. 2000.

Cortina A. Ética de la razón cordial: educar en la ciudadanía en el siglo XXI. Oviedo: Nobel, 2007.

Cortina A, Martínez E. Ética. 2ª ed. Madrid: Akal, 1998. p. 22.

Costa FM, Vieira MA, Sena RR. Absenteísmo relacionado a doenças entre membros da equipe de enfermagem de um hospital escola. Rev Bras Enferm. Brasília, 62 (1): 38-44, jan./fev. 2009.

Couto HA. As tenossinovites ocupacionais: como são vistas nos EUA e os aspectos aplicáveis no Brasil. Informativo Ergo. Belo Horizonte. 1988b; n. 31, pp. 22-3.

Couto HA. As tenossinovites ocupacionais: guia prático. Belo Horizonte: Ergo, 1988a.

Couto HA. Aspectos atuais de interesse prático: LER. Centro Brasileiro de Ortopedia Ocupacional. São Paulo, 1997.

Couto HA. Ergonomia aplicada ao trabalho: manual técnico da máquina humana. Belo Horizonte: Ergo, v. 1 e 2, 1995.

Couto HA. Qualidade e excelência: guia prático em higiene, segurança e medicina do trabalho. Belo Horizonte: Ergo, 1994. 444p.

Dangelo JG, Fattini CA. Anatomia humana sistêmica e segmentar. 2ª ed. São Paulo: Atheneu, 1988.
Daniel LF. A enfermagem planejada. 3ª ed. São Paulo: EPU, 1981. 135p.
Dejours C et al. Psicodinâmica do trabalho. Contribuição da escola dejouriana à análise da relação prazer, sofrimento e trabalho. São Paulo: Atlas, 1994.
Dejours C. A loucura do trabalho-estudo de psicopatologia do trabalho. 5ª ed. São Paulo: Cortez, 1992.
Deliberato PCP. Fisioterapia preventiva: fundamentos e aplicações. São Paulo: Manole, 2002.
Doenges ME, Moorhouse MF. Diagnóstico e intervenção em enfermagem. 5ª ed. Porto Alegre: Artmed, 1999.
Dos Anjos MF. Bioética: abrangência e dinamismo. O mundo da saúde. 1997; 21: 4- 12.
Durand G. A bioética: natureza, princípios, objetivos. 2ª ed. São Paulo: Paulus, 2003.
Echer IC et al. Estudo do absentismo como variável no planejamento de recursos humanos em enfermagem. Rev. Gaúcha de Enferm. Porto Alegre, 20(2): 65-76, 1999.
Eeden SKVD. The right to know and occupational health nurse. Occupational Health Nursing. 1985; (june): 281-5.
Farhat CK et al. Guia prático de imunização da mulher. São Paulo: Doctor Press, 2010.
Federighi WJP. Ergonomia: ferramenta para obter a saúde do trabalhador. O mundo da saúde. 22(5): 274-5, 1998.
Ferguson D. The new industrial epidemic. Med J Austr. 1984; 140 : 318-9.
Fernandes FJ. A prática da avaliação física, testes, medidas e avaliação física em escolares, atletas e academias de ginástica 2ª ed. Rio de Janeiro: Shape, 2003.
Ferreira Júnior MF. Saúde no trabalho: temas para o profissional que cuida da saúde do trabalhador. São Paulo: Roca, 2000. 357p.
Fortes PAC, Sacardo DP. Ética na assistência à saúde do adolescente e do jovem. In: Ministério da Saúde. Secretaria de Políticas de Saúde. Área de Saúde do Adolescente e do Jovem. Cadernos: Juventude, saúde e desenvolvimento. Brasília (DF). 1999; I: 147.
Fortes PAC. Ética e saúde. São Paulo: EPU, 1998.
Fortes PAC. Ética, cidadania e busca na qualidade na administração dos serviços de saúde. Saúde em Debate. 1996; (49/50): 48-52.
Freud S. Cinco lições de psicanálise. In: Os pensadores. São Paulo: Abril Cultural, 1976.
Fundacentro. Curso para médicos do trabalho. São Paulo, 1977; vol. 2 e 6.
Garcia C. Última etapa da vacinação contra gripe. Disponível em http://www.metodista.br/rronline/rrjornal/2010/maio/. Acesso em 20 05/2013.
George JB. Teorias de enfermagem: fundamentos à prática profissional. 4ª ed. Porto Alegre: Artmed, 2000.
Gomes JR. Dispêndio energético e reposição calórica em algumas funções da indústria automobilista. [Tese de Doutorado – Departamento de Saúde Ambiental, Faculdade de Saúde Pública da Universidade de São Paulo]. São Paulo, 1978.
Gomes RS. Panorama internacional – efeitos biológicos no homem em relação à exposição às radiações não ionizantes – ABHO – IV Encontro Brasileiro de Higienistas Ocupacionais. São Paulo, agosto,1997.
Governo do Estado de São Paulo. Secretaria de Estado da Saúde. Coordenadoria de Controle de Doenças. Centro de Vigilância Epidemiológica "Prof. Alexandre Vranjac".

Norma técnica do programa de imunização/Brigina Kemps [et al.] – São Paulo: CVE, 2008.
Gracia D. Fundamentación y enseñanza de la bioética. El Buho: Santa Fé de Bogotá; 1998a.
Haag GS, Schuck JS, Lopes MJM. A enfermagem e a saúde dos trabalhadores. 2ª ed. Goiânia: AB, 2009.
Harris KM, Maurer J, Lurie N. Influenza vaccine use by adults in the USA: snapshot from the end of the 2008–2009 vaccination season. Rand Health. Disponível em: http://www.rand.org/pubs/occasional_papers/2009/RAND_OP.
Henderson V. Princípios básicos sobre cuidados de enfermagem. Rio de Janeiro: Aben, 1962. 62p.
Hernández JMM. Fisiologia do trabalho. Curso de especialização em medicina do trabalho. CEDAS – Centro São Camilo de Desenvolvimento em Administração da Saúde. Apostila 19, São Paulo. 189p.
Horta WA. Enfermagem: teoria, conceitos e princípios e processo. Revista de Enfermagem da USP. São Paulo. 1974; (1) : 7-15.
Inoue KC et al. Absenteísmo-doença da equipe de enfermagem em uma unidade de terapia intensiva, 2008.
Instituto Ethos. O que as empresas podem fazer pela inclusão das pessoas com deficiência. São Paulo, 2002.
International Labour Organization (ILO). Encyclopaedia of occupational health and safety. Geneva, 1983.
Iyer PW et al. Processo e diagnóstico em enfermagem. Porto Alegre: Artes Médicas, 1993. 325p.
Kawamoto EE et al. Enfermagem comunitária. São Paulo: EPU, 2000.
Kipper DJ, Clotet J. Princípios da beneficência e não maleficência. In: Costa SIF, Garrafa V, Oselka G. Coord. Iniciação à bioética. Brasília: Conselho Federal de Medicina, 1998. pp. 37-52.
Kivi P. Occupational tenosynovits and peritendinitis of the arm and hand. Duodecim. 1981; 97(11) : 729-36.
Kontos HA. Doenças vasculares dos membros inferiores. In: Cecil – tratado de medicina interna. 20ª ed. São Paulo: Guanabara Koogan, 2009; vol. 1, capítulo 46.
Laville A. Ergonomia. São Paulo: EPU/Edusp, 1977. 99p.
Leavell HR, Clark E G. Medicina preventiva. São Paulo: McGraw-Hill. 1976. 744p.
Lefevre RA. Aplicação do processo de enfermagem: um guia passo a passo. 5ª ed. Porto Alegre: Artes Médicas, 2005.
Lida I. Ergonomia – projeto e produção. 2ª ed. São Paulo: Edgard Blücher, 2005.
Lucas AJ. O processo de enfermagem do trabalho e a sistematização da assistência de enfermagem em saúde ocupacional. São Paulo: Iátria: 2007.
Macdonald JM, Shaver AV. An absenteism central program. Journal of Nursing Administration. 11 (5): 13-18, 1981.
Mahan LK, Escott-Stump, Krause S. Alimentos, nutrição e dietoterapia. 12ª ed. São Paulo: Roca, 2010.
Malhada FJR. Gestão do absenteísmo trabalhista nas empresas espanholas. 2004. Disponível em: http://www.kplus.com.br>. Acesso em 10 jan. 2012.
Manetti ML, Marziale MHP. Fatores associados à depressão relacionada ao trabalho de enfermagem. Estudos de Psicologia. 12(1) : 79-85, 2007.
Marchesini CE. Revista Mackenzie. São Paulo. 2(1): 33-46, 2002.
Marras JP. Administração de recursos humanos: do operacional ao estratégico. São Paulo: Futura, 2000.
Martins SP. Legislação previdenciária: atualizada de acordo com o Decreto nº 3.048, de 6/5/1999. São Paulo: Atlas; 2012.

Marziale MHP et al. The roles and functions of occupational health nurses in Brazil and in teh United States. Revista Latino-am. Enfermagem. Ribeirão Preto. 18(2): 182-8, mar/apr, 2010.

Marziale MHP; Robazzi MLCC. O trabalho de enfermagem e a ergonomia. Rev. Latino-am. de enfermagem. 8(6):124-7, dez/2000.

Mathias L et al. A síndrome do túnel carpeano. Arq Bras Med. 1984; 58(4) : 231-84.

Mattar Jr R, Azzi RJ. Conduta médica nas lesões por esforços repetitivos. In: Codo W; Almeida MCCG. LER – diagnóstico, tratamento e Prevenção. Petrópolis: Vozes, 1995.

Mauro MYC. Especialização em enfermagem do trabalho. REBEn. XV(105): 7, set/out, 1991.

Mauro MYC. A saúde, o trabalhador e a enfermagem. O jornal brasileiro de enfermagem, ano XV, n. 105, p. 7, set/out, 1991.

Medibank, KPMG Econtech. Doente no trabalho: o custo do presenteísmo no seu negócio e na economia. Austrália, 2011.

Medibank, KPMG Econtech. Modelagem econômica do custo do presenteísmo na Austrália. Austrália, 2007.

Medibank, KPMG Econtech. O impacto econômico do estresse no trabalho na Austrália. Austrália, 2011.

Melo CCS. Apostila do Curso de Especialização em Enfermagem do Trabalho, CEDAS, Centro São Camilo de Desenvolvimento em Administração da Saúde, São Paulo, 19. 114p.

Mendes R. Patologia do trabalho. 3ª ed. São Paulo: Atheneu, 2013.

Miranda CR. Introdução à saúde no trabalho. Capítulo 9. São Paulo: Atheneu, 1998.

Miranda CR. Organização dos serviços de saúde do trabalhador. Disponível em: nr7.sat.sites.uol.com.br/sesmt.htm. Acesso em 10 jan. 2012.

Miranda KF, Oliveira MR. Acidente de trabalho: principais causas e prevenções. XIII Encontro latino-americano de iniciação científica e IX Encontro latino-americano de pós-graduação da Universidade do Vale do Paraíba, 2009.

Moraes MVG. Enfermagem do trabalho. Programas, procedimentos e técnicas. São Paulo: Iátria, 2007.

Mosquiera J, Stobaüs C. Educação para a saúde. Porto Alegre: DCL Editores, 1984.

Nascimento GM. Estudo do absenteísmo dos trabalhadores de enfermagem em unidade básica e distrital de saúde do município de Ribeirão Preto. 2003. Dissertação (Mestrado profissionalizante de enfermagem Fundamental). Universidade de São Paulo-USP, Ribeirão Preto.

National Research Council (EUA). Recommended Dietary Allowances. 10th ed. Washington DC: National Academy Press, 1989.

Naunton RP. Introduction to audiometry. Minneapolis. Maico Hearing Instruments Inc. 1974. 44p.

Nicoletti SJ. Literatura continuada de LER. São Paulo: Centro de Ortopedia Ocupacional, 1996.

Nogueira MJC. Níveis de prevenção em enfermagem do trabalho. Revista Brasileira de Saúde Ocupacional. 1983; 43(11) : 57-62.

Northern JL. Hearing disorders. Boston, Little, Brown and Company, 1984. 331p.

Oliveira CR. Lesões por esforços repetitivos (LER). Revista Brasileira de Saúde Ocupacional. 1991; 19(73).

OMS. Organización Mundial de la Salud. Enseñanza de enfermería en salud comunitária. Washington, 1976. 19p.

Pagés M. A vida afetiva dos grupos – esboço de uma teoria da relação humana. São Paulo: Vozes, 1976.

Pagés M. O poder das organizações – a dominação das multinacionais sobre os indivíduos. São Paulo: Atlas, 1987.

Pagliari P. Revista consciência. Palmas, PR. 16(2) : 19-30, 2002.

Pazin-Filho A et al. Parada cardiorrespiratória. Medicina, Ribeirão Preto. nº 36, pp. 163-78, abr/dez, 2003.

Pedrotti IA. Comentário aos acidentes de trabalho. 3ª ed. São Paulo: Eluad, 1998.

Pessini L, De Barchifontaine CP. Problemas atuais de bioética. 7ª ed. São Paulo: Loyola, 2005.

Philippi ST, Latterza AR, Cruz ATR et al. Pirâmide alimentar adaptada: guia para escolha dos alimentos. Rev Nutr Campinas. 1999; 12(1): 65-80.

Pichon-Riviere E. Teoria do vínculo. São Paulo: Martins Fontes, 1988.

Pitta A. Hospital: dor e morte como ofício. 5ª ed. São Paulo: Hucitec, 2003.

Ramazzini B. As doenças dos trabalhadores. 2ª ed. São Paulo: Fundacentro, 1992.

Randolph SA. Papéis do enfermeiro do trabalho. Capítulo 4. In: Enfermagem do trabalho: conceitos e prática. Lisboa: Lusociência, 2001.

Reich WT. Introduction. Org. Bioethics Enciclopedya. 2nd. [CD ROM]. New York: Mac Millan Library, 2000.

Robbins SP, Decenzo DA. Fundamentos de administração: conceitos essenciais e aplicações. São Paulo: Prentice Hall, 2004.

Rocha LE et al. Isto é trabalho de gente? Vida, doença e trabalho no Brasil. São Paulo: Vozes, 1994.

Rodrigué, Langer, Grimberg. Psicoterapia de grupo. Rio de janeiro: Forense Universidade, 1976.

Rogers B. Enfermagem do trabalho: conceitos e prática. Lisboa: Lusociência, 2001.

Rosa I. Ginástica laboral compensatória. In: Vieira SI. Medicina do trabalho. Curitiba: Gênesis, 1996; capítulo XIX, pp. 610-4.

Rosa LV, Machado FP, Ganem F. Parada cardiorrespiratória. Disponível em http://medicinanet.com.br. Acesso em 28 de jan. 2012.

Sakamoto K. A ginástica laboral como medida preventiva. [Monografia – Especialização em medicina do trabalho], Centro Universitário São Camilo, Toledo, 1997.

Saliba TM, Corrêa MAC, Amaral LS et al. Higiene do trabalho e programa de riscos ambientais. São Paulo, 1997. 243p.

Santos N, Fialho F. Manual de análise ergonômica no trabalho. Curitiba: Genesis, 1995.

SÃO PAULO. Governo do Estado de São Paulo. Secretaria de Estado da Saúde. Coordenadoria de Controle de Doenças. Centro de Vigilância Epidemiológica "Prof. Alexandre Vranjac". Norma técnica do programa de imunização/ Brigina Kemps [et al.]. São Paulo: CVE, 2008.

Schulte P, Singal M. Ethical issues in the interaction with subjects and disclosure of results. In: Coughlin SS, Beauchamp TL. Ethics and epidemiology. New York: Oxford University Press, 1996. p. 188.

Silva DMPP, Marziale MHP. Absenteísmo de trabalhadores de enfermagem em um hospital universitário. Revista Latino-am. Enfermagem. Ribeirão Preto. 8(5) : 44-51, out/dez, 2000.

Silva DMPP, Marziale MHP. Condições de trabalho versus absenteísmo-doença no trabalho de enfermagem. Ciência, cuidado e saúde. Maringá, 5 (Supl): 166-72, 2006.

Silva DMPP, Marziale MHP. O adoecimento da equipe de enfermagem e o absenteísmo doença. Ciência, cuidado e saúde. Maringá. 1(1):133-36, 2002.

Silva SL. Interações do enfermeiro do trabalho com a saúde do trabalhador em âmbito de prática e assistência de enfermagem. [Tese de doutorado]. Escola de Enfermagem Anna Nery da Universidade Federal do Rio de Janeiro, 2005.

Sociedade Brasileira de Imunização (SBIm); Associação Nacional de Medicina do Trabalho – ANAMT. Atualização em vacinação ocupacional – guia prático. Disponível em (http://www.sbim.org.br/sbim_guia_ocupacional.pdf. Acesso em 28 de jan. de 2012.

Sociedade Brasileira de Otorrinolaringologia. International Labour Organization (ILO). Encyclopaedia of occupational health and safety. Geneva, 1983.

Spink PK. A organização como fenômeno psicossocial: notas para uma redefinição da psicologia do trabalho. In: Psicologia e sociedade. Revista da Associação Brasileira de Psicologia Social (Abrapso). 1996 jan/jun; 8(1).

Talbot TR et al. Revised SHEA Position paper: influenza vaccination of healthcare personnel infection control and hospital epidemiology. 31(10) (October 2010). Disponível em http://www.jstor.org/stable/10.1086/656558. Acesso em 07/03/2012.

Torloni M. Programa de proteção respiratória: recomendações, seleção e uso de respiradores. São Paulo: Fundacentro, 1995.

United States Department of Agriculture. Human nutrition information service. The food guide pyramid. Hyattsville, 1922 [folder].

Velázquez FF et al. Manual de ergonomía. Madri, Espanha: Mapfre, 1995.

Vieira SI. Medicina básica do trabalho. Curitiba: Genesis, 1996. v. 5, 622p.

Vigne J, Verry M. Composition et consequences des casses-croûtes. In: Symposium International Alimentation et Travail. France, 1971.

Winnicott DW. Tudo começa em casa. São Paulo: Martins Fontes, 1989.

Wisner A. A inteligência no trabalho (traduzida por Ferreira RL). São Paulo: Fundacentro, 1994.

Yeng LT, Teixeira MJ, Barbosa HFG. Lesões por esforços repetitivos: distúrbio osteromuscular relacionado com o trabalho (DORT). Âmbito Medicina Esportiva. São Paulo, 1998.

Zoboli ELCP, Fortes PAC. Ética empresarial e responsabilidade social: a interface com a administração hospitalar. O Mundo da Saúde. São Paulo. 26(2) : 263-70, 2002.

Zoboli ELCP. Bioética e atenção básica: um estudo de ética descritiva com enfermeiros e médicos do Programa Saúde da Família. [Tese de Doutorado]. São Paulo: Faculdade de Saúde Pública, Universidade de São Paulo; 2003.

Sites

Agência Nacional de Vigilância Sanitária (ANVISA) – www.anvisa.gov.br

Associação Brasileira de Enfermagem (ABEn) – www.abennacional.org.br

Associação Brasileira de Ergonomia – www.abergo.org.br

Associação Nacional de Enfermagem do Trabalho (ANENT) – www.anent.org.br

Associação Nacional de Medicina do Trabalho (ANAMT) – www.anamt.org.br

Associação Brasileira de Higienistas Ocupacionais – www.abho.com.br

Comissão Nacional de Energia Nuclear – www.cnen.gov.br

Conselho Federal de Enfermagem (COFEN) – www.portalcofen.com.br

Fundação Nacional de Saúde – www.funasa.gov.br

Fundacentro – www.fundacentro.gov.br

Fundação Oswaldo Cruz – www.fiocruz.br

Instituto de Radioproteção e Dosimetria (IRD) – www.ird.gov.br

Ministério da Previdência Social (MPS) – www.previdenciasocial.gov.br

Ministério da Saúde (MS) – http://portal.saude.gov.br

Ministério do Trabalho e Emprego (MTE) – www.met.gov.br

Organização Internacional do Trabalho Brasil (OIT) – www.oitbrasil.org.br

Risco Biológico – www.riscobiologico.org/

Segurança e trabalho online – www.segurancaetrabalho.com.br/

Índice Alfabético

A
Absenteísmo, 193
- cálculo do índice, 194
- causas, 194
- classificação, 194
- compulsório, 194
- consequências, 194
- doenças, 194
- legal, 194
- voluntário, 194

Acetona, 166
Acidentes de trabalho, 43
- árvore de causas, análise, 149
- causas, 144, 145
- - acidentes
- - - ferramentas manuais, 147
- - - máquinas, 147
- - atos inseguros, 148
- - aventura, 149
- - condições
- - - ergonômicas inadequadas, 149
- - - inseguras, 146
- - - sanitárias deficientes, 147
- - confiança excessiva, 149
- - desinteresse ou falta de aptidão pelo trabalho, 149
- - deslizes, 149
- - distração, 149
- - fadiga, 149
- - falhas administrativas, 148
- - falta
- - - aptidão física e mental, 149
- - - capacidade, 149
- - - conhecimento ou qualificação profissional, 147
- - - informação, 149
- - - limpeza e organização, 147
- - fatores pessoais de insegurança, 148
- - horário de trabalho, 148
- - iluminação inadequada, 146
- - imperícia, 149
- - imprevisíveis, 145
- - imprudência, 149
- - indecisão, 149
- - indiferentismo, 149
- - indisciplina, 149
- - irreflexão, 149
- - máquinas em condições insatisfatórias, 147
- - matéria-prima inadequada, 147
- - motivação incorreta, 149
- - negligência, 149
- - nervosismo, 149
- - preconceito, 148
- - previsíveis, 146
- - processo de produção mal estabelecido, 147
- - programas de treinamento com falhas, 148
- - proteção inapropriada ao trabalhador, 147
- - quedas, 147
- - repetição, 149
- - ruídos e trepidações excessivos, 146
- - ventilação deficiente, 147
- comissão interna de proteção, 156
- comunicação, 152
- conceito, 144
- - legal, 144
- - técnico, 144
- consequências, 151
- - empregadores, 151
- - empregados, 151
- - psicológicas, 151
- - sociais, 151

- custo, 151
- doenças, 144, 151
- estatísticas, 152
- ferimentos, tratamento, 44
- parada cardiorrespiratória, conduta, 47
- parto em situação de emergência, assistência, 50
- prejudicialidade, 144
- prevenção, 153
- típicos, 144
- trajeto, 144

Acuidade visual, avaliação, 67
- longe, 67
- próxima, 68

Aerodispersoides, 117

Agentes
- biológicos, 115
- - avaliação de contaminantes, 140
- - classificação, 139
- - conceito, 139
- - medidas de controle para contaminantes, 141
- físicos, 115
- - pressões não comuns, 139
- - radiações
- - - eletromagnéticas, 133
- - - ionizantes, 134
- - - não ionizantes, 136
- - ruído, 125
- - temperaturas extremas, 129
- - vibrações, 128
- químicos, 115
- - aerodispersoides, 117
- - alergizantes, 118
- - anestésicos, 118
- - avaliação ambiental, 120
- - cancerígenos, 118
- - classificação, 117
- - coleta de amostras, 121
- - concentração do contaminante sobre um suporte, 121
- - dose, 119
- - efeito, 119
- - efeitos no organismo, 118
- - exposição e vias de entrada no organismo humano, 118
- - fumos, 117
- - gases, 117
- - instrumento
- - - coleta direta de amostras de ar, 121
- - - medição direta dos contaminantes, 121
- - interação entre agentes tóxicos, 120
- - irritantes, 118
- - medidas de controle, 122
- - - ambiente de trabalho, 122
- - - equipamentos de proteção individual, 124
- - - trabalhador, 123
- - narcóticos, 118
- - neblina, 117
- - névoa, 117
- - pneumoconióticos, 118
- - poeira, 117
- - produtores de dermatoses, 118
- - resposta, 119
- - toxicocinética, 119
- - toxicodinâmica, 120
- - toxicologia ocupacional, 117
- - vapores, 117

Agricultura, segurança e saúde, norma regulamentadora, 11

Água, 101
- contaminante biológico, 140
- lesão, tipo, 163

Álcool, 166

Alergias, 196

Alergizantes, 118

Alimentação saudável, 102

Alongamento, 187

Ambulatório de saúde ocupacional, 39-55
- atividades do ambulatório de saúde ocupacional, 41
- atribuições do enfermeiro do trabalho, 42
- dimensionamento de pessoal de SESMT e do SESTR, 40
- equipe de enfermagem e os acidentes de trabalho, 43
- exames médicos ocupacionais, 53

AMERT (afecções musculoesqueléticas relacionadas com o trabalho), 168

Anatomia, 83

Anestésicos, 118

Animais, contaminantes biológicos, 140

Anticorpos, 106

Antígenos, 105

Aptidão, falta, 149

Aquicultura, segurança e saúde, norma regulamentadora, 11

Ar, contaminante biológico, 140

Armazenamento de materiais, norma regulamentadora, 8

Arquitetura, 83

Árvore das causas, análise do acidente, 149

Asbestose, 62

Asfixiantes, 118
- químicos, 118
- simples ou mecânicos, 118

Asma ocupacional, 62, 164, 196

Atividade(s)
- insalubres, norma regulamentadora, 8
- laboral, 1
- perigosa, norma regulamentadora, 9

Autoconfiança, 149

Autonomia, 73

Auxiliar de enfermagem do trabalho, 21

Avaliação(ões)
- antropométricas, 58
- audiológica, 62
- audiométrica, 63
- enfermagem, 34
- força muscular, 60
- resistência estática dos membros superiores, 61
- trabalho, 87
- visão, 66

Aventura e acidente de trabalho, 149

B

Beneficência, 77
Bioética e enfermagem do trabalho, 71-79
- autonomia, 73
- beneficência, 77
- confidencialidade, 76
- consentimento livre e esclarecido, 75
- direito à informação, 73
- gênese e conceituação, 72
- justiça, 77
- modelos de análise, 72
- não maleficiência, 77
- principialismo, 73
- privacidade, 76
- rastreamento dos trabalhadores, 77
Biotipo, 59
- atléticos, 60
- brevilíneos, 60
- ectomorfos, 60
- endomorfos, 60
- leptossomos, 60
- longilíneos, 60
- mesomorfos, 60
- normolíneos, 60
- pícnicos, 60
Bissinose, 62
Borracha, tipo de lesão, 163
Bronquite crônica, 62
Bullying, 95
Bursite
- cotovelo
- - causas, 177
- - diagnósticos diferenciais, 177
- - exemplos, 177
- ombros, 180

C

Cálcio, 101
Cálculo do índice de massa corporal, 59
Caldeiras, norma regulamentadora, 8
Calor, 129, 130
- aclimatação, 132
- atividade exercida pelo trabalhador, 131
- avaliação da exposição, 131
- efeitos da exposição, 130
- equipamentos de proteção individual, 132
- ganho pelo organismo, 130
- limitações do tempo de exposição, 132
- limites de tolerância, 132
- medidas de controle, 132
- perda pelo organismo, 130
- radiante, 131
- reposição de água e eletrólitos, 133
Campanhas
- antitabagista, 156
- prevenção da AIDS, 156
Câncer de pulmão, 165
Cancerígenos, 118
Carboidratos, 99
Cargas provenientes do trabalho, 86
- físicas, 86
- mentais, 86
- relacionais, 86
- sensoriais, 86
Centro de Referência em Saúde do Trabalhador (CEREST), 28
Cicatrização das feridas, 44
Cimento, tipo de lesão, 163
Cinesioterapia, 181
Coberturas, 45
Coleta de amostras de agentes químicos, 120
- amostradores
- - ativos, 121
- - passivos, 122
Combustíveis, norma regulamentadora, 9
Comissão Interna de Prevenção de Acidentes, 156
- norma regulamentadora, 6
Condições de trabalho
- indústria da construção e reparação naval, norma regulamentadora, 12
- indústria da construção, norma regulamentadora, 9
- sanitárias e de conforto nos locais, norma regulamentadora, 10
Confidencialidade, 76
Consentimento livre e esclarecido, 76
Contaminação das feridas, 44
Contratura de fáscia palmar
- causas, 177
- diagnósticos diferenciais, 177
- exemplos, 177
Cromo, tipo de lesão, 163
Curativos, 45
- técnica, 47

D

Danos à saúde dos trabalhadores, 4
Dedo em gatilho
- causas, 177
- diagnósticos diferenciais, 177
- exemplos, 177
Deontologia, 72
Dermatoses ocupacionais, 162
- idade, 162
- irritação primária, 163
- localização, 162
- sensibilização, 163
- sexo, 162
- tipo de lesão, 163
Detergente, tipo de lesão, 163
Diagnóstico de enfermagem, 32
Dimensionamento de pessoal do SESMET e do SESTR, 40
Dinamometria, 60
Direito à informação, 73
Distração, 149
Distrito sanitário da região, 27

Doenças relacionadas com o trabalho, 151, 161-171
- asma, 164
- câncer de pulmão, 165
- contato com pesticidas, 169
- dermatoses, 162
- LER ou DORT, 168
- lombalgias, 168
- notificação compulsória, 111
- pneumoconioses, 165
- sistema
- - digestório, 167
- - musculoesquelético, 168
- - nervoso e órgãos dos sentidos, 165
- - respiratório, 164
- - tegumentar, 162
- - - tumores cutâneos, 164
- - urinário, 168
- veias varicosas, 169
DORT (distúrbios osteomusculares relacionados com o trabalho), 83, 168, 173

E

Edificações, norma regulamentadora, 7
Embargo, norma regulamentadora, 6
Enfermagem do trabalho, 15-22
- atribuições, 42
- auxiliar de enfermagem do trabalho, 21
- equipe, 16
- técnico de enfermagem do trabalho, 21
Enfermeiro do trabalho, 16
- atuação, 17
- conhecimento do distrito sanitário da região, 27
- especialização, 17
- função, 23
- - administrativa, 26
- - assistencial, 24
- - consultoria, 29
- - educação, 28
- - integração, 29
- - pesquisa, 29
- programas de prevenção em saúde, 25
- utilização de recursos da comunidade, 27
Enfisema pulmonar, 62
Engenharia, 83
Epicondilites do cotovelo, 180
- causas, 177
- diagnósticos diferenciais, 177
- exemplos, 177
Equipamentos de proteção
- coletiva, 153
- individual, 153
- - auditiva, 154
- - cabeça, 154
- - faces, 154
- - mãos e braços, 155
- - normas, 7
- - olhos, 154
- - pele, 155
- - pés e pernas, 155
- - respiratória, 154
- - tronco ou corpo inteiro, 154
Equipe de enfermagem do trabalho, 16
- acidentes de trabalho, 43
Ergonomia, 81-91
- avaliação do trabalho, 87
- cargas provenientes do trabalho, 86
- conceitos e suas evoluções, 83
- do pensamento à ciência, 82
- fatores que interferem nos postos de trabalho, 85
- inter-relação com outras matérias, 83
- - administração e engenharia de produção, 83
- - anatomia, 83
- - engenharia e arquitetura, 83
- - fisiologia, 83
- - psicologia, 83
- - sociologia, 83
- medidas preventivas, 89
- norma regulamentadora, 9
- posição/posturas, 88
- - ajoelhada ou agachada, 89
- - deitada, 88
- - em pé ou ortostática, 88
- - sentada, 88
- sugestões de posturas adequadas, 89
Espirometria, 61
Estilos de vida pouco saudáveis, 196
Ética, 72
Exames médicos ocupacionais, 53
- admissional, 53
- demissional, 55
- mudança de função, 55
- periódico, 54
- retorno ao trabalho, 55
Exercícios
- aeróbicos, 187
- alongamento, 187
- relaxamento, 188
Exploração florestal, segurança e saúde, norma regulamentadora, 11
Explosivos, norma regulamentadora, 9

F

Fadiga, 149
Falhas humanas, prevenção, 155
Farmácias públicas, 27
Fator acidentário de prevenção, 201
Feridas, 44
- cicatrização, 44
- classificação, 44
- conceito, 44
- curativos e coberturas, 45
- suturas dos ferimentos, 47
Ferramentas manuais, acidentes, 147

Ferro, 102
Fígado, doenças do trabalho relacionadas, 167
Fiscalização, norma regulamentadora, 10
Fisiologia, 83
Força muscular, avaliação, 60
Fornos, norma regulamentadora, 8
Frio, 129, 133
- avaliação da exposição, 133
- efeitos da exposição, 130
- estresse térmico, 133
- funções fisiológicas, 133
- medidas de controle, 133
Fumos, 117
Função pulmonar, provas, 61
- espirometria, 61
- teste ergométrico, 62

G

Ganho de calor pelo organismo, 130
Gases, 118
Gasolina, 166
Ginástica laboral, 185-192
- benefícios, 186
- compensatória, 187
- exercícios sugeridos, 187
- objetivos, 186
- preparatória, 187
- relaxamento, 187
Glaucoma, 68

H

Higiene ocupacional, 113-141
- agentes
- - biológicos, 139
- - - avaliação de contaminantes, 140
- - - classificação, 139
- - - conceito, 139
- - - medidas de controle para contaminantes, 141
- - físicos, 125
- - - radiações eletromagnéticas, 133
- - - radiações ionizantes, 134
- - - ruído, 125
- - - temperaturas extremas, 129
- - - vibrações, 128
- - químicos, 117
- - - avaliação ambiental, 120
- - - classificação dos agentes, 117
- - - dose, 119
- - - efeito, 119
- - - exposição e vias de entrada no organismo humano, 118
- - - interação entre agentes tóxicos, 120
- - - medidas de controle, 122
- - - resposta, 119
- - - toxicocinética, 119
- - - toxicodinâmica, 120
- - - toxicologia ocupacional, 117
- conceito, 113
- fases, 114
- fatores de risco, classificação, 115
- limites de tolerância, 115
- objetivos, 113
Hipoclorito, tipo de lesão, 163
Histórico da saúde ocupacional, 1-13
- Brasil, 3
- danos à saúde dos trabalhadores na atualidade, 4
- mundo, 1
- normas regulamentadoras de segurança e saúde, 5-13
Horário de trabalho, 148

I

Iluminação inadequada, acidente de trabalho, 146
Imperícia, 149
Implementação de enfermagem, 34
Imprudência, acidente de trabalho, 149
Imunidades adquiridas, 106
- ativa, 106
- passiva, 106
Imunização do trabalhador, 105-112
- anticorpos, 106
- antígenos, 105
- cuidados de enfermagem específicos, 110
- doenças de notificação compulsória, 111
- planejamento e organização das ações, 110
- tétano, profilaxia após ferimento, 109
- vacina, 106
Incêndios, norma regulamentadora de proteção, 10
Indecisão, acidente de trabalho, 149
Índice
- bulbo úmido, 132
- cintura-quadril, 59
- massa corporal, cálculo, 59
Indiferentismo, acidente de trabalho, 149
Indisciplina, 149
Inflamáveis, norma regulamentadora, 9
Inspeção prévia, norma regulamentadora, 5
Instalações sanitárias deficientes, acidente de trabalho, 147
Instrumentos
- coleta direta de amostras de ar dos contaminantes químicos, 121
- - desvantagens, 121
- - vantagens, 121
- medição direta dos contaminantes químicos, 121
- - calorimétricos, 121
- - desvantagens, 121
- - elétricos, 121
- - eletromagnéticos, 121
- - vantagens, 121
- primeiros socorros, 43
Interdição, norma regulamentadora, 6
Intervenção de enfermagem, 34
Investigação de enfermagem, 32
Irreflexão, acidente de trabalho, 149
Irritantes, 118

J
Justiça, 77

L
Laser, 138
Laudos ergonômicos, 83
Legislação previdenciária social na saúde ocupacional, 199-205
- fator acidentário de prevenção, 201
- mecanismos, 200
- monitoramento do benefício por incapacidade, 204
- nexo técnico epidemiológico previdenciário, 200
- perfil profissiográfico previdenciário, 202
LER (lesões por esforços repetitivos), 83, 168, 173
- aspectos legais e previdenciários, 182
- classificação, 179
- cotovelos, 180
- definição, 173
- diagnóstico, 176
- estágios evolutivos, 180
- incidência, 174
- ombros, 180
- prevenção, medidas ergonômicas, 183
- punhos e mãos, 179
- sintomatologia, 176
- tratamento, 181
- - cirúrgico, 182
- - fisioterápico, 181
- - medicamentoso, 181
- - psicoterápico, 182
Limites de tolerância, 115
Limpeza e organização, falta (acidente de trabalho), 147
Lipídios, 100
Lombalgia, 168

M
Manuseio de materiais, norma regulamentadora, 8
Máquinas em condições insatisfatórias, acidente de trabalho, 147
Massagem Zen-Shiatsu, 188
Massoterapia, 181
Materiais de primeiros socorros, 43
Mediação, 97
- econômica, 97
- ideológica, 97
- político-administrativa, 97
- psicológica, 97
Medicamentos de primeiros socorros, 43
Medida(s)
- antropométricas, 58
- sinais vitais, 57
Meio ambiente de trabalho na indústria da construção, norma regulamentadora, 9
Micro-ondas, 137
Minerais, 101
Miosite, 180
Monitoramento do benefício por incapacidade, 204
Moral, 71
Movimentação de materiais, norma regulamentadora, 8

N
Não maleficência, 77
Narcóticos, 118
Neblina, 117
Nefropatia tóxica, 168
Negligência, acidente do trabalho, 149
Nervosismo, acidente de trabalho, 149
Névoa, 117
Nexo técnico epidemiológico previdenciário (NTEP), 200
Níquel, tipo de lesão, 163
Normas regulamentadoras de segurança e saúde, 5-13
- agricultura, pecuária, silvicultura, exploração florestal e aquicultura, 11
- aquaviário, 11
- atividades e operações
- - insalubres, 8
- - perigosas, 9
- caldeiras e vasos de pressão, 8
- comissão interna de prevenção de acidentes, 6
- condições e meio ambiente de trabalho na indústria da construção, 9
- - reparação naval, 12
- condições sanitárias e de conforto nos locais de trabalho, 10
- disposição geral, 5
- edificações, 7
- embargo ou interdição, 6
- empresas de abate e processamento de carnes e derivados, 13
- equipamentos de proteção individual, 7
- ergonomia, 9
- espaços confinados, 12
- estabelecimentos de assistência à saúde, 12
- explosivos, 9
- fiscalização e penalidades, 10
- fornos, 8
- inflamáveis e combustíveis, 9
- inspeção prévia, 5
- instalações e serviços de eletricidade, 7
- ocupacional na mineração, 10
- portuário, 11
- programa(s)
- - controle médico de saúde ocupacional, 7
- - prevenção de riscos ambientais, 7
- proteção contra incêndios, 10
- registro profissional do técnico de segurança do trabalho no ministério, 10
- resíduos industriais, 10
- rurais, 13
- serviços especializados em engenharia de segurança e em medicina do trabalho, 6
- sinalização de segurança, 10
- trabalho
- - céu aberto, 10
- - em altura, 12
- - máquinas e equipamentos, 8
- transporte, movimentação, armazenagem e manuseio de materiais, 8

Nutrição do trabalhador, 99-104
- água e sais minerais, 101
- alimentação saudável, 102
- carboidratos, 99
- influência, 103
- lipídios, 100
- programa de alimentação, 103
- proteínas, 100
- vitaminas, 100
Nutrientes, função, 99

O

Óleos, tipo de lesão, 163
Onda sonora, 63
Operações
- insalubres, norma regulamentadora, 8
- perigosas, norma regulamentadora, 9
Orelha
- externa, 62
- interna, 62
- média, 62

P

Parada cardiorrespiratória, conduta, 47
- avaliação primária, 48-50
Parto em situação de emergência, assistência, 50
Pecuária, segurança e saúde, norma regulamentadora, 11
Pele, doenças do trabalho, 162
Penalidades, norma regulamentadora, 10
Perda
- auditiva induzida por ruído (PAIR), 65, 166
- calor pelo organismo, 130
Perfil profissiográfico previdenciário, 202
Pesticidas, 169
Pirâmide alimentar, 102
Planejamento de enfermagem, 33
Pneumoconioses, 165
- aluminose, 165
- asbestose, 165
- estanhose, 165
- mineradores de carvão, 165
- mista, 165
- siderose, 165
Pneumocognióticos, 118
Poeira, 117
Polegar de goleiro
- causas, 177
- diagnósticos diferenciais, 177
- exemplos, 177
Polimiosite, 180
Postura(s)/posição(ões) do corpo, 88
- adequadas, sugestões, 89
- ajoelhada ou agachada, 89
- deitada, 88
- ortostática ou em pé, 88
- sentada, 88
Preconceito, 148

Presenteísmo, 196
- prevenção, 197
Primeiros socorros
- instrumentos, 43
- materiais, 43
- medicamentos, 43
Principialismo, 73
Privacidade, 76
Processo de enfermagem na saúde ocupacional, 31-38
- fases, 32
- - avaliação, 34
- - diagnóstico, 32
- - histórico ou investigação, 32
- - intervenção ou implementação, 34
- - planejamento, 33
Produtos de dermatoses, 118
Programa(s)
- alimentação do trabalhador, 103
- - benefícios, 104
- assistência
- - crianças, 27
- - doenças infectoparasitárias, 27
- - gestantes, 27
- controle/prevenção em saúde, 25
- - médico de saúde ocupacional, norma regulamentadora, 7
- - planejamento, 26
- - riscos ambientais, norma regulamentadora, 7
- saneamento, 27
Projeção, 95
Proteção
- contra incêndios, norma regulamentadora, 10
- equipamentos, 153
- trabalhador, inapropriada, 147
Proteínas, 100
Provas funcionais, 57-69
- avaliação
- - audiológica, 62
- - visão, 66
- avaliação da força muscular, 60
- avaliações antropométricas, 58
- biotipo e trabalho, 59
- considerações, 69
- função pulmonar, 61
- medida dos sinais vitais, 57
Psicologia
- ergonomia, 83
- trabalho, 93-98
- - nível
- - - institucional, 96
- - - psicossocial, 94
- - - sociodinâmico, 95
Pulmão, câncer, 165

Q

Qualificação profissional, acidente de trabalho, 147
Quedas, 147
Querosene, 166

R

Racionalização, 95
Radiação(ões)
- eletromagnéticas, 133
- infravermelha, 137
- ionizantes, 134
- - avaliação da exposição, 135
- - classificação, 134
- - efeitos biológicos, 135
- - limites de tolerância, 135
- - princípios básicos de proteção radiológica, 135
- - unidades de medida, 134
- *laser*, 138
- micro-ondas e radiofrequências, 137
- não ionizantes, 136
- ultravioleta, 136
- visível, 137
Registro profissional do técnico de segurança do trabalho no Ministério do Trabalho, norma regulamentadora, 10
Repetição, acidente de trabalho, 149
Repressão, 95
Resíduos industriais, norma regulamentadora, 10
Resistência estática dos membros superiores, avaliação, 61
Retirada da sutura, 47
Rinites, 62
Riscos
- ambientais, classificação, 156
- higiene ocupacional
- - antecipação, 114
- - avaliação, 114
- - classificação, 115
- - controle, 114
- - reconhecimento, 114
- - mapeamento, 157
Ruído(s), 125
- características, 125
- conceito, 125
- controle, medidas, 127
- - fonte, 127
- - trabalhador, 128
- - trajetória, 128
- excessivos, acidente de trabalho, 146
- limites de tolerância, 127, 167
- medição/avaliação ambiental, 126
- - analisadores de frequência, 127
- - calibradores, 126
- - dosímetros, 126
- - nível de pressão sonora, 126
- - registradores gráficos, 126
- tipos, 126

S

Sais minerais, 101
Saúde ocupacional, histórico, 1-3
- Brasil, 3
- danos à saúde dos trabalhadores na atualidade, 4
- evolução, 2
- mundo, 1
- normas regulamentadoras de segurança e saúde no trabalho, 5-13

Segurança do trabalho, 143-159
- aquaviário, norma regulamentadora, 11
- acidente do trabalho, 144
- comissão interna de proteção de acidentes, 156
- doenças ocupacionais, 151
- inflamáveis e combustíveis, norma regulamentadora, 9
- instalações e serviços de eletricidade, norma regulamentadora, 7
- máquina e equipamentos, norma regulamentadora, 8
- mineração, norma regulamentadora, 10
- portuário, norma regulamentadora, 11
- prevenção de falhas humanas, 155
- riscos ambientais, classificação, 156
Serviço(s)
- especializados
- - engenharia de segurança, norma regulamentadora, 6
- - medicina do trabalho, norma regulamentadora, 6
- Social da Indústria (SESI), 27
Shiatsu, 188
Silicose, 62
Silvicultura, saúde e segurança, norma regulamentadora, 11
Sinais vitais, medida, 57
Sinalização de segurança, norma regulamentadora, 10
Síndrome
- canal de Guyon, 178, 180
- DeQuervain, 177
- desfiladeiro torácico, 178
- túnel do carpo, 178, 180
Sinusites, 62
Sistema, doenças do trabalho relacionadas, 162
- digestório, 167
- musculoesquelético, 168
- nervoso, 165
- respiratório, 164
- tegumentar, 162
- urinário, 168
Sociologia, 83
Solo, contaminante biológico, 140
Solvente, tipo de lesão, 163, 165
Substâncias de uso mais frequente e lesões que podem causar, 163
Sudorese, 130
Surdez, 166
Suturas dos ferimentos, 47

T

Técnico de enfermagem do trabalho, 21
Temperaturas extremas, 129
- calor, 131
- frio, 133
- mecanismos de troca térmica entre o homem e o meio ambiente, 130
- principais efeitos da exposição sobre o organismo, 130
Tendinite
- causas, 177
- diagnósticos diferenciais, 177
- exemplos, 177

- porção longa do bíceps, 179
- supraespinhoso, 179
Tenossinovite, 177, 179
- DeQuervain, 179
- estenosante ou dedo em gatilho, 179
- extensores dos dedos, 179
TENS (*transcutaneous electrical nerve stimulation*), 181
Termômetro de globo, 132
Termoterapia, 181
Teste ergométrico, 62
Tétano após ferimento, profilaxia, 109
Tolueno, 166
Tonometria, 68
Toxicocinética, 119
Toxicodinâmica, 120
Toxicologia, 117
Trabalhadores doentes, 196
Trabalho
- avaliação, 87
- doenças relacionadas, 161
- norma regulamentadora
- - abate e processamento de carnes e derivados, 13
- - agricultura, segurança e saúde, 11
- - altura, 12
- - aquaviário, segurança e saúde, 11
- - aquicultura, segurança e saúde, 11
- - céu aberto, 10
- - espaços confinados, segurança e saúde, 12
- - estabelecimentos de assistência à saúde, 12
- - exploração florestal, segurança e saúde, 11
- - pecuário, segurança e saúde, 11
- - silvicultura, 11
- segurança, 143-159
Transporte de materiais, norma regulamentadora, 8
Traqueítes, 62
Tremores, 131
Troca térmica entre o homem e o meio ambiente, 130
Tumores cutâneos ocupacionais, 164
Turnos de trabalho, 168

U

Umidade relativa do ar, 131
Universidades públicas, 27

V

Vacina, 106
- associações, 108
- calendário de vacinação, 109
- componentes, 106
- contraindicações, 107
- controle de qualidade, 107
- fatores inerentes à pessoa que recebe, 106
- origem, 107
- recomendações para adiamento da vacinação, 108
- rede de frio, 107
- requisitos básicos, 107
- situações especiais, 108
Vapores, 117
Vasodilatação periférica, 130
Vasos de pressão, norma regulamentadora, 8
Veias varicosas, 169
- classificação, 169
- conceito, 169
- condutas médica e de enfermagem, 171
- diagnóstico, 170
- estágios da doença, 170
- fatores predisponentes, 170
- incidência, 169
- sintomatologia, 170
Velocidade do ar, 131
Ventilação deficiente, acidente do trabalho, 147
Vibrações, 128
- avaliação da exposição, 129
- limites de tolerância, 129
- medidas de controle, 129
Vida saudável, 93
Visão, avaliação, 66
- acuidade visual, 67
- cromática, 68
- percepção de profundidade, 67
- teste das forias lateral e vertical, 66
- tonometria, 68
Vitaminas, 100
- A, 101
- B_{12} (cobalamina), 101
- C ou ácido ascórbico, 101
- D, 101

X

Xileno, 166